# 微生态制剂技术与应用

王秋菊　崔一喆　编著

U0243789

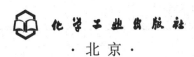
化学工业出版社
·北京·

本书在简要介绍微生态种类、发展现状、存在问题及发展措施等内容的基础上，重点阐述了微生态制剂在无污染畜牧业上的应用，微生态制剂菌类（乳酸菌、酵母菌、芽孢杆菌、EM菌等）特性、应用以及微生态制剂的发酵、干燥、保持活性等相关制备技术。

本书可供微生态制剂研究工作者、饲料企业研发工作人员，广大畜禽、水产养殖户、农作物种植者参考阅读。

**图书在版编目（CIP）数据**

微生态制剂技术与应用/王秋菊，崔一喆编著. —北京：
化学工业出版社，2018.3（2023.8 重印）
ISBN 978-7-122-31506-9

Ⅰ. ①微…　Ⅱ. ①王…②崔…　Ⅲ. ①生物药剂学-应用-研究　Ⅳ. ①R37②R945

中国版本图书馆 CIP 数据核字（2018）第 025975 号

责任编辑：张　艳　刘　军　　　　　　　　文字编辑：陈　雨
责任校对：边　涛　　　　　　　　　　　　装帧设计：王晓宇

出版发行：化学工业出版社（北京市东城区青年湖南街 13 号　邮政编码 100011）
印　　装：北京虎彩文化传播有限公司
710mm×1000mm　1/16　印张 13½　字数 262 千字　2023 年 8 月北京第 1 版第 7 次印刷

购书咨询：010-64518888　　　　　　售后服务：010-64518899
网　　址：http://www.cip.com.cn
凡购买本书，如有缺损质量问题，本社销售中心负责调换。

定　　价：58.00 元　　　　　　　　　　　　版权所有　违者必究

# 前言
## FOREWORD

微生态制剂技术属于功能性饲料添加剂范畴，是国家鼓励与支持的替代抗生素产品的开发技术之一。近 10 年来，世界各国不同程度地限制抗生素在饲料中的使用，人们迫切需要一种能够替代抗生素且安全、高效的饲料添加剂。于是动物微生态制剂产品的研制和发展驶入快车道。饲用微生态制剂因具有抑制病原菌、改善肠道环境、提高饲料转化效率、提高动物免疫力等多种功能，已成为最具发展潜力的抗生素替代品之一。目前，不仅各种微生态制剂产品层出不穷，微生态制剂制备技术与相关理论也得到了迅猛发展。

本书力求理论联系实际，以微生态制剂开发技术为核心，从其作用原理出发，从微生态及微生态制剂的基础概念、微生态制剂的种类、微生态制剂的特性、制剂菌类特点以及微生态制剂制备技术、制剂的应用等方面来全面阐述微生态制剂技术，以期为该项技术的正确推广与健康发展提供技术参考。

本书共分四章，汇集了近年来微生态制剂研究领域的技术和应用成果，分别从基础理论、研究应用以及制备方法等方面，对微生态制剂种类、属性、制备技术、应用效果等进行全面阐述，为微生态制剂的开发与利用提供全面的技术方面的信息。第一章介绍了微生态制剂相关的基础概念、微生态制剂的种类及发展现状，以及微生态制剂存在问题及发展措施；第二章介绍了微生态制剂在无污染畜牧业上的应用，包括动物微生态制剂、微生态制剂的作用机理及其在畜禽生产和渔业生产上的应用和对饲养环境改善方面的应用研究；第三章介绍了微生态制剂菌的主要代表菌类制剂的研究与应用；第四章介绍了微生态制剂的一般制备技术与应用。

第一章、第三章由黑龙江八一农垦大学王秋菊编著(13 万字)；第二章与第四章为黑龙江八一农垦大学崔一喆编著(13 万字)。本书在撰写过程中，黑龙江八一农垦大学研究生周亚强和李悦做了很多编辑校对工作，在此表示感谢。

本书可供微生态制剂研究工作者、饲料企业研发工作人员、广大畜禽养殖、水产养殖户以及农作物种植者参考阅读。

由于笔者水平所限，书中难免会有疏漏和不妥之处，恳请读者批评指正！

王秋菊

2018 年 2 月

# 目录
## CONTENTS

# 第二章　微生态制剂在无污染畜牧业上的应用

## 第三章　微生态制剂菌类概述

# 第四章　微生态制剂的制备技术与应用

# 第一章
# 绪论

Chapter 01

## 第一节　基本概念

### 一、生态学、微生物学与微生态工程

1. 生态学

（1）生态学的起源与发展　生态学（ecology）是德国生物学家恩斯特·海克尔于 1866 年定义的一个概念：生态学是研究生物体与其周围环境（包括非生物环境和生物环境）相互关系的科学。目前已经发展为"研究生物与其环境之间相互关系的科学"，是一门有自己的研究对象、任务和方法的比较完整和独立的学科，它的研究方法包括描述—实验—物质定量三个过程。系统论、控制论、信息论的概念和方法的引入促进了生态学理论的发展。

（2）生态学的定义　生态学是研究生物与环境之间相互关系及其作用机理的科学。生物的生存、活动、繁殖需要一定的空间、物质与能量。生物在长期进化过程中，逐渐形成对周围环境某些物理条件和化学成分如空气、光照、水分、热量和无机盐类等的特殊需要。各种生物所需要的物质、能量以及它们所适应的理化条件是不同的，这种特性称为物种的生态特性。应当指出，由于人口的快速增长和人类活动干扰对环境与资源造成的极大压力，人类迫切需要掌握生态学理论来调整人与自然、资源以及环境的关系，协调社会经济发展和生态环境的关系，促进可持续发展。任何生物的生存都不是孤立的：同种个体之间有互助有竞争；植物、动物、微生物之间也存在复杂的相生相克关系。人类为满足自身的需要不断改造环境，环境反过来又影响人类。随着人类活动范围的扩大与多样化，人类与环境的关系问题越来越突出。因此，近代生态学研究的范围除生物个体、种群和生物群落外，已扩大到包括人类社会在内的多种类型生态系统的复合系统。人类面临的人口、资源、环境等几大问题都是生态学的研究内容。

（3）生态学的分类　生态学按所研究的生物类别分，有微生物生态学、植物生态学、动物生态学、人类生态学等。

按生物系统的结构层次分，有个体生态学、种群生态学、群落生态学、生态系统生态学等。

按生物栖居的环境类别分，有陆地生态学和水域生态学；前者又可分为森林生态学、草原生态学、荒漠生态学、土壤生态学等，后者可分为海洋生态学、湖沼生态学、流域生态学等；还有更细的划分，如：植物根际生态学、肠道生态学等。

生态学与非生命科学相结合的有数学生态学、化学生态学、物理生态学、地理生态学、经济生态学、生态经济学、森林生态学等；与生命科学其他分支相结合的有生理生态学、行为生态学、遗传生态学、进化生态学、古生态学等。

应用性分支学科有农业生态学、医学生态学、工业资源生态学、环境保护生态学、环境生态学、生态保育学、生态信息学、城市生态学、生态系统服务学、景观生态学等。

2. 微生态学

(1) 微生态学的起源与发展　微生态简而言之就是指微观系统的生态环境和关系，包括分子生态、动植物微观生态（细胞、肠道等中的微观因素及其相互关系）、遗传尺度上的微观生态（包括 DNA 之间的关系及其存在的环境、细胞中各组分之间的环境及相互关系等），还有宇宙学中，相对于偌大的宇宙来说，地球、太阳系等无非就是沧海一粟，在宇宙尺度上来说那也是一种微观生态。总而言之，微观生态既有相对性也有绝对性。微生态学是研究人体内正常微生物的结构、功能以及与其宿主相互关系的学科，是生命学的重要组成部分。最早在 1977 年德国 VolkerRush 提出了微生态学，并在德国汉堡成立第一家微生态学研究所起，经过 50 年的发展，微生态学研究逐渐发展成为一门新兴学科而令人瞩目。微生态学是生命科学的分支，作为一门研究生物体正常微生物群与其宿主相互依赖、相互制约规律的科学，它涉及生物体与其内环境（包括微生物、生物化学和生物物理环境）相适应的问题，与人类健康密切相关。人类医学经历了治疗医学和预防医学，正在向保健医学迈进，微生态学则是保健医学的理论和实际应用的基础学科。

(2) 微生态学的组成　在生物进化过程中，微生物与其宿主（人、动物、植物及微生物）以及它们的生活环境之间，由于长期相互适应，生物宿主的体表与体内分布着一定种类和数量的形成一个生态系并保持生态平衡的特定微生物群，称之为正常菌群（normal flora），为微生态学的主要研究组成。正常菌群分布于人体体表以及与外界相通的腔道，分布部位有皮肤、呼吸道、外耳道、消化道（口腔、胃、空肠、回肠、结肠）、鼻腔、泌尿生殖道等，其中以肠道最多。这些微生物在长期的进化过程中和人形成共生关系。许多微生物对人不仅无害，而且有益。正常菌群中以肠道菌群最具有代表性，研究最有成效。肠道细菌总数可达到 $1 \times 10^{14}$ 个，为人体细胞总数的 $10 \sim 20$ 倍，其中至少包括 14 个菌属（类杆菌、双歧杆菌、乳杆菌消化球菌、消化链球菌、肠球菌、肠杆菌等），共 400～500 种细菌，90％～99.9％是厌氧菌（双歧杆菌、乳杆菌等），肠杆菌、肠球菌等需氧菌数量极少。

正常菌群有许多重要的生理功能：①菌群之间生物的拮抗作用，正常菌群在人体某一特定部位黏附、定植和繁殖，形成一层菌膜屏障，通过拮抗作用，抑制并排斥过路菌群的入侵和群集，调整人体与微生物之间的平衡状态；②免疫作用，正常菌群能刺激宿主产生免疫及清除功能；③排毒作用，如双歧杆菌能使肠道内过多的革兰氏阴性杆菌下降到正常水平，减少内毒素的吸收；④抗肿瘤作用，能降解、清除体内的致癌因子，激活体内的抗肿瘤细胞因子等；⑤抗衰老作用等。肠道菌群除了上述功能之外，对人体还有营养作用，人体肠道的正常微生物如双歧杆菌、乳酸杆菌等能合成多种人体生长发育必需的维生素，如 B 族维生素（维生素 $B_1$、维生素 $B_2$、烟酸、泛酸、维生素 $B_6$、维生素 $B_{12}$）、维生素 K等，还能利用蛋白质残渣合成非必需氨基酸，如天冬氨酸、丙氨酸、缬氨酸和苏氨酸等，并参与糖类和蛋白质的代谢，同时还能促进铁、镁、锌等矿物元素的吸收。

### 3. 生态工程

生态工程是指应用生态系统中的物质循环原理，结合系统工程的最优化方法设计的分层多级利用物质的生产工艺系统，其目的是将生物群落内不同物种共生、物质与能量多级利用、环境自净和物质循环再生等原理与系统工程的优化方法相结合，达到资源多层次和循环利用的目的。如利用多层结构的森林生态系统增大吸收光能的面积、利用植物吸附和富集某些微量重金属以及利用余热繁殖水生生物等。

环境微生物菌剂应用于生态工程领域的基本原理是利用微生物本身及其代谢产物将环境中的污染物分解，这是一种由一系列物理、化学和生物反应所组成的极其复杂的过程。从相关研究来看，微生物菌剂在环境保护方面的作用机理可能是以下 3 个方面。

① 微生物通过代谢反应将污染物氧化分解为 $CO_2$ 和 $H_2O$ 等终产物或转化为微生物的营养物质，促进自身的生长繁殖，如光合细菌和芽孢杆菌等能将 $H_2S$ 转化成自身生长所需要的硫元素。

② 微生物的比表面积大并含有多糖类黏性物质，可以吸附环境中的一些污染物。

③ 在环境中投加微生物菌剂后，这些微生物成为了环境中的优势菌，它们能有效抑制一些病原菌和腐败菌的生长，如乳酸菌等成为优势菌后就能抑制体系中大肠杆菌等的生长，从而减少氨气及臭味的产生。

### 4. 微生态工程

微生物生态工程是生态工程中的一个重要分支，其在国民经济各个领域的应用和发展，特别是微生物蛋白开发利用上的纵深发展，微生物直接饲喂畜禽的研究和利用，使微生物工程和农牧业生产系统的各个环节有机地结合起来，组成新的综合农业生态工程系统，对我国畜牧业生产的持续、稳定发展有着重要意义。采用微生态工程设计和微生态技术，为解决我国生态畜牧业生产存在的高蛋白饲料资源不足、抗生素使用过多和畜禽粪便污染环境等问题提供了一个较理想的途径，有着广阔的前途。

和物理的、化学的方法相比，微生态工程技术的优点是：能源消耗少、所需设备简单，经过一定的培训即能掌握操作技术；整个生产过程基本无废物产生，尤其是各类农牧业生产过程中的下脚料、废弃物等作为资源都得到了充分有效的利用；不产生任何有害物质，有利于保护和改善环境。

## 二、微生态平衡与微生态失调

### 1. 微生态平衡

微生态平衡是指正常微生物群与其宿主生态环境在长期进化过程中形成生理性组合的动态过程，这种动态过程不会引起疾病，故被称为微生态平衡。生态平衡是指生态系统内两个方面的稳定：一方面是生物种类（即生物、植物、微生物）的组成和数量比例相对稳定；另一方面是非生物环境（包括空气、阳光、水、土壤等）保持相对稳定。生态平衡是一种动态平衡，比如生物个体会不断发生更替，但总体上看系统保持稳定，生物数量没有剧烈变化。

一个微生态系统由三部分组成：一是被称作宿主的大生物；二是生活在宿主特定生态空间、数量庞大的正常菌群；三是对以上双方都有影响的环境条件。在合适的条件下，微生态系统中的微生物与微生物、微生物与宿主以及微生物与环境间，存在着各种错综复杂的依存和制约关系。例如，生物间"互帮互助"的互生关系，难分难解甚至合二为一的共生关系，以强凌弱的拮抗关系，以小克大的寄生关系以及弱肉强食的猎食关系等。在这些关系网中，最佳状态是有益菌占据优势，于是就表现出种群丰富、结构合理、功能协调，使整个微生态系统处于稳定、有效的平衡状态，这就是微生态平衡。这时，宿主也表现出各生理功能协调、身体健康、行动敏捷、精力充沛。从微观角度来看，微生态平衡是一种动态的平衡，在各种特定条件下有着具体的内容，它会随不同的宿主种类或同一宿主的不同生态部位、不同年龄阶段、不同营养水平或不同的健康状况而变化。

生态系统一旦失去平衡，会发生非常严重的连锁性后果。例如，20世纪50年代，我国曾发起把麻雀作为"四害"来消灭的运动。可是在大量捕杀了麻雀之后的几年里，却出现了严重的虫灾，使农业生产受到巨大的损失。后来科学家们发现，麻雀是吃害虫的好手。消灭了麻雀，害虫没有了天敌，就大肆繁殖起来，导致了虫灾发生、农田绝收等一系列惨痛的后果。生态系统的平衡往往是大自然经过了很长时间才建立起来的动态平衡。一旦受到破坏，有些平衡就无法重建了，带来的恶果可能是人类的努力无法弥补的。因此人类要尊重生态平衡，帮助维护这个平衡，而绝不要轻易去破坏它。

微生态平衡是正常微生物群与宿主在长期的历史进化过程中形成的在不同发育阶段的动态的生理性平衡。宿主与微生物、微生物与微生物之间相互依存、相互制约。不同的动物、不同的年龄、不同的发育阶段、不同部位，微生态平衡各具特征，其至差异巨大。

影响微生态平衡的主要因素可归纳为环境、宿主与微生物三个方面。空气污浊、气候突变、饲料与饮水变质、污染等外部因素均可导致宿主的机能失调和代谢紊乱，使微生物菌群失调和定植状态异变，如环境温度降低可使肠道内双歧杆菌减少。抗生素是引发微生态失调的重要因素，严重破坏微生态平衡，导致宿主失去菌群屏障、失去生物拮抗作用。宿主的免疫机能是抵御外细菌侵袭和增强宿主防卫能力的重要因素，也是清除内毒素的重要系统，免疫减弱或免疫抑制时导致微生态失调。宿主的生理机能如胃酸分泌、胆汁分泌、肠蠕动异常等，也可导致微生态失调。

### 2. 微生态失调

微生态失调是微生态平衡的反义词，是指微生态系统处于不良条件下时所出现的微生物种类、生理功能和各种相互关系的紊乱。例如，当宿主患病、免疫力下降、长期接受化学治疗或放射治疗时，原来的条件致病菌或外来致病菌（梭菌、葡萄球菌、白假丝酵母菌、铜绿假单胞菌、变形杆菌等）占据优势并乘机肆虐，从而使宿主出现亚健康或轻重不等的病理状态。所幸在多数情况下，这类微生态失调是暂时的，在消除不良环境因素、调整饮食结构和有针对性地补充生态制剂后，微生态失调现象是可以消除和逆转的。

微生态失调是指正常微生物群之间及其与宿主之间的微生态平衡，在外环境影响下，由生理性组合转变为病理性组合的状态。它包括两个方面的内容：一方面是正常微生物群的种类、数量和定位的变化；另一方面是宿主表现出患病，这两方面互为因果。

微生态失调可以分为以下四类情形：

① 菌群失调　一度失调是正常菌群在组成和数量上的变化，没有临床表现，可以自然恢复。二度失调是由生理波动转为病理波动，在临床上有慢性病表现，是不可逆的。三度失调，临床上表现为急性症状，引发二重感染。

② 定位转移　病原微生物开始出现定位转移。

③ 血行感染　是原籍菌易位传播的一种途径，也是一种易位感染。血行感染分为菌血症和脓毒败血症。

④ 易位病灶　正常微生物因其他诱因而在远隔肠道组织的其他脏器或组织上形成病灶，如脑、肝、肾、腹腔、盆腔等的脓肿。

### 三、微生态制剂

#### 1. 微生态制剂的起源与发展

微生态制剂在临床上的广泛应用是微生态学发展的重要成果之一。微生态制剂又称为益生剂，是利用正常微生物或促微生物生长的物质所制备的制剂，它通过调整或维持微生态平衡，达到防治疾病、增进健康的目的。

微生态制剂是指通过有益的活菌制剂或相应的有机物质，帮助宿主建立起新的肠道微生物群系，以达到预防疾病、促进生长的饲料添加剂微生态制剂又称有益微生物、益生素、微生态调节剂、益生菌、利生菌、活菌制剂等，具有防治疾病、提高免疫力、促进生长、改善饲料利用率的作用，并且无污染、无残留、不产生耐药性。人类对微生态制剂的使用历史悠久。使用活菌作饲料（或食物）添加物的历史可追溯到几千年前。直到今天，人们仍有以不同方式食用发酵乳的习惯，这实际上就是一种简单的微生态制剂雏形。微生态制剂最初由欧洲国家提出并应用于畜牧生产，从 1947 年发现到现在，科学界积累了大量的资料和经验，证明这是一个具有发展前景的高新技术领域。

（1）发现阶段 1947 年，Mollgard 首先发现使用乳酸杆菌饲喂猪崽可有效地增加仔猪的体重并改善仔猪的身体健康水平。

（2）停滞阶段 20 世纪 50～60 年代正是研究抗生素的黄金时期，微生态制剂的研究进入低潮期。

（3）发展阶段 美国从 20 世纪 70 年代开始使用饲用微生物。20 世纪 80 年代中期，世界各国尤其是欧洲各国及日本等发达国家纷纷采取官方强硬的措施，对饲用抗生素的种类、使用方法、剂量和配伍等方面加以限制，同时大力开展研究药物饲料添加剂代用品的可能性，积极鼓励和倡导绿色安全饲料添加剂的研究和推广，使微生态制剂再一次受到世人的瞩目。1989 年全球微生态制剂总销售额达到 7500 万美元，1993 年达 1.22 亿美元。近十年来发展更为迅速，每年销售额达到 5 亿美元。

我国微生态制剂的研究始于 20 世纪 80 年代，但应用则是近十几年的事。目前，国内虽然已经有许多生产厂家研究生产出饲用微生态制剂产品，且其表现出一定的作用与效果，但绝大多数还处于试验研究阶段。1998 年，国内市场上能找到的微生态制剂产品只有寥寥几种；到了 1999 年，则一下子多出了十几家产品；2000 年则达到 1998 年的 5 倍以上，这在很大程度上反映出微生态制剂市场前景的广阔。但毕竟我国的微生态制剂市场起步较晚，研究和开发尚待深入，许多问题尚未完全弄清楚，加之微生态制剂本身的不稳定性，国内从上到下还没有对其形成一个完善的管理机制，尤其是尚没有一个统一的质量标准；同时，广大用户思想认识水平有限，更有投机市场者存在，因而导致了当前国内微生态制剂市场较混乱的局面。我国微生态制剂的研究起步晚，但起点较高。何明清在1980年阐述了不产生肠毒素但产生大肠毒素的埃希氏菌SY30菌株是有益微生物。同年，方定一采用大肠杆菌NY10预防仔猪黄痢取得了显著效果。吴天德等在1984年用乳酪乳酸杆菌制成乳酪奶治疗仔猪下痢，效果明显。詹志春等报道，益生素可使肉鸡增重提高14.1％，料肉比下降7.6％。阎凤兰等在1996年报道，在肉仔鸡饲料中添加枯草芽孢杆菌，可使鸡肠道中乳酸杆菌数量增加，沙门氏菌减少，饲料转化率提高。我国最早投入使用的微生态制剂是乳酶生，用于治疗肠道疾患。自20世纪80年代初大连医科大学康白教授首先研制成功促菌生——蜡样芽孢杆菌以来，各种活菌微生态制剂相继研制成功，并已有大量产品投放市场，受到了社会的普遍关注。近十余年来，随着微生态学理论的发展，运用微生态学知识为人类健康服务已逐渐被国人认识和接受，微生态制剂发展迅速，至今已研制开发出百余种产品，主要是以双歧杆菌、乳杆菌制成的益生菌制剂，也有一些低聚寡糖类益生元制剂。但绝大部分产品作为保健品，约10％的微生态制剂作为临床治疗用生物制品。

### 2. 微生态制剂的定义

（1）微生态制剂的中英文定义　微生态制剂（microbial eco-logical agent）又称为微生态调节剂（microecological modulator）、益生素（probiotic）、microecologic preparations、microecological preparation 等，是应用微生态学原理，从自然界或动物体内筛选出功能性强、共生性好、互补拮抗的有益微生物，经过培养、发酵、干燥等特殊的工艺，制成能广泛用于植物、养殖、环境保护和人体健康以及保持微生态平衡的生物制剂或活菌制剂。微生态制剂通过维持肠道内微生态平衡而发挥作用，具有防治疾病、提高免疫力、促进生长、改善饲料利用率的作用，它以其独特的作用机理和无不良反应、无残留、无抗药性等特点越来越受到世人的关注。

（2）微生态制剂定义的其他不同解释　对于微生态制剂这个名称曾有种种提法，Parker 在1974年将"probiotic"定义为："有助于肠道微生物向饲养目的平衡发展的有机物质。"而 Fuller 在1982年则定义为："为此目的的活的微生物饲料添加剂或活的微生物培养物。"前者定义不够准确，而后者则涵盖前者。有人将两者统称为"微生态制剂"，泛指"通过有益的活菌制剂或相应的有机物质帮助宿主建立起新的肠道微生物群系，以达到预防疾病、促进生长的饲料添加剂"。

① 动物微生态制剂是在微生态理论指导下，采用已知的有益微生物（PM），经培养、发酵、干燥、加工等特殊工艺制成含有活菌的制剂。从动物体或自然界分离、鉴定的有益生物制成不同类型的动物微生物生态制剂，用于防治疾病、增强免疫功能、促进生长、提高饲料利用率、净化环境、发酵饲料、脱毒、解毒和提高饲料的营养成分等。

② 微生态制剂又名促生素、利生素、活菌制剂、益生素（probiotic），是 Parker 在 1974 年提出的与"抗生素"相对的新概念，指可以直接饲喂动物并通过调节动物肠道微生态平衡，达到预防疾病、促进动物生长和提高饲料利用率的活性微生物或其培养物。用于动物的称为动物微生态制剂，目前通称为饲用微生物添加剂，是近几年发展起来的高科技产品，主要包括芽孢杆菌类、乳酸菌类和酵母类三大类。其中芽孢杆菌类性能稳定，饲用效果较好。

③ 动物微生态制剂是指运用微生态原理研制的含有大量有益微生物的活菌制剂。其具有在动物体内无残留、无污染、无不良反应以及可以提高宿主健康水平和免疫力的特性，因此又称"促生素"和"益生素"。在新的时期，动物微生态制剂有望成为抗生素最有潜力的替代品。

④ "益生素"一词首先被 Lilley 和 Stillweu 在 1965 年使用，并将其定义为由一种微生物分泌刺激另一种微生物生长的物质。而 Susard 在 1990 年将益生素定义为摄入动物体内参与肠内微生物群落的阻碍作用，或者通过增强非特异性免疫功能来预防疾病而间接地起到促进生长作用和提高饲料效率的活的微生物培养物。

⑤ 微生态制剂是指摄入动物体内参与肠道微生物平衡的具有直接通过增强动物对肠内有害微生物群落的抑制作用，或通过增强非特异性免疫功能来预防疾病从而间接起到促进动物生产和提高饲料转化率的活性微生物培养物。

⑥ 微生态制剂是指根据微生态理论，将从动物体内外分离的对动物有益的微生物，经过特殊的加工工艺制成的包含有益微生物及其代谢产物的活菌制剂。它添加于动物饲料中，可以调节动物机体的微生态平衡，从而达到提高饲料利用率、促进动物生长、改善畜产品品质的目的。

⑦ 微生态制剂（micro-ecological agent）又称益生素、活菌剂、生菌剂、促生素等，是由许多经严格筛选的有益微生物及其代谢产物构成的一类活性成分添加剂，能有效促进动物体调节肠道微生态平衡的能力，增强机体免疫功能，促进营养物质的消化吸收，提高饲料转化率，具有防病、治病、改善生产性能等作用，且安全性较好。

### 3. 微生态制剂的菌种

1989 年美国 FDA 和美国饲料控制官员协会公布了被认为是安全的可以直接饲喂的微生物菌种名单，共 42 种。1999 年我国农业部第 105 号公告公布了可以直接饲喂动物的饲料级微生物添加剂菌种有 12 种，即干酪乳杆菌、植物乳杆菌、嗜酸乳杆菌、粪链球菌、乳链球菌、枯草芽孢杆菌、纳豆芽孢杆菌、乳酸片球、沼泽红假单胞菌、啤酒酵母、产朊假丝酵母、曲霉。目前，国内外反刍动物普遍使用的饲用微生态制剂有乳酸菌类（乳酸杆菌、双歧杆菌等）、芽孢杆菌类（枯草芽孢杆菌、蜡样芽孢杆菌等）等细菌类及曲霉类（黑曲霉、米曲霉）和酵母类（啤酒酵母、石油酵母及其培养物）等真菌类单一菌制剂及复合菌制剂。

4. 微生态制剂的主要作用

（1）营养消化作用，提高饲料利用率　有益菌可产生蛋白酶、淀粉酶、脂肪酶、纤维素分解酶、果胶酶、植酸酶等，与胃肠道固有的酶共同促进饲料消化吸收，提高饲料利用率；乳酸菌产生乳酸，使肠道 pH 值降低，促进维生素 D 及 Ca、P、Fe 等矿物质微量元素的吸收，既具有很好的营养作用，又能预防矿物质、维生素、蛋白质代谢障碍等营养代谢病的发生。

（2）抗消化道感染，增强免疫、抗应激　有益菌产生多肽类抗菌物质，可抑制或杀死病原菌，减少炎症和过敏性反应发生，对多种病原微生物感染有很好的防治作用。动物因运输、疾病及抗菌药物长期大量使用等应激作用时，会引起消化道内有益菌群平衡的破坏而呈病态，微生态制剂可快速建立起有益的优势菌群，使被破坏的微生态环境得以恢复，提高应激能力。

（3）改善养殖环境　微生态制剂能促进动物对植酸磷的利用和对脂肪的消化吸收，产生的氨基氧化酶及分解硫化氢的酶类可将吲哚类氧化成无毒、无害的物质，从而降低畜禽舍内氨气、硫化氢的浓度和臭味，减少环境污染。

# 第二节　微生物知识简介

## 一、微生物的定义

微生物（microorganism）包括细菌、病毒、真菌以及一些小型的原生动物等在内的一大类生物群体，个体微小，与人类生活密切相关。广泛涉及健康、医药、工农业、环保等诸多领域。在中国的教科书中，均将微生物划分为以下 8 大类：细菌、病毒、真菌、放线菌、立克次体、支原体、衣原体、螺旋体。

现代定义：微生物是一切肉眼看不见或看不清的微小生物，个体微小，结构简单，通常要用光学显微镜和电子显微镜才能看清楚。

## 二、微生物的主要类群

微生物个体微小，一般小于 0.1mm。结构简单，有单细胞的、简单多细胞的、非细胞的。进化地位低，大多依靠有机物维持生命。微生物一般分为原核类、真核类以及非细胞类。原核类分为三菌和三体，三菌分别为细菌、蓝细菌、放线菌，三体分别为支原体、衣原体、立克次体。真核类分为真菌、原生动物、显微藻类。非细胞类分为病毒、亚病毒（类病毒、拟病毒、朊病毒）。病毒是一类由核酸和蛋白质等少数几种成分组成的"非细胞生物"，但是它的生存必须依赖于活细胞。根据存在的环境不同分为原核微生物、空间微生物、真菌微生物、酵母微生物、海洋微生物等。

目前，世界上已知的最大的微生物是 1997 年由 Heidi Schulz 在纳米比亚海岸海洋沉淀土中所发现的呈球状的细菌，直径为 $100\sim750\mu m$。最小的微生物为支原体，过去也译成"霉形体"，它是一类介于细菌和病毒之间的单细胞微生物。地球上已知的能独立生活的最小微生物，大小约为100nm。支原体一般都是寄生生物，其中最有名的当属肺炎支原体（*M. Pneumonia*），它能引起哺乳动物特别是牛的呼吸器官发生严重病变。

### 三、微生物的主要特点

微生物的特点：①个体微小，结构简单。在形态上，个体微小，肉眼看不见，需用显微镜观察，细胞大小以微米和纳米计量。②繁殖快。生长繁殖快，在实验室培养条件下细菌几十分钟至几小时可以繁殖一代。③代谢类型多，活性强。④分布广泛。有高等生物的地方均有微生物生活，动植物不能生活的极端环境中也有微生物存在。⑤数量多。在局部环境中数量众多，如每克土壤含微生物几千万至几亿个。⑥易变异。相对于高等生物而言，较容易发生变异。在所有生物类群中，已知微生物种类的数量仅次于被子植物和昆虫，微生物种内的遗传多样性非常丰富，所以微生物是很好的研究对象，具有广泛的用途。

### 四、微生物的生物作用

微生物对人类最重要的影响之一是导致传染病的流行。在人类疾病中，有50%是由病毒引起的。世界卫生组织公布的资料显示：传染病的发病率和病死率在所有疾病中占据第一位。微生物导致人类疾病的历史，也就是人类与之不断斗争的历史。在疾病的预防和治疗方面，人类取得了长足的进展，但是新现和再现的微生物感染还是不断发生，如大量的病毒性疾病一直缺乏有效的治疗药物。一些疾病的致病机制并不清楚。大量的广谱抗生素的滥用造成了强大的选择压力，使许多菌株发生变异，导致了耐药性的产生，人类健康受到新的威胁。一些分节段的病毒之间可以通过重组或重配发生变异，最典型的例子就是流行性感冒病毒。每次流感大流行时的流感病毒都与前次导致感染的株型发生了变异，这种快速的变异给疫苗的设计和治疗造成了很大的障碍。而耐药性结核杆菌的出现使原本已近控制住的结核感染又在世界范围内猖獗起来。

微生物千姿百态。有些是腐败性的，即引起食品气味和组织结构发生不良变化。当然，有些微生物是有益的，它们可用来生产奶酪、面包、泡菜、啤酒和葡萄酒等。微生物非常小，必须通过显微镜放大约1000倍才能看到。比如中等大小的细菌，1000个叠加在一起只有句号那么大。每毫升腐败的牛奶中约有5000万个细菌，或者每夸脱牛奶中细菌总数约为50亿个，也就是说一滴牛奶中可能含有50亿个细菌。

微生物能够致病，能够造成食品、布匹、皮革等发霉腐烂，但微生物也有有益的一面。最早是弗莱明从青霉菌抑制其他细菌的生长中发现了青霉素，这对医药界来说是一个划时代的发现。后来大量的抗生素从放线菌等的代谢产物中筛选出来。抗生素的使用在第二次世界大战中挽救了无数人的生命。一些微生物被广泛应用于工业发酵，生产乙醇、食品及各种酶制剂等；一部分微生物能够降解塑料、处理废水废气等，并且可再生资源的潜力极大，称为环保微生物；还有一些能在极端环境中生存的微生物，例如高温、低温、高盐、高碱以及高辐射等普通生命体不能生存的环境中依然存在着一部分微生物等。看上去，人类已发现的微生物已经很多，但实际上由于培养方式等技术手段的限制，人类现今发现的微生物还只占自然界中存在的微生物的很少一部分。

微生物间的相互作用机制也相当神秘。例如健康人肠道中即有大量细菌存在，称正常菌群，其中包含的细菌种类高达上百种。在肠道环境中，这些细菌相互依存、互惠共生。食物、有毒物质甚至药物的分解与吸收，菌群在这些过程中发挥的作用以及细菌之间的相互作用机制目前还不明了。一旦菌群失调，就会引起腹泻。

随着医学研究进入分子水平，人们对基因、遗传物质等专业术语也日渐熟悉。人们认识到，是遗传信息决定了生物体具有的生命特征，包括外部形态以及从事的生命活动等等，而生物体的基因组正是这些遗传信息的携带者。因此，阐明生物体基因组携带的遗传信息将大大有助于揭示生命的起源和奥秘。在分子水平上研究微生物病原体的变异规律、毒力和致病性，对于传统微生物学来说是一场革命。

在分子水平上对微生物进行基因组研究为探索微生物个体以及群体间作用的奥秘提供了新的线索和思路。为了充分开发微生物（特别是细菌）资源，1994年美国发起了微生物基因组研究计划（MGP）。通过研究完整的基因组信息开发和利用微生物重要的功能基因，不仅能够加深对微生物的致病机制、重要代谢和调控机制的认识，更能在此基础上发展一系列与我们的生活密切相关的基因工程产品，包括：接种用的疫苗、治疗用的新药、诊断试剂和应用于工农业生产的各种酶制剂等等。通过基因工程方法的改造，促进新型菌株的构建和传统菌株的改造，全面促进微生物工业时代的来临。

工业微生物涉及食品、制药、冶金、采矿、石油、皮革、轻化工等多种行业。例如：通过微生物发酵途径生产抗生素、丁醇、维生素C以及一些风味食品的制备等；某些特殊微生物酶参与皮革脱毛、冶金、采油采矿等生产过程，甚至直接作为洗衣粉等的添加剂；另外，还有一些微生物的代谢产物可以作为天然的微生物杀虫剂广泛应用于农业生产。通过对枯草芽孢杆菌的基因组研究，发现了一系列与抗生素及重要工业用酶的产生相关的基因。乳酸杆菌作为一种重要的微生态调节剂参与食品发酵过程，对其进行的基因组学研究将有利于找到关键的功能基因，然后对菌株加以改造，使其更适于工业化的生产过程。国内维生素C两步发酵法生产过程中的关键菌株——氧化葡萄糖酸杆菌的基因组研究，将在基因组测序完成的前提下找到与维生素C生产相关的重要代谢功能基因，经基因工程改造，实现新的工程菌株的构建，简化生产步骤，降低生产成本，继而实现经济效益的大幅度提升。对工业微生物开展的基因组研究，不断发现新的特殊酶基因及重要代谢过程和代谢产物生成相关的功能基因，并将其应用于生产以及传统工业、工艺的改造，同时推动现代生物技术的迅速发展。

经济作物柑橘的致病菌是国际上第一个发表了全序列的植物致病微生物。还有一些在分类学、生理学和经济价值上非常重要的农业微生物，例如胡萝卜欧文氏菌、植物致病性假单胞菌以及中国正在开展的黄单胞菌的研究等正在进行之中。目前，植物固氮根瘤菌的全序列也刚刚测定完成。借鉴已经较为成熟的从人类病原微生物的基因组学信息筛选治疗性药物的方案，可以尝试性地应用到植物病原体上。特别像柑橘的致病菌这种需要昆虫媒介才能完成生活周期的种类，除了杀虫剂能阻断其生活周期以外，只能通过遗传学研究找到毒力相关因子，寻找抗性靶位以发展更有效的控制对策。固氮菌全部遗传信息的解析对于开发利用其固氮关键基因从而提高农作物的产量和质量也具有重要的意义。

## 五、益生菌的介绍

### 1. 益生菌的分类

正常健康动物的肠道菌群是由许多不同种类的微生物组成的。肠道内微生物菌群的平衡不仅保证了机体正常的消化和营养吸收，也提高了宿主抵御致病性微生物入侵的能力。乳酸菌是宿主肠道内的正常微生物，许多研究表明乳酸菌可以通过自身及其代谢产物起到促进宿主身体健康的作用，因此，许多分离于肠道的乳酸菌也被称为益生菌。郭本恒将益生菌（probiotic）定义为含有足够数量活菌、组成明确的微生物制剂或产品，能通过定植作用改变宿主某一部分菌群的组成，从而产生有利于宿主健康的作用。Fuller 在 1989 年将益生菌定义为"一种通过改善肠道微生物平衡从而对宿主施加有益影响的微生物添加物"。研究表明益生菌微生物主要来源于人、动物及自然界，人们研究和应用比较多的是乳酸杆菌和双歧杆菌这些可以产生乳酸、宿主肠道内的重要生理菌，因此，这两属菌也经常出现在益生菌制品中。美国食品药物管理局认为安全的益生菌有 40 种，其中常用于益生菌产品的菌株有 3 类：第一类为乳酸杆菌属，包括保加利亚乳杆菌、嗜酸乳杆菌、干酪乳杆菌、植物乳杆菌、短乳杆菌、发酵乳杆菌和瑞士乳杆菌；第二类为双歧杆菌属，包括两歧双歧杆菌、婴儿双歧杆菌、青春双歧杆菌、短双歧杆菌、长双歧杆菌；第三类为其他菌属，包括嗜热链球菌、乳油链球菌、乳酸片球菌、屎链球菌、酿酒酵母、费氏丙酸杆菌和非致病性大肠杆菌以及酪酸梭状芽孢杆菌和肠膜明串珠球菌葡萄糖亚种等。

### 2. 益生菌的选育

菌种的筛选和组合是益生菌研制过程中的第一个重要环节，但目前国内外益生菌的研究多集中于研制产品和应用效果，而按益生菌的特定要求来选育性能优良的菌株、在研究菌株生物特性等关键指标方面的报道不多。

动物益生菌选育应具备下面几个基本条件：

① 安全性好。动物用益生菌必须证明确属无毒、无致畸、无致病、无耐药性、无药残等不良反应。

② 存活能力强。要求在生产过程中干燥、制粒后存活一定数量的菌体，另外对防霉剂、抗氧化剂以及胃酸、胆汁的耐受力强，并可保存相当长的时间。

③ 能产生多种有益活性物质。要求能产生有机酸、消化酶以及维生素、氨基酸、促生长因子等多种有益宿主的代谢产物。

④ 生长速度快且容易繁殖，易工业化生产。

⑤ 能合成对大肠杆菌、沙门氏菌、葡萄球菌等肠道致病菌的抑制物而不影响肠道正常菌群的活性。

⑥ 能在肠道内定植。生长速度慢或不能定植的微生物很容易随着消化道内容物和胃肠蠕动而被排出体外。

目前市场上的益生菌制剂多为复合菌制剂，一般来说复合菌制剂有益于微生物的功能互补，但菌种的配伍很重要，并非种类越多越好。实际上有些单一菌种的效果也非常好，通常采用几种好氧型和厌氧型的菌种配合较为合理，例如好氧型的纳豆芽孢杆菌和厌氧型的嗜酸乳杆菌配合，或好氧型的芽孢乳酸杆菌和厌氧型的嗜酸乳杆菌配合较为合理。

### 3. 益生菌的国内外研究现状

对于益生菌的研究，国外早在七八十年前就已经开始，日本、法国、英国、美国等国这几十年来一直没有终止过对它的研究。一种日渐兴起的自我保健新观念——益生菌保健法在国外正流行。这是一种被称为不依赖药物的保健方法，即利用乳酸菌、双歧乳酸杆菌等益生菌进行疾病预防和保健。目前国内外市场上的益生菌产品主要有两种形式：食品和膳食补充剂。传统上，在益生菌食品领域，日本和欧洲市场的表现一直最为强劲，而美国在益生菌补充剂领域更突出。含有益生菌的食品大部分都是奶制品，产品类型主要为添加了益生菌的液态奶和酸奶。约 0.6% 的液态奶产品含有益生菌，出现在奶制品中的益生菌大约有 40% 的菌种会使用在液态奶中，其余 60% 用于酸奶。目前国际上对乳酸菌等益生菌的研究非常活跃，产品消费总额惊人，据粗略估计，目前全球的年产品生产总值约为 300 亿美元，其中使用益生菌生产的乳制品总产值超过 50 亿美元，且增长指数在逐年上升，呈上升发展态势。根据明特尔的全球新产品数据报告（GNPD），2008 年全球的益生菌产品增加了 136 种，说明 2006～2007 年间，益生菌产品的增长速度达到了 131%，是近几年全球最快的增长速度。

（1）日本益生菌的研究现状（表 1-1） 现今，日本已成为全球益生菌市场上的领头羊，在日本作为特定保健用的益生菌食品和作为膳食补充剂的益生菌制品已保持了长久的安全应用记录。日本的 Morinage Milk Industry 公司于 1971年开发出第一个双歧杆菌制品，这是一种含有长双歧杆菌和嗜热链球菌的发酵乳制品。1977年，Morinage开发了一种含有双歧杆菌乳的低脂鲜牛乳，含有$1 \times 10^7$ cfu/mL的长双歧杆菌和$1 \times 10^7$ cfu/mL的嗜酸乳杆菌。1979年，Morinage又开发出一种凝固型双歧杆菌酸奶。作为世界上最为著名的活性乳酸菌乳饮品生产制造厂家之一，养乐多乳酸菌饮品已经有70多年的历史。日本养乐多（Yakult）公司的代田稔博士于1930年成功完成世界首例人肠乳酸菌强化培养试验，获得了具有独立知识产权的菌种 *Lactobacillus casei strain Shirota*，这种乳酸菌后来被通称为"养乐多菌"。作为活性乳酸菌乳饮品的代表，每瓶养乐多至少含有100亿个对人体有益的活性乳酸菌——养乐多菌，可以抵抗胃液和胆汁的强腐蚀性环境，活着进入人体的小肠内发挥生理作用，增加有益菌，减少肠内有害物质，调节肠道菌群，同时提高免疫力，增强体质。1978年，Yakult还开发出一种含有双歧杆菌的液体酸奶，称作MilMilTM，含有双歧杆菌$1 \times 10^6$ cfu/mL，在市场上被称为"智慧酸奶"。如今养乐多产品每天的平均销售量可以高达2500万瓶。1990年，日本市场上含有双歧杆菌的酸奶大约就已经占到整个酸奶市场的1/3。目前，含有双歧杆菌的制品在日本仍然非常流行，几乎所有的乳品企业都销售含有双歧杆菌的奶产品。

表1-1　日本益生菌菌粉原料及菌粉

| 制造公司 | 所用菌种 |
| --- | --- |
| Healthwal | 长双歧杆菌 |
| Minato 制药 | 双歧杆菌 |
| Nichinichi | 肠球菌热处理后制成菌粉 FK-23 |
| 若素制药 | 长双歧杆菌、两歧双歧杆菌、乳球菌、嗜酸乳杆菌 |
| 日本冻结干燥研究所 | 耐酸性长双歧杆菌、嗜酸乳杆菌、肠球菌 |
| 三共制药 | 有孢子的乳杆菌 |
| 森永乳业 | 长双歧杆菌 |
| 森下仁丹 | 长双歧杆菌 |
| 协和发酵 | 长双歧杆菌 |
| Yakuruto 制药 | 耐酸性短双歧杆菌、干酪乳杆菌 |
| 组合制药 | 热灭剂活肠球菌（Fecalis）；活肠球菌制剂 |

　　（2）欧盟的益生菌发展现状（表1-2）　　目前，欧洲市场上的益生菌乳制品年销售额可以达到25亿美元，而且还保持着持续增长的势头。目前，法国所销售的酸奶中11%都含有双歧杆菌。法国的Dannon（达能）是当今欧洲第三大食品集团，世界第一大鲜乳制品品牌。举例来说，Dannon公司的产品Actimel自1994年在欧洲市场问世以来，就受到了消费者广泛的欢迎。这种含有干酪乳杆菌的产品在2006年的零售市场上销售额达到了18亿美元。德国面世的第一个双歧杆菌产品是Biogarde，1976年的销售额高达4亿马克，目前在德国及其周边的国家有45个以上的乳品厂生产这种产品。在丹麦，医生推荐通过摄食双歧杆菌制品治疗肠道紊乱，其中有MD食品公司生产的Cultura系列乳制品。

据估计，英国含有益生菌和益生素的制品的销售额达到了 20 亿美元。同样，荷兰、瑞典、波兰、捷克斯洛伐克和意大利等国都生产含有双歧杆菌的产品。一些公司将益生菌和益生素一起添加到食品基料中，制成了能够改善人体肠道健康的功能性食品。

表 1-2　欧洲市场上的益生菌功能性食品

| 产品 | 生产厂家 | 活性成分 |
| --- | --- | --- |
| ACTILINESPREAD | Vamdermoortele | 菊粉 |
| Actimel | Danone | 干酪乳杆菌 |
| 双歧杆菌发酵乳 | Arla | 长双歧杆菌,保加利亚乳杆菌,嗜热链球菌 |
| 低糖冰糕 | Thiriet | 低聚果糖 |
| Fyos | Nutricia | |
| Gefilus | Valio | LGG |
| LigneBifidedieteticrange | Vivis | 低聚果糖 |
| Procult3 | Muller | 长双歧 BB536 |
| Provivarosehip | Skanemejerier | 植物乳杆菌 299v |
| Tykmaelk | Klover | 嗜酸乳杆菌 |
| Yose | Biofermefy | 嗜酸乳杆菌,两歧双歧杆菌 |

（3）美国益生菌的发展现状（表 1-3）　在美国，益生菌产业仍然属于刚刚开始起步的状态。伴随着达能公司在 2006 年成功地向美国消费者推销出一种含益生菌的牛奶饮品 DanActive（在欧洲使用的品牌为 Actimel），美国消费者对于益生菌产品的接受度逐渐提高，市场也进一步扩大。到 2007 年 6 月，美国益生菌乳制品的年销售额可以达到 4 亿美元，其中达能公司的产品可以占到 80% 的市场份额。随着益生菌用途以及研究的拓展，美国的益生菌产品市场还会得到进一步的壮大。虽然肠道健康和免疫保健仍然是益生菌产品的主要健康卖点，但这些产品也在向新的保健领域扩张。丹尼斯科（Danisco）公司美国分公司全球益生菌业务主任 Scott Bush 表示，生产商们也在皮肤、口腔等治疗领域寻求发展机会，这些身体部位容易受到细菌的感染，"预防而不仅仅只是治疗，这就是益生菌确实存在发展机会的原因之所在"。在美国，含有益生菌的乳制品配方一般都由生产商自己制定，要求酸奶产品至少要由保加利亚乳杆菌和嗜热链球菌进行混合发酵，但没有明确要求酸奶产品中乳酸菌的活菌含量。仅有加利福尼亚州和俄勒冈州规定了乳制品中益生菌的最低水平要达到 $1 \times 10^6$ cfu/mL。生产商建议在货架期末酸奶和非发酵酸性奶中益生菌的数量应为 $2 \times 10^6$ cfu/mL。

最近几年，美国此类产品的增长速度惊人，大多数消费者相信含有益生菌的酸奶能够促进免疫系统的功能，并且对各年龄阶段的人群都有效。1987 年，Mayfield 公司生产了含有 1% 嗜酸乳杆菌和双歧杆菌的非发酵低脂乳，即使以前不能喝牛奶的人群也开始饮用这种低脂乳。Stonyfield Farm 公司推出的给婴幼儿食用的有机全脂酸乳酪——YoBaby 已经成为美国市场上第二大儿童营养食品，相对于同类产品的平均增长率为 6.5％，2005 年，其销售额增长了 36％。

表 1-3　美国市场上的益生菌制剂

| 制造公司 | 所用菌种 |
| --- | --- |
| AmericanHealth | 嗜酸乳杆菌、双歧杆菌 |
| Futurebiotic | 嗜酸乳杆菌 |
| Generl Nutrition Corp. (GNC) | 嗜酸乳杆菌 |
| GNC | 复方嗜酸乳杆菌 |
| GNC | 嗜酸乳杆菌、双歧杆菌、保加利亚乳杆菌 |
| Losargeles | 鼠李糖乳杆菌、干酪乳杆菌、短乳杆菌、植物乳杆菌、嗜酸乳杆菌 |
| Nutrition Now TNC | 嗜酸乳杆菌、干酪乳杆菌、植物乳杆菌、嗜热乳杆菌、两歧双歧杆菌、婴儿双歧杆菌、粪链球菌 |
| Natures Boundy | 嗜酸乳杆菌、两歧双歧杆菌 |
| Pharm Assure | 嗜酸乳杆菌 |
| RiteAcidPharmecists | 嗜酸乳杆菌、两歧双歧杆菌、保加利亚乳杆菌 |
| Wakaunage of American co | 嗜酸乳杆菌、长双歧杆菌、两歧双歧杆菌 |
| Westcadwell | 嗜酸乳杆菌 |

　　（4）中国的益生菌发展现状（表 1-4）　随着人们保健意识的提高以及商家、媒体对益生菌产品保健功能的广泛宣传，中国人对益生菌主产品越来越感兴趣。在国内，许多大、中型城市更是产生了对益生菌产品倾向性消费的迹象。近几年中国市场上使用益生菌生产的乳制品，年总销售额超过 10 亿元人民币。我国乳酸菌行业经过近 10 年的培育，目前已进入快速发展的"黄金时期"，名称中带有"乳酸""乳酸菌"和"益生菌"字样的饮品多达几十种。中国食品科技学会秘书长孟素荷介绍说，我国乳酸菌饮料产量由 2001 年的 14.3 万吨，到 2005 年已经达到 107.6 万吨，5 年增长了 6.5 倍。面对益生菌豪企的挑战和"启发"，国内传统乳企看到了又一块巨大、松软的蛋糕，在稳固纯奶市场的同时，开始进攻益生菌产品市场。蒙牛携手有着 130 多年丰富行业经验的丹麦科汉森公司益生菌研究机构，推出添加 LABS 益生菌的酸奶；伊利与芬兰维利奥公司签约，买断 5 年内全球著名益生菌 LGG 中国独家使用权。三元、光明等企业也纷至沓来，大力投资乳酸菌饮料领域，试图获得市场主导权。虽然我国对益生菌的研究比较热，但目前产品开发却多以药品和保健品为主，生命力、货架期相对较短。益生菌食品尤其是嗜酸乳杆菌、双歧杆菌乳制品仍处于比较缺乏的状态，远远满足不了消费者的需要。目前国内市场上，伊利与丹麦维利奥合作推出的 LGG 产品深受国内消费者追捧，产品包括屋酸、杯酸与 PE 瓶、大果粒等。蒙牛随之推出了 LABS 益生菌产品，分别是保加利亚乳杆菌、嗜热链球菌、双歧杆菌、嗜酸乳杆菌。但是，针对我国目前的益生菌发酵剂市场现状，我们仍然需要开发具有自主知识产权的益生菌产品。

表 1-4　国内常见双歧杆菌制品简表

| 类型 | 制品名称 | 采用菌种 | 说明 |
|---|---|---|---|
| 药品 | 丽珠肠乐胶囊 | 青春双歧杆菌 | 调整肠道微生态平衡 |
| | 培非康、贝飞达 | 嗜酸乳杆菌、长双歧杆菌、粪肠球菌 | 调整肠道微生态平衡 |
| | 整肠生 | 地衣芽孢杆菌 | 调整肠道微生态平衡 |
| | 金双歧 | 长双歧杆菌、保加利亚杆菌、嗜热链球菌 | 调整肠道微生态平衡 |
| | 促菌生、乐腹康、源首胶囊 | 蜡样芽孢杆菌 | 调整肠道微生态平衡 |
| | 威特四联活菌片 | 两歧双歧杆菌、嗜酸乳杆菌、粪肠球菌、蜡样芽孢杆菌 | 调整肠道微生态平衡 |
| | 酪酸菌胶囊 | 酪酸梭状芽孢杆菌 | 调整肠道微生态平衡 |
| | 常乐康 | 婴儿双歧杆菌、酪酸梭状芽孢杆菌 | 调整肠道微生态平衡 |
| | 妈咪爱 | 枯草芽孢杆菌、屎肠球菌 | 调整肠道微生态平衡 |
| | 波迪佳胶囊 | 枯草芽孢杆菌 | 调整肠道微生态平衡 |
| | 乳康生 | 蜡样芽孢杆菌、干酪乳杆菌 | 调整肠道微生态平衡 |
| | 定菌生胶囊 | 德氏乳杆菌 | 调整肠道微生态平衡 |
| 食品 | 双歧奶、奶酪 | 双歧杆菌、乳杆菌 | 发酵制品 |
| | 冰淇淋、奶粉、饮料 | 双歧因子 | 保健食品 |

# 第三节　微生态制剂的种类及发展现状

## 一、微生态制剂的分类体系

### 1. 微生态制剂的作用方式分类

微生态制剂按作用方式可分为两种：饲喂型的微饲料添加剂与改良型的微生态调整剂。

饲喂型微饲料添加剂主要作用于动物体内，改良型的微生态调整剂主要作用于动物体外环境。二者在菌种的使用上有一定的区别，但也有重叠，通常乳酸菌、酵母菌、曲霉等主要作为饲喂型微生态制剂；沼泽红假单胞菌主要作为环境改良型微生态制剂；而芽孢杆菌既可作为饲喂型微饲料添加剂又可作为环境改良型微生态调整剂。

### 2. 微生态制剂的用途分类

微生态制剂按照用途可分为三种：微生态治疗剂、微生态生长促进剂和微生态多功能剂。微生态生长促进剂可直接提高饲料转化率，促进畜禽生长，同时可防治疾病；微生态治疗剂可直接防治疾病从而间接提高饲料转化率，达到促进畜禽健康生长的目的。

### 3. 微生态制剂的菌种组成分类

微生态制剂根据菌种组成可分为单一菌制剂和复合菌制剂。

单一菌制剂中只有一种活菌；而复合菌制剂中则存在多种菌种，不同复合菌制剂间只是菌种及菌间配比不同而已。一般来说，复合菌制剂的应用效果要优于单一菌制剂，这主要是由于复合菌间存在着互补或协同作用，市售产品多为复合菌制剂。

### 4. 微生态制剂的物质组成分类

按微生态制剂的物质组成可以分为益生菌（probiotic）、益生元（prebiotic）、合生元（synbiotic）三类。

（1）益生菌

① 益生菌的演变过程　1965 年，Lilly D M 首次提出，益生菌是指对动物肠道菌群平衡有益的促进物质或微生物。1989 年，Fuller R 将其修改为：益生菌是补充喂养的活的微生物，而且可通过改善肠道菌群的平衡对宿主动物产生良好的健康效应。Schaasma G 定义，益生菌是摄入的一定数量的活体微生物。益生菌和益生菌制剂发展很快，20 世纪 80 年代初国际市场上只有 26 种医用益生菌开始使用，而且主要集中在日本。1991 年，德、英、法和丹麦等国就有 50 多种益生菌在市场上销售，范围涉及猪、肉牛、鸡的饲料。半个世纪以来，益生菌制剂显示了良好的效果，如乳酸杆菌和双歧杆菌在许多国家首先用于动物。

② 益生菌的定义　益生菌是指一种含有大量有益菌及其代谢产物或添加有益菌的生长促进因子，能够改善宿主微生态平衡从而发挥有益作用，达到提高宿主健康水平和健康状态的活菌制剂及其代谢产物。一般都是从动物本身胃肠道中分离出这种菌，然后制成制剂。通常单胃动物的菌物为乳酸菌、芽孢杆菌和酵母菌，而真菌和曲霉菌较适合于反刍动物。这类制剂受酸碱度、温度等环境影响。

③ 益生菌的菌种　益生菌存在于地球上的各个角落，目前用于微生态调节剂的菌种主要有乳酸菌、双歧杆菌、放线菌、芽孢杆菌、链球菌及某些酵母和真菌。

（2）益生元

① 益生元的定义　益生元是指一种非消化性食物成分，能选择性促进肠内有益菌群的活性或生长繁殖，起到促进宿主健康和促生长作用。它是一类不被宿主直接吸收，但能选择性地促进其体内一种或多种有益菌的生长代谢与繁殖，从而增进机体健康的有机质。

最早发现的益生元是双歧因子。后来又发现多种不能被消化的寡糖可作益生元。最常见的寡糖有乳果糖、蔗糖寡聚糖、棉籽寡聚糖及寡聚麦芽糖等。这些寡糖不被有害细菌分解和利用，只能被有益菌利用，促进有益菌生长，达到调整菌群的目的。近年来，我国研究发现一些中草药制剂也可作为益生元。益生元有许多优越性，不存在保持活菌数的技术难关，稳定性强，有效期长，不仅可促进有益菌群生长，而且还可提高机体免疫功能。

经大量的研究后认为，15 个 C 原子的寡聚糖、肽类蛋白质、类脂、水溶性维生素及环化淀粉都可作为益生元。这类制剂的主要特点是选择性地促进肠道内一种或几种有益菌的生长繁殖，使其形成优势菌群从而达到维护机体健康的目的。

② 构成益生元的标准 Gibson 曾提出益生元为"不消化的食物成分，并且这些成分可通过选择性地刺激一个或几个结肠生理性细菌的增殖和活性对宿主产生有益的健康效应"，因此他指出成为益生元必须符合以下几个标准：在上消化道既不被水解，也不能被吸收，但是能被肠道菌群发酵；在促进有益菌生长的同时，也会降低和抑制腐败菌的数量。

(3) 合生元 合生元为益生菌和益生元结合的生物制剂，它的特点是同时发挥益生菌和益生元的作用，具备协同作用，比益生菌或益生元单独使用的效果更好。这种制剂的应用有日渐增多的趋势。随着研究的进展，一些促生长物质特别是寡糖得到了开发与应用。果寡糖可显著提高断奶仔猪肠道内的厌氧菌总数、乳酸杆菌和双歧杆菌数。目前发现许多含氮多糖或寡糖、辅酶、某些氨基酸或纤维素甚至半纤维素、果胶及一些中药都可作为益生元。糖类中的异麦芽低聚糖、低聚果糖、低聚龙胆糖、乳果糖、半乳果糖、蜜二糖等都可作为益生元。

### 5. 微生态制剂的应用对象分类

微生态制剂按应用对象不同可分为：①直接用于动物的动物微生态制剂，如生物兽药（调痢生、宫康素）、饲用微生物添加剂（益生素、生态宝等）；②直接用于植物的植物微生态制剂，如生物农药、生物肥料、生物助长剂等；③直接用于人类的人类微生态制剂，如微生态调控剂（回春生、整肠生、丽珠肠乐等）；④直接用于粪尿污染和水质净化的微生态制剂，如生物净化剂；⑤直接用于饲料发酵的微生态制剂，如生物发酵剂。

### 6. 微生态制剂的菌种种属分类

微生态制剂是活菌制剂，只有那些被研究清楚的有益微生物才能被利用。我国农业部 1996 年公布了 6 种益生菌即乳酸杆菌、粪肠球菌、双歧杆菌、酵母菌、DM423 蜡样芽孢杆菌、SA38 蜡样芽孢杆菌用于生物兽药的生产，又于 1999 年颁布了干酪乳杆菌、植物乳杆菌、粪链球菌、假丝酵母、沼泽红假单胞菌等 12 个菌种可直接饲喂动物，用于益生菌剂（微生态制剂、微生态调节剂）的生产。而美国 FAD 批准用作直接饲喂的微生物已有 43 种，其中乳酸菌 28 种（包括乳杆菌 12 种、双歧杆菌 6 种、链球菌 6 种、片球菌 3 种、明珠球菌 1 种），芽孢杆菌 5 种，拟杆菌 4 种，曲霉 2 种，酵母菌 2 种等。

一般动物养殖上应用的微生态制剂其主要成分都是乳酸菌、芽孢杆菌、酵母菌等益生菌群，而水产养殖上应用较多的是光合细菌、放线菌、硝化细菌、弧菌等几类细菌以及 EM 菌群等。

### 7. 微生态制剂的菌种来源分类

微生态制剂的菌种按照来源分为三类：从动物体或自然界分离的纯天然菌种；经过人工诱变、定向培育的菌种；基因工程菌。

（1）天然菌种　天然菌种按其对热的耐受力又可分为两类：一是耐热的形成孢子的芽孢杆菌（在100℃下可耐受10～20min）；二是非耐热的细菌（在100℃下立即死亡），如乳酸杆菌、双歧杆菌、粪链球菌、酵母菌等。

2003年我国农业部公布的饲料级微生物添加剂有：乳酸菌制剂，包括乳酸杆菌、干酪乳杆菌、植物乳杆菌、嗜酸乳杆菌、两歧双歧杆菌、粪链球菌、屎链球菌、乳酸片球菌、戊糖片球菌、乳酸乳杆菌、乳酸肠球菌；芽孢杆菌制剂，包括枯草芽孢杆菌、地衣芽孢杆菌、环状芽孢杆菌、坚强芽孢杆菌、巨大芽孢杆菌、丁酸梭菌、芽孢乳杆菌；酵母菌制剂，包括啤酒酵母、产朊假丝酵母和沼泽红假单胞菌。这些菌种已被应用于畜牧业生产中，并表现出优良的生产性能。但真正主要用于配合饲料的活体微生物菌种较单一，国内外陆续还有新的应用菌的报道。

（2）人工诱变、培育的菌种　如专性厌氧菌可诱变成兼性厌氧菌，兼性厌氧菌可诱变成需氧菌。

（3）基因工程菌　将目的基因（如氨基酸基因、抗原基因、酶基因、泌乳基因等）从一种微生物克隆到另一种微生物（如大肠杆菌、乳酸杆菌、芽孢杆菌等益生受体菌）的基因片段上而构成基因工程菌。总之，无论选择哪一种细菌，都应遵循以下原则：一是安全、有益；二是有效；三是易于培养，对营养的要求不高；四是耐高温、耐酸、耐碱，投入规模化生产易形成产业化；五是应有明确的微生态平衡与失调理论作指导。

## 二、微生态制剂发展现状

### 1. 抗生素的淡出

抗生素（antibiotics）是由微生物（包括细菌、真菌、放线菌等）或高等动植物在其生命活动过程中所产生的一类具有病原体抗性或其他活性的次级代谢产物，是一种能干扰其他细胞发育功能的化学物质。早在20世纪初期，抗生素就被用于畜牧业中，目的是为了防治常见的畜禽类疾病，从而提高动物生产性能。抗生素在当时甚至在目前一些发展中国家对养殖业而言具有非常重要的意义，廉价而有效，但是其长期的重复使用也存在着诸多弊端。

（1）致病菌抗药性增强　抗生素的重复滥用是导致耐药菌株数量大幅增加的一个最主要的原因。抗药质粒（R质粒）是致病菌产生抗药性的起点，它可以通过结合作用传递表达耐药性因子RTF。虽然RTF的传递频率不高，只有10，但致病菌数量大且繁殖速度极快，所以即使是很低的传递频率也会造成抗药性的不断增加、扩散和蔓延，更严重的是如果使用多种抗生素的话，会使一种细菌获得多种耐药性，这就产生了目前广受关注的超级细菌。同时，抗生素的重复应用不仅会引起致病菌产生耐药性，同时还会对正常菌群产生耐药性。在过去的畜牧业中，葡萄球菌、沙门氏菌及大肠杆菌等致病菌很少会给畜禽带来疾病或疾病并没有现在这么严重，而现在已然成为了畜禽类的主要疾病，这与抗生素的长期重复滥用有着直接的关系。

（2）引起机体内源性感染　虽然每种抗生素都有自己的抗菌图谱，但是抗生素在消灭致病菌的同时，往往也会杀死或抑制动物体内的有益菌群，从而对肠道内正常的微生态平衡造成破坏，使得体内的致病菌趁机大量繁殖从而引发内源性感染。

（3）引起机体双重感染　重复使用抗生素还会消灭体内的敏感菌株，造成大量的空附着位点，外界耐药病菌易乘虚而入，从而造成外源性感染。双重感染就是由于重复使用大量的抗生素杀灭某种致病菌时破坏了体内的微生态平衡，导致另外一种或多种内源或外源性致病菌再次感染机体。

（4）导致机体免疫力下降　长期重复使用抗生素预防畜禽感染会使机体处于一种"依赖"抗生素的状态，从而无法通过自身免疫系统与致病微生物斗争，最终导致免疫系统丧失免疫功能。其次，某些抗生素会对脏器造成损害。如四环素、红霉素、氯霉素等对肝脏有一定的毒性作用，肝脏受损会导致免疫球蛋白的功能下降，间接削弱了机体的免疫功能。第三，由于长期滥服抗生素，使畜禽体内一些有益细菌（如双歧杆菌等）减少，导致益生保护作用减弱或消失。同时，长期使用抗生素还会降低疫苗的接种效果，因为抗生素会使抗原质量降低，从而影响疫苗在体内的免疫过程。

（5）在畜禽产品和环境中残留　饲用抗生素进入到畜禽体内后，会随血液分布到淋巴结、肾脏、肝脏等全身各个器官，尤其在脏器中的分布较多。大多数抗生素会在肝脏中进行代谢，然后经过胆汁最后由粪便排出体外，这使得畜禽的肉、蛋、奶中会有大量的抗生素残留，人们通过食用这些农牧产品在体内逐渐积蓄抗性，最终在自身患病时用低剂量的抗生素无疗效，被迫增大剂量，形成恶性循环。同时，一些性质比较稳定的抗生素在被排泄到体外环境中后仍能存在很长的时间，这些在环境中残存的抗生素会再次通过畜禽产品和环境慢慢蓄积于植物体和人体中，最终会随食物链等各种方式富集于人体内，从而导致人体内产生大量的耐药菌株，降低人体对于某些疾病的抵抗力，大量蓄积之后甚至还会对机体造成毒害作用。

目前，全球的抗生素饲料添加剂发展呈现出三个趋势：第一，抗生素的使用将越来越严格，着重强调剂量控制；第二，鼓励优先选择抗生素的替代产品，大量替代品涌入市场；第三，对食品的抗生素残留检验越来越严格，尤其是国家监管层面越来越重视。

总而言之，抗生素在畜禽养殖方面的淡出必是大势所趋，无不良反应、无残留的抗生素替代品是今后研究的重点，市场的主流，它既要保证农牧业的生产效率与效益，又要保证生态安全，而微生态制剂的应用就是其中比较成功的一类。

### 2. 微生态制剂的发展

（1）微生态制剂的研究概况　　微生态制剂是指一类可以调节肠道微生态平衡，提高人类、畜禽及植物等宿主健康水平的人工培养菌群及其代谢产物，或增进健康状态的正常菌群及其代谢产物和选择性地促进宿主正常菌群生长繁殖的生物制剂的总称。相关资料显示，早在公元前 200 年，古埃及和古希腊就能够利用乳酸菌制作发酵食品。公元 1008 年，世界上第一个酸奶作坊在德国出现。16 世纪中期，发酵乳制品逐渐成为欧洲一些游牧民族的传统食品。1905 年，俄国微生物学家 Metchnikoff 通过研究发现，保加利亚人平时会食用大量的酸奶，这是他们长寿的原因，保加利亚乳杆菌就此成为酸奶中最常见的活性益生菌，并且他还提出了"胃肠道菌群与健康密切相关的理论"。20 世纪 50 年代，国内外有很多专家学者都在尝试利用健康人体内的多种微生物菌群来治疗肠道疾病并获得了成功，这是微生态制剂（人体内的正常微生物菌群）治疗疾病的开始。20 世纪 70 年代，益生菌开始被用于饲料添加剂中来增殖畜禽类肠道正常微生物种群，从而减少疾病的发生，从此以后，益生菌产品在市场上日益增多。我国对微生态制剂的研究起步较晚，约在 20 世纪 70 年代，且多为引进国外的品种与技术，发展较为缓慢，但近些年随着欧洲的全面禁抗，我国长期滥用抗生素的弊端显现，同时对抗生素使用的监管加强，使得大家对微生态制剂的研究日益关注。

（2）菌种方面的研究概况　　在美国准许直接饲喂的微生物已报道有 43 种，但用于商品化生产的主要有嗜酸乳杆菌、粪链球菌属和枯草杆菌、酵母菌、米曲霉等。日本主要使用枯草杆菌、纳豆芽孢杆菌、乳酸杆菌、乳酸球菌、孢子型杆菌（*B. toyoi*）、酪酸菌等。国外厂家使用最多的是 *Toyoi* 菌（孢子型杆菌，从土壤中分离），其次为酪酸菌及双歧杆菌。我国正式批准生产的菌株主要有蜡样芽孢杆菌、枯草芽孢杆菌、乳酸杆菌、乳酸球菌、酵母菌等。

（3）产品方面的研究进展　　国外约有 40 种产品投放市场，有英国 PIC 公司的 Protexin、泰国研制生产的 Toyocerin，以 0.04% 的比例添加到饲料中，可提高妊娠母猪和泌乳期母猪的生产性能，可使仔猪腹泻率和死亡率显著下降。加拿大生产的 Prosur S Paste（主要含芽孢杆菌、粪链球菌、双歧杆菌等）。可使育肥猪增重 9.50kg。目前国外多使用复合菌剂。如芬兰的 BroilaCt 由 32 种菌组成，EM 液是由光合细菌、放线菌、酵母菌以及发酵系列的丝状菌 5 科 10 属 80 余种微生物复合而成。EM 技术已在多个国家和地区广泛应用于种植业、养殖业和环保领域。我国 1991 年引进此技术，经试验效果显著。目前，国内兽医行业已有十几个厂家生产微生态制剂，产品主要有：何明清教授用芽孢杆菌类研制的

8501、8701、8801、8901、901，分别用于仔猪、育肥猪、鱼、家禽、肉鸡；大连医学院研制的促菌生（由需氧芽孢杆菌组成）；南京农大研制的促康生（由芽孢杆菌 N42 和乳酸菌 K.P 株等制成）；方定一等研制的 NY-10 制剂（由乳酸杆菌配合大肠杆菌制成）；松江制药厂生产的 DM423 菌粉；黑龙江兽医科学研究所研制生产的痢康粉剂；北京营养研究所生产的增菌素；杭州商学院的乳酸菌复合剂。市场上应用较多、效果较好的大多是以芽孢杆菌为主的复合型益生素。

（4）工艺方面的研究进展　目前广泛应用的生产益生素的工艺有固体表面发酵法和大罐液体发酵法。人们在探索新的菌种保藏方法过程中积累了许多先进经验，如在培养乳酸杆菌的培养基中添加某种保护剂，增加乳酸杆菌对冷冻和冷冻干燥处理的耐性，提高其保存期的存活率。厌氧技术在食用菌栽培的应用研究中也在不断发展，除了传统的厌氧罐技术，又出现了更严格的厌氧技术，包括亨盖特滚管技术（HYRol-tube Technique）和厌氧手套箱技术（Anaerobie Gllove Box Tichnique）。厌氧菌落计数法也有了更简便的方法，由原来的 5 步操作简化成了 3 步操作。针对微生态制剂在加工运用中的某些局限，目前出现了包膜型和缓释型。包膜型已有了比较成熟的方法，如赐美健已使用 4 层包膜应用于生产。一些微胶囊工艺也已被研制出来。美国 Ailtacll 生物技术中心在此方面的研究已取得初步成功，他们用水溶性的 $\beta$-葡聚糖包裹细菌，使之胶囊化，从而极大地提高了细菌的存活能力。缓释型是针对液体中细菌保存不长而加一定量可以缓慢释放的营养物质以达到延长细菌存活的办法。美国内布斯加大学的一项研究表明，日粮中添加油脂可在一定程度上保护酵母菌免遭制粒的破坏。随着基因工程的发展，将芽孢菌中的芽孢移植到无芽孢的乳酸菌属上，替代乳酸杆菌属，使之变成耐高温的菌种，或者从菌种的组合和筛选方面考虑以芽孢杆菌替代便可以从根本上解决制粒过程中微生物受到破坏的问题。

## 三、动物微生态制剂

### 1. 基本概念

动物微生态制剂（microecologics）又称为微生物饲料添加剂，是在微生态学理论的指导下，将从动物体内分离出的有益微生物经特殊工艺制成的、只含活菌或者包含细菌菌体及其代谢产物的活菌制剂，是一种新型饲料添加剂。动物微生态制剂无不良反应、无耐药性、无残留、成本低，能有效地改善养殖环境，维持生态平衡，提高养殖对象的免疫力，抑制病原微生物，从而减少疾病的发生，目前在动物养殖业中已被广泛应用，符合 21 世纪人类对保健食品的需要，将来有望成为抗生素最有潜力的替代品。

### 2. 动物微生态制剂的种类

（1）菌种方面　目前国外已商品化生产的主要有嗜酸乳杆菌、粪链球菌属和枯草杆菌、酵母菌、米曲霉、孢子型杆菌、酪酸菌、乳酸球菌和纳豆芽孢杆菌等。而我国正式批准生产的菌株主要有蜡样芽孢杆菌、枯草芽孢杆菌、乳酸杆菌、乳酸球菌和酵母菌等 12 种。

（2）产品方面　国外投放市场的微生态制剂产品大约有 40 种，有英国 PIC 公司的 Protexin、泰国研制生产的 Toyocerin（主要含东洋芽孢杆菌）、加拿大生产的 ProsursPaste（主要含芽孢杆菌、粪链球菌等）、芬兰的复合微生态制剂 Broilact 和日本的 EM 复合微生态制剂等。目前我国已有的产品主要有：四川农业大学何明清教授用芽孢杆菌类研制的 8501、8701、8801、8901、901 等生态制剂，分别用于仔猪、育肥猪、鱼、家禽、肉鸡；大连医学院研制的促菌生（由需氧芽孢杆菌组成）；南京农大研制的促康生（由芽孢杆菌 N42 和乳酸菌 K.P 株等制成）；方定一等研制的 NY-10 制剂（由乳酸杆菌配合大肠杆菌制成）；松江制药厂生产的 DM423 菌粉；北京营养研究所生产的增菌素、生态宝和益多（S-586）普天宝等。

### 3. 动物微生态制剂对养殖业的作用

动物胃肠中的大量微生物组成的微生态系是在长期的历史进化过程中形成的，正常菌群像是一道屏障，保护宿主的健康生长。当正常菌群占优势时，会抑制病原菌生长，提高宿主的抗病能力。微生态制剂正是通过调节宿主体内的微生态结构，使其在微生态平衡的系统下表现出最佳的生理状态、最快地生长发育、具有最高的抗逆性。

（1）调节肠道菌群及抑制病原菌的生长繁殖　益生菌通过黏附到肠道内表面以抵抗肠道的蠕动从而保证其不被宿主排出，继而与肠上皮和相关免疫细胞相互作用激发免疫反应。而病毒和致病菌通过糖蛋白或糖脂质糖链黏附于宿主细胞而造成感染，益生菌在肠道内定植的方式与病毒和致病菌相似，因此益生菌与致病菌竞争消化道上皮细胞的附着位点从而抑制其他外来微生物在肠道内的定植或增殖，这种现象被称为"竞争排斥"（competitive exclusion）或"定植抗力"（culonization resistance）。目前对于益生菌黏附特性的研究主要建立在体外试验的基础上。

Marilynn 等的研究发现，乳酸菌可以黏附在小肠黏膜结合黏蛋白 MUC3 上，与此同时促进 MUC3 mRNA 的转录，此研究表明乳酸菌可以通过肠黏膜黏蛋白完成与肠黏膜细胞黏附的目的，具有黏附特性。王斌等从人的肠道中分离出一株具有高黏附性能的乳酸菌 L2，该菌对人肠上皮样细胞 Caco-2 和大鼠小肠上皮细胞 IEC-6 的黏附指数分别达到（595±125.76）/100 个细胞和（538±65.2）/100 个细胞，且对 IEC-6 细胞的黏附具有钙离子依赖性。由此说明，益生菌的这种黏附特性可以竞争性地抑制病原菌对宿主肠道黏膜上皮细胞的生理性黏附从而发挥屏障作用。

益生菌能促进肠道内有益菌的生长繁殖，抑制肠道内致病菌的生长繁殖。古口正之等将双歧杆菌与丁酸梭菌混合培养，发现双歧杆菌的活菌数提高了 25%。Hattori 等每日在断奶仔猪的日粮中添加一定剂量的芽孢杆菌，结果发现仔猪十二指肠内的乳酸杆菌数显著增加，同时肠道内的大肠杆菌数量显著降低。Zimmermann 等给断奶仔猪的日粮中添加乳酸杆菌后发现，乳酸杆菌通过细菌拮抗、竞争性排斥和免疫刺激三方面的作用降低了仔猪空肠和回肠内大肠杆菌的数量。朱万宝等向基础饲粮中添加 0.5% 的益生菌剂，试验结果表明，猪粪中的大肠杆菌数量随着饲喂时间的增加显著降低。

益生菌之所以能抑制致病菌的定植和增殖，除了数量上的优势外，还可以通过分泌抗菌物质来抑制病原菌的生长及繁殖。益生菌可以产生如乳酸、过氧化氢、细菌素、类细菌素等抗菌物质，这些抗菌物质可以抑制肠道中腐败细菌的生长及增殖，减少肠道中尿素酶、内毒素的含量，并能抑制致病菌产生胺、吲哚等致癌物质或致癌前体物质。Mattick 和 Hirsch 早在 1944 年就发现血清学 N 群中的一些乳酸链球菌能产生蛋白类抑菌物质，从其发酵产物中提取的一种多肽抗生素类物质——乳酸链球菌素（Nisin），是一种世界公认的安全的天然生物性食品防腐剂和抗菌剂，Nisin 可抑制食品中革兰氏阳性菌的生长，如微球菌、分枝杆菌、棒杆菌、葡萄球菌和乳酸菌等，对于梭状芽孢杆菌也有很好的抑制作用，能有效阻止孢子的萌发和毒素的生成。由人或动物的胃肠道分离出的乳酸菌 *Lactobacillus reuteri* 在厌氧的状态下，代谢甘氨酸可以产生一种被称为 Reuterin 的广谱杀菌物质。在 $15\sim30\mu g/mL$ 的浓度下就可杀死沙门氏菌、大肠杆菌等致病菌；在 $60\sim150\mu g/mL$ 的浓度下，乳酸杆菌包括 *Lactobacillus reuteri* 本身也被抑制。

通过体外连续培养发现肠道内的益生菌群与外来菌之间存在营养物质的竞争从而抑制杂菌生长。虽然目前这种营养竞争现象没有足够的体内试验证实，但是当某种物质如生物素成为致病菌的限制因素时，这种抑菌作用就会表现出来。益生菌通过与外来菌争夺营养物质、氧气等，使外来菌数量显著下降。

（2）免疫调节作用　益生菌可以用来治疗各种胃肠道疾病，例如腹泻、炎症性肠疾病、结肠癌等。例如，给已经感染霍乱病菌的小鼠口服双歧杆菌可促进小鼠体内 IgA 的分泌。De Simone 等的研究表明，益生菌的细胞壁不仅可以促进免疫细胞的增殖，还可以诱导炎症细胞因子的表达。

大部分的益生菌都属于革兰氏阳性菌，其细胞壁的组成主要为肽聚糖、多糖和脂磷壁酸，都具有一定的免疫刺激特性。肽聚糖（PG）可以活化巨噬细胞、内皮细胞、中性粒细胞等免疫细胞，释放 TNF-α、IL-1、IL-6、IL-8、IL-12。脂磷壁酸可以非特异性地连接到靶细胞的膜磷脂或特异性地连接到 CD14 和 TLR2。LTA 通过和分泌性 CD14 的结合抑制肠道革兰氏阴性病原菌的脂多糖对肠道上皮细胞的作用，进而控制由革兰氏阴性菌引起的炎症反应。Nomoto 等用 N-乙酰胞壁酰氨酶处理热灭活的干酪乳杆菌（*Lactobacillus casei*）细胞，获得一种水溶性的分子量大于30ku的多糖——肽聚糖复合物（PSPG），这种多糖由鼠李糖、葡萄糖、葡萄糖胺、半乳糖胺组成。随后的研究发现，即使给小鼠注射致死剂量的单核李斯特菌（*Listeriamono cytogenes*）或铜绿假单胞菌（*Pseudomonas aeruginosa*），饲喂了PSPG的小鼠也可以存活。小鼠在经过PSPG处理之后其腹腔或肝脏部位感染的致病菌的繁殖明显受到抑制。PSPG激活了巨噬细胞，提高了小鼠的抗感染能力。

益生菌与肠道上皮细胞及黏膜固有层免疫细胞的相互作用可以诱导肠道局部免疫反应，如图1-1所示。益生菌与黏膜淋巴结免疫细胞相互作用后诱导系统免疫反应，如图1-2所示。益生菌可以激活机体免疫细胞，如巨噬细胞、B淋巴细胞和NK细胞，继而促进IL和IFN等细胞因子的产生。

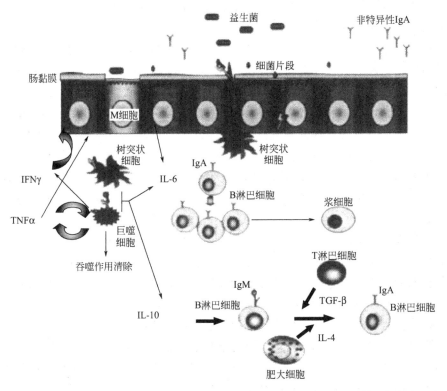

图1-1　益生菌与肠道上皮细胞及黏膜固有层免疫细胞相互作用诱导肠道局部免疫反应

Bloksma等的研究发现，给小鼠腹腔注射低剂量（$1 \times 10^5$个细胞）的植物乳杆菌（*Lactobacillus plantarum*），无论是活细胞还是热灭活的细胞，4d后小鼠体内NK细胞活性就会发生显著增加，如果植物乳杆菌的注射剂量提高则NK细胞活性也会提高。活的植物乳杆菌细胞或者热灭活程度比较低的细胞还可以使小鼠膝下淋巴结中的淋巴细胞出现增殖作用。Perdigon等研究了干酪乳杆菌（*Lactobacillus casei*）和保加利亚乳酸杆菌（*Lactobacillus bulgaricus*）对鼠体

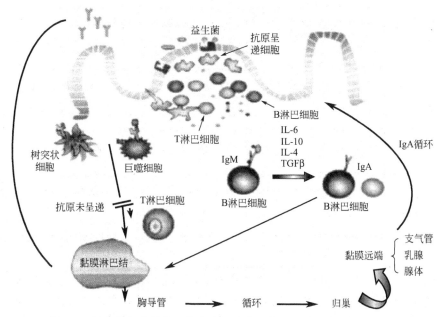

图 1-2 益生菌与黏膜淋巴结免疫细胞相互作用后诱导系统免疫反应

内巨噬细胞的激活作用，结果发现接受乳酸菌处理的小鼠体内巨噬细胞吞噬作用显著增强，并且无论是活细胞还是死细胞吞噬作用都发生提高，且差异不显著。

由黏膜淋巴结和固有膜淋巴细胞分泌产生的 IgA 是机体黏膜防御感染的重要因素，IgA 与肠上皮腺体细胞合成的分泌片结合后可以形成 SIgA，它是机体黏膜免疫系统的一部分，能够阻止细菌对肠上皮细胞表面的吸附，中和毒素、病毒和酶等生物活性抗原，具有广泛的保护作用。大量研究表明益生菌能够刺激人类和啮齿动物分泌 SIgA 的细胞增殖。Perdigon 等 1995 年报道，每日口服嗜酸乳杆菌和干酪乳杆菌的混合物可以促进宿主小肠内 SIgA 分泌细胞的增殖继而产生 SIgA，但是在不继续服用嗜酸乳杆菌和干酪乳杆菌的混合物后，SIgA 分泌细胞的增殖现象就消失了。在沙门氏菌感染时，饲喂酸奶酪的小鼠血清中 IgA 浓度显著高于饲喂牛奶的小鼠，主要是由于肠道 B 细胞分泌的 IgA 进入了循环系统导致血清中 IgA 浓度升高。

（3）降低血清胆固醇　随着人们生活水平的不断提高，高血压、冠心病、动脉硬化等心脑血管疾病的发病率逐年上升，严重威胁着人类的健康，而引起这一系列疾病的原因之一就是人体血清中胆固醇水平过高。早在 1963 年，Shaper 等就发现非洲两个不同部落的人由于每天都会饮用乳杆菌发酵的乳制品，与其他部落的人体内血清胆固醇含量相比，饮用乳杆菌发酵乳的人血清中胆固醇含量显著下降。国内外的大量研究也证实，乳酸菌具有降低血清中胆固醇的作用。郭东起等从传统发酵制品中筛选出 6 株降胆固醇的乳酸菌，并在体外测定了 6 株乳酸菌降胆固醇的能力，其中菌株 GL-10 和 LBA-11 降胆固醇的能力高达 45％；同时还测试了这些菌株的耐酸和耐胆盐能力、细胞黏附、抑菌性等益生特性。结果表明，菌株 GL-A-11、GL-11、ZPC-15 能在 pH 值为 2 的蒸馏水下存活 1h；GL-10、GL-A、ZPC-13 能在质量分数为 2％ 的胆盐混合液中存活 12h；GL-10 对人结肠胰癌细胞系 HT-29 细胞黏附性最强，达每个细胞 4.8 个，其次是菌株 GL-A、ZPC-13、GL-11 为每个细胞 3.7 个左右。所有菌株对常见的致病菌都有明显抑制作用。赵佳锐等从健康儿童和青年人肠道中分离并鉴定了 21 株乳酸杆菌和双歧杆菌，连同 6 株试验室保藏菌株进行了体外的降胆固醇、耐酸及耐胆盐试验。试验结果表明，所有试验菌株都具有从培养基中去除胆固醇的能力，其中 5 株的降胆固醇率可达到 40％ 以上。菌株 Bm26 同时具有较高的降胆固醇能力和耐胆盐及耐酸性能。肖琳琳等从西藏灵菇中筛选出降胆固醇率可达到 51.8％ 的干酪乳杆菌，证明此菌株具有显著降低高脂模型小鼠胆固醇指标和降低动脉硬化指数的作用。

（4）促进营养物质的产生、代谢和利用　益生菌在宿主的消化道内进行生长、繁殖活动，在此过程中可以直接产生多种营养物质如乳酸、维生素、氨基酸等，这些物质又可以参与到宿主的新陈代谢中去，促进宿主的消化和营养吸收。除此之外，益生菌在动物体内还可产生多种消化酶如淀粉酶、蛋白酶、脂肪酶和葡萄糖苷酶等，这些消化类酶可以促进营养物质特别是下消化道营养物质如脂肪的消化和吸收。研究表明，含有益生菌的动物肠道内，蛋白酶和糖酶含量要明显高于不含有益生菌的动物。

乳酸菌不仅可以产生多种酶类，而且还能通过自身代谢过程中产生的乳酸提高钙、磷、铁的利用率，同时促进维生素 D 的吸收和利用。Sogarrd 等报道，枯草芽孢杆菌和地衣芽孢杆菌具有较强的淀粉酶、蛋白酶和脂肪酶活性，同时还具有降解植物饲料中非淀粉多糖的酶，如葡聚糖酶、果胶酶、纤维素酶等。酵母菌和霉菌均能产生多种酶类，如蛋白酶、淀粉酶、脂肪酶、纤维素酶等，可提高蛋白质和能量的利用率。闫凤兰等用枯草芽孢杆菌饲喂 0～3 周龄的仔鸡，研究后发现仔鸡空肠内容物 $\alpha$-淀粉酶活性显著提高。饲喂某些益生菌如乳酸杆菌，还可降低肠道的硝基还原酶、氨还原酶、$\beta$-葡萄糖苷酸酶活性，同时降低脲酶活性，减少氨的产生。Goldin 等以 21 个健康志愿者为对象，研究了食用嗜酸乳杆菌 NCFM 和 N-2 对 3 种微生物酶（即 $\beta$-葡萄糖苷酸酶、硝基还原酶、偶氮还原酶）活性的影响。这两株细菌得到的结果相似，进食 10 天后所有受试者体内的 3 种酶活性都显著降低。停止食用嗜酸乳杆菌 10～30 天，3 种酶活性都显著提高，因此连续食用益生菌对维持酶作用是很必要的。Lsshiki 发现添加乳酪乳杆菌导致血液中非蛋白氮的减少，血液中尿酸、胺、尿素浓度下降。Chiang 等报道饲喂包括嗜酸乳杆菌、粪链球菌、枯草芽孢杆菌的益生素后，火鸡垫料及排泄物的氨浓度降低。Yeo 等发现给雏火鸡饲喂含益生素的日粮，在前 3 周显著降低了小肠内容物脲酶活性。

目前,通过扫描电镜已经证实了某些益生菌具有维持和加强动物小肠绒毛结构和功能的作用,因而这些益生菌可以促进营养物质的吸收和利用。王长文等以犊牛为试验对象饲喂活菌制剂后发现犊牛各肠段绒毛发育普遍好于对照组。董克苏等通过产酸型活菌制剂对新生仔猪小肠绒毛形态的观察中也得出了相似的结论。Edens 等证实了路特氏杆菌能显著改善鸡回肠绒毛的长度和隐窝深度,并可以使由于使用抗生素而变短的回肠绒毛恢复正常。

### 4. 渔用微生态制剂在水产养殖上的独特作用

目前国内已筛选出大量用于制作微生态制剂的高效菌株,并开发出不同的渔用微生态制剂产品用于水产动物养殖生产中。渔用微生态制剂在水产养殖上除具有一般动物养殖的共同作用以外,还具有以下两个方面的独特作用。

(1) 改良水质  目前报道具有水质改良作用的细菌主要为芽孢杆菌和光合细菌。徐琴等认为,在水体中加入球形红假单胞菌和噬菌蛭弧菌组可使中国对虾育苗池水质的 pH 值稳定,氨氮明显下降,而亚硝酸盐、化学需氧量及硫化物等指标也优于其他试验组。杭小英等采用枯草芽孢杆菌制剂对养殖中后期的罗氏沼虾池塘进行了改善水质的试验,结果表明,枯草芽孢杆菌制剂能显著降低水体的化学需氧量;使用枯草芽孢杆菌制剂后,氨氮的最大降解率为 59.61%,亚硝酸态氮的最大降解率为 86.70%,说明枯草芽孢杆有明显降低水体氨氮和亚硝酸态氮含量的作用。张峰峰、孙冬岩、陈静等许多学者都对枯草芽孢杆菌水质净化的作用做了研究,结果均表明其水质净化效果显著。另有研究表明,酵母菌及乳酸菌也有一定的净化水质的作用。徐德荣等研究表明海洋酵母具有防止水质污染的作用。周海平就乳酸杆菌对养殖水体、饲料的降解作用进行了深入研究,结果表明,各实验组中的亚硝酸盐氮、硝酸盐氮、磷酸盐含量从实验第 1 天到第 4 天一直呈下降趋势,而氨氮呈上升趋势,对 COD 无降解能力,温度、菌浓度、底物浓度对亚硝酸盐氮、硝酸盐氮、磷酸盐、氨氮降解率的影响是极其显著的。而茹健强等的研究结果显示,使用复合微生物制剂后,浮游植物种群结构发生了良性变化,种群数增加了 20%,而部分藻类总数下降 40%、80%,优化了水体中浮游植物的种群结构,抑制了水体中藻类的过度繁殖,说明微生态制剂还具有调节浮游植物结构的作用。

(2) 增肥作用  自然界中存在着一类具有解磷、解钾、固氮作用的微生物,早在 20 世纪 40 年代,苏联科学家即开始将其制成微生物肥料用于土壤增肥。近年来,有研究者将其制成微生态制剂直接施用于水体以增加水体肥力。卢显芝等将解磷芽孢杆菌施入池塘水体后发现,解磷芽孢杆菌能将有机磷迅速分解为有效磷。另外,目前很多企业将此类微生物制成腐熟剂用于发酵有机肥,制成高效无害的生物渔肥,变废为宝,还解决了畜禽粪便导致的环境问题。

## 四、植物微生态制剂

### 1. 植物微生态制剂的定义

微生态制剂是在微生态理论指导下，采用有益的微生物，经过培养、发酵、干燥等特殊工艺制成的对植物生长有益的生物制剂或活菌制剂，也叫益生菌剂或益生素。目前，植物微生态制剂的使用越来越多，每年增长率为10%。

### 2. 植物微生态制剂的分类

根据微生态制剂的作用方式和效果，可以分为生物肥料、植物增强剂、植物激素和生物农药。据报道，与化学药物和肥料相比，植物微生态制剂具有良好的特性，例如安全、对环境无破坏、对人体健康无危险性、专一性、有效性、调节菌群平衡、降解有害物、减少耐药性的产生等。

应用到植物中的微生物有细菌和真菌，主要包括固氮螺旋菌、根瘤菌、沙雷菌属、芽孢杆菌属、假单胞菌属、链霉菌属、木霉属、盾壳霉属和寄生菌属等。微生态制剂可以产生大量营养素和微量元素，释放各种糖类、氨基酸、有机酸、激素等，如益生素可以释放含磷的化合物，促进植物生长。在日本堆肥中，至少有3个属的合成细菌被单独或联合使用，包括芽孢杆菌属、乳酸菌属和放线菌属。这些菌种制剂可以防治植物病虫害，保护植物产品，如可以去除土豆的线虫、大豆和玉米的几种有害昆虫；还可以抵御真菌感染，如白粉病、大豆霜霉病、西红柿和香蕉的青枯病等。由此可见，植物生长性能和健康水平的提高，可以直接通过制剂与植物的相互作用，也可以间接通过制剂抵御植物病原体。

### 3. 植物微生态制剂的发展

在农业生态系统中，目前已进入以"微观"的微生态学为依据的阶段，用微生态措施防治植物病害的工作正在兴起，标志着植物病害防治工作已进入第三个阶段，即微生态防治阶段。植物微生态制剂是大量科学研究的硕果，它是利用目标微生物控制、调节植物个体内微生态平衡，进而达到增加产量、提高质量、增强抗性的目的。由于微生态制剂应用范围广、使用安全、无污染、无不良反应，所以近几年发展很快。基于"植物体自然生态"这一原理，从植物体内分离筛选出有益的微生物，通过工业化生产制成菌剂，然后再施放到植物体上去，这种菌便能在植物体上定植、繁殖、转移，从而调节植物的微生物环境，使其有利于植物生长发育，而不利于有害生物生长，达到增加产量、改进品质、防治病害的目的。同时，可避免过多应用农药，减少环境污染。这类微生物被称为增产菌。这一微生态制剂已在全国30个省市、50种作物上应用，面积达2700万公顷，一般增产幅度为10%左右。到1990年底，累计增产粮食105亿公斤，增加产值100亿元，投入产出效益比为1：30。增产菌的研制与应用标志着我国植物微生态学的研究已进入了加速发展的历史时期。微生态制剂的应用为取代农药化肥、发展持久性农业开辟了新途径。

#### 4．植物微生态制剂的主要类型

增产菌是植物微生态制剂的主要类型，能够提高农作物的产量和品质。经增产菌处理后，水稻、小麦等单子叶禾谷类作物增产 5%～10%；油菜、花生等双子叶作物增产 10%～15%；甜菜、甘薯等块根、块茎无性繁殖作物增产 51%以上。增产菌还能使水稻氨基酸含量增加 81.4%，淀粉增加 24.1%；小麦蛋白质增加 8.1%，赖氨酸增加 6.4%；油菜、大豆、花生含油量增加 3%以上；甘蔗、甜菜含糖量分别增加 1.1%～1.4%和 0.3%～2.1%。

此外，使用增产菌后，可使农作物抗病性明显增加，如水稻稻瘟病减轻 61.4%～73.6%，小麦纹枯病减少 47.3%～66.2%。增产菌还具有增强作物抗旱、抗干热风、抗寒性、抗霜冻等抵抗不良环境的能力。

#### 5．增产菌的作用特点

（1）高效的多功能性　增产菌是植物保健益菌，可促进植物根系生长，促进分蘖，促进穗分化，以及有使作物茎秆粗壮挺拔、叶面积扩大、花期提前、坐籽率（含坐果率）提高、早熟等效果。

增产菌对作物的代谢也有很大影响，它能使根系活力明显增强，叶绿素含量显著提高，从而提高了光合作用强度及作物对水分的利用率。

（2）广泛的适应性　增产菌是植物自然生态系的成员，它已摆脱了土壤微生物的范畴。它不同于过去的微生物制剂，受土壤温度、水分、酸碱度以及外界环境条件的影响。增产菌的活动主要受植物个体微生物环境的影响，所以在各地均能表现出增产效果。

（3）高度的亲和性　增产菌不同于以往的菌肥、菌药和生长激素，它可以和其他农业措施互相促进、互相增效，有着高度的亲和性。

（4）可靠的安全性　增产菌是植物体上的共生菌，因此，其本身的特性决定了增产菌具有高度的安全性。首先，增产菌不会对植物造成任何伤害，也不会在植物体上有什么残留，只在局部地区一定时间内起到促进作用。这段时间过后，植物体又恢复到使用增产菌前相对稳定的微生态系。其次，增产菌本身无毒无害，对人、畜、作物安全，工业化生产安全。

（5）经济效益高　使用增产菌方法简便，省工、省力。一般投入与产出之比为 1：（20～50）。

#### 6．增产菌的作用机理

植物微生态学研究的植物体表、体内的微生物不是指偶然碰上的，而是指与植物紧密共生的微生物。这些微生物种类繁多、数目巨大，一片叶上细菌的数量一般可达几百万个。数目巨大的微生物分布在植物体的各个角落与层面，发挥着作用，如根瘤菌和菌根真菌与植物的典型共生结构与作用对植物的益处早已为人所共知。植物根、叶上还有一些不是共生结构的固氮菌，能有效地吸收空气中的氮，从而合成供植物利用的氮营养素；在植物根部定居着很多微生物，不仅产生丰富的营养物质和植物生长调节剂，而且与植物根系一起在根表形成一层胶状黏液，有利于植物对水分和营养的吸收；叶面上的许多微生物则产生各式各样的色素物质，保护叶面免受阳光灼伤；植物体表、体内另一些微生物对植物防病和免疫起重要作用，它们抑制有害微生物（病原菌）的生长与蔓延。增产菌施放到植物 L 上以后，很快能占领重要的有利部位定植和大量繁殖，在一定时间内达到较高的种群数量。它们可抑制病原菌的繁殖，抑制减产菌；它们还能分泌激素，使作物茁壮成长。它们的代谢物质中还含有一定数量的有利于作物生长发育的维生素物质，分泌出使作物增强抗性的酶类，如超氧化物歧化酶（SOD）及过氧化物酶等，使植物延缓衰老。

# 第四节　微生态制剂存在的问题及发展措施

## 一、限制微生态制剂发展的因素

随着动物微生态理论的建立与发展，微生态制剂的研制、开发和应用也得到了迅猛发展，目前，随着人们对微生态制剂产品的更直接的认识，微生态制剂的应用推广已呈现出良好的发展趋势，但在目前的应用中仍受到一些因素的限制。

### 1. 人们认识上的片面性

长期以来，一些烈性传染病（如霍乱、流感、口蹄疫、疯牛病等）的流行给人类造成了极大的危害，由于它们的病原也是一种微生物，故在人们的心理上仍存有一种观念——微生物是有害的，这些观念上的片面性在一定程度上限制了微生态制剂的推广和应用。近年来，随着微生物制剂在农业和畜牧业中的利用，并取得良好效果，在一些人的心理上又形成了一种观念——微生物是有效的，又由于这种片面性观念的影响，有些人把微生物对动物和人是否安全、是否有益拒之门外，片面强调其有效性。最典型的例子就是将对抗生素有耐药性（带有 R 质粒）的菌株制成微生态制剂而与抗生素合用作为饲料添加剂，这种行为所带来的危害与使用抗生素并无多大区别。所以，我们对微生态制剂的认识绝不能局限于其是否有效的层面上，还应看其对人和动物是否安全、是否有益，只有在这种理论和观念的指导下去研制、开发和使用微生态制剂，才可能使我们的饲料安全工程走上健康发展的轨道。

### 2. 微生态制剂的稳定性

20 世纪 70~90 年代，国内外对微生态制剂的菌种研究最多的是乳酸杆菌、双歧杆菌、粪链球菌等产酸的乳酸菌，它们的最大优点是安全、有益、效果好，可产生有机酸和细菌素等；而最大的缺点是对热的抵抗力差，不易储存，使用不便，活菌数不稳定，特别是经过加工制粒，大多数细菌被杀死，因而其使用效果不稳定，难以大面积推广和应用。近年来，随着芽孢杆菌的不断研制开发和在微生态制剂中的应用，这一问题在一定程度上得到了解决。因为芽孢杆菌的最大优点是耐酸、耐碱，形成孢子的芽孢杆菌还可耐受 100℃的高温 10～20min，加工制粒基本不受影响，有较好的稳定性。但目前微生态制剂的稳定性仍是其生产过程中急需解决的问题，特别是多菌种协同作用的微生态制剂，更需要良好的稳定性。

### 3. 与抗生素应用效果比较后的疑虑

微生态制剂与抗生素在防治幼龄猪、鸡下痢方面，大量的试验研究和应用结果表明，用地衣芽孢杆菌制成的片剂其效果优于土霉素、氯霉素、痢菌净等抗菌药物。但如果在促生长、提高生产性能方面，单纯用一个菌株或 2～3 个同一种的菌株，其效果往往难以超过抗生素，如果将 2～3 个不同的菌种协同使用或再配以协同剂，则其效果可以超过抗生素。所以，目前的微生态制剂品种少，菌种单一，产品缺乏质量标准，应用效果不稳定，对影响应用效果的因素缺乏定量研究，仍然是限制其推广和应用的一个重要因素。

## 二、微生态制剂在开发应用中存在的问题

由于微生态制剂是活菌制剂，其技术含量高，生产工艺复杂，加之许多企业生产技术力量薄弱，质量问题屡有出现，使微生态制剂不能充分发挥作用，微生态制剂的开发使用及菌种存在的问题主要归结为如下几个方面。

### 1. 微生态制剂菌种存在的问题

（1）菌型单一、活菌含量低　微生态制剂在宿主体内产生作用是一个复杂的过程，这个过程是由多种菌的多步反应来共同完成的，菌型单一使得微生态制剂的作用效果难以稳定。有效期内活菌含量低是微生态制剂存在的主要问题。微生态制剂在生产加工过程中，由于培养条件、机械、干燥、制粒、膨化、分装等过程中氧气、高温等条件使其大量失活，后期保存、储藏过程条件不适宜，也可使细菌失活或菌数减少，从而影响使用效果。大多数微生态制剂由于对外界环境敏感，加之国内生产技术、工艺水平所限，造成其产品在储存过程中细菌存活率低，活菌含量下降。

（2）水分含量偏高、对胃酸和高浓度的胆盐不稳定　一般来说，微生物的存活率与其含水量成反比，当产品中水分增加时，随时间的延长，活菌存活率降低，而且，水分偏高还会使粉剂等剂型发生湿润、失去流动性、结块及致病菌污染等变化。目前市场上的微生态制剂剂型主要以粉剂、片剂、菌悬液等为主，这类制剂中的活菌在到达大肠之前大部分被胃中盐酸和小肠中高浓度胆盐所杀灭，只有残存的少量活菌进入肠道内，难以达到发挥作用所需的活菌数量。

（3）不耐抗生素　大多数动物肠道性疾病在发病初期，需要选用针对性较强的抗生素杀灭或抑制致病微生物的繁殖，控制疾病的蔓延。抗生素在杀灭致病菌的同时，也使动物体内的正常菌群遭到破坏，导致肠道内微生态平衡失调，造成

原籍菌或过路菌的过度繁殖或定位转移，引起二重感染或内源性感染。此时宜及时引入微生态制剂，弥补正常菌群的数量，抑制病原菌的生长，使紊乱的肠道菌群平衡得到恢复。但大多数微生态制剂与抗生素同时使用会杀死或抑制其中的活菌，从而减弱或失去微生态制剂的作用。

（4）对胃酸和胆盐环境不稳定　机体服用微生态制剂后要先通过胃和小肠等环境，微生态制剂中的微生物只有能耐受胃酸、高胆盐等环境才可以发挥作用，因此制备的微生态制剂要对酸及胆汁有耐受性，能在肠中存活，保持定植的性能。现有的多数微生态制剂中的活菌微生物对酸及胆盐的环境都不稳定。目前市场上有片、粉、菌悬液三种形式，这些制剂中的活菌微生物很容易在到达大肠前被胃中的酸及胆盐所杀死，只留下少量活菌微生物进入肠道中发挥作用，很难达到调节作用。

## 2. 微生态制剂研究开发存在的问题

（1）作用机理研究进展缓慢　益生菌在生产和运输过程中受生产环境、处理工艺和运输储存环境、气候等的影响易失去活性或生理状态发生改变，使有效期内活菌量不能保证，且性能也不稳定。不同的微生态制剂，其作用机理、途径、解决的问题各不相同。在获取具有一定效果的活菌时，我们应加强对微生态制剂的作用机理、不同畜禽品种、不同生理时期的有益菌组成、用量等的进一步研究、开发、改进和完善，以指导微生态制剂的菌群组成、产品的生产及应用。

（2）品种种类少，亟待研发新品种　适宜作微生态制剂的益生菌种类尚少，微生态制剂品种过少，多种畜禽用一个型号。活菌制剂不耐高温，在加工颗粒饲料时还受到限制；在市场方面存在的问题是产品质量良莠不齐，有条件的厂家生产，无条件的厂家也生产，似乎有一哄而上甚至滥竽充数的苗头，对微生态制剂的研究、开发和市场销售非常不利。目前国内益生菌种类仅限于乳酸菌、芽孢杆菌、酵母菌和链球菌等，菌群种类远达不到肠道菌群数量；绝大部分活菌剂进入动物体后，被胃内低 pH 和高胆盐环境破坏而失活，真正到达肠道的活菌数量很少；到达肠道的活菌仅有少数能够有效定植在肠壁发挥作用，其余均随代谢排出。这些都限制了微生态制剂的作用效果。需要开发利用肠道其他优势菌群，如拟杆菌、优杆菌、消化球菌等。利用基因工程技术，向工程菌领域发展，使之具有新的特性。

## 3. 微生态制剂使用存在的问题

（1）无统一检测标准，产品质量参差不齐　目前，对于微生态制剂的检测尚无统一的标准，管理体制尚不健全，市场产品混杂，质量难以保证，甚至有些产品有害无益，养殖户在选择和使用时也无明确的参考标准。微生态制剂市场质量良莠不齐，益生菌产品的稳定性、试剂有效活菌的含量等产品标准和检测方法不健全，尚显混乱。这就要求国家必须建立和完善微生态制剂行业生产及产品检测标准，制定有关法律法规的实施细则，使生产与监督规范化，消除市场产品混乱的问题。

(2) 从业人员技术薄弱　微生态制剂不当的使用致使产品效果减弱，在一定程度上影响了试剂的应用推广，因此提高从业人员专业素质、加强应用技术培训、培养高层次微生态制剂人才就显得尤为必要。

### 三、影响微生态制剂应用效果的因素

迄今为止，已有许多实验证实了饲用微生态制剂的正效应。大量的文献介绍了饲用微生态制剂能提高生长速度、改善饲料利用率、减少疾病尤其是消化道疾病的发病率、提高成活率、提高产蛋性能、提高产奶量以及提高机体的免疫力等方面的作用。尽管如此，试验的结果却是千差万别的。在某种条件下用某种饲用微生态制剂所得的实验结果几乎不可能在稍有变动的条件下完全重复。这正是饲用微生态制剂在世界范围内应用还很不普遍的最主要原因。饲用微生态制剂的使用效果不稳定是因为影响因素太多。包括制剂的制备方法、储藏条件、污染（如杂菌）、不正确的产品菌种组合方式、肠内菌群的状态、使用剂量和使用次数、动物（宿主）的年龄、菌群在肠道中的存活率、饲料成分的变化等，可归纳为 3大类因素：①菌种因素；②宿主因素；③外界因素。了解这些因素对微生态制剂功效的影响是非常重要的。

#### 1．菌种因素

(1) 菌种本身特性的影响　生产用微生态制剂菌株首先必须保证不产生任何内外毒素，无毒、无害、无不良反应。由于多数微生态制剂是以活菌形式发挥作用的，如双歧杆菌、乳酸菌、芽孢杆菌、酵母菌类，大多数要通过消化道途径发挥作用，这就决定了其必须经过胃的酸性环境和十二指肠上部的胆汁分泌区。因此，要筛选具有耐受胃酸、胆汁酸等对微生态制剂不利因素的菌株。

微生态制剂菌株必须具有黏附性才能在肠道中生存并发挥作用，因此，对菌株的黏附性应给予足够重视，某些制剂将黏附因子直接加入到制剂中加强菌株的黏附作用。对产乳酸菌株来说，既要有较强的抗胃酸能力，同时自身也要有产酸能力及产生抗菌活性物质的能力。刘文佐对 3 种市场上常见的双歧杆菌制剂进行了耐酸性的测定试验，结果发现，其在人工胃液中 2h 后，存活率均低于 1/1000，这一结果提示人们，在研制微生态制剂的剂型上，必须加大力度，采取措施，以提高制剂抵御胃酸杀伤的能力。目前微生态制剂菌种较少，可运用现代生物学技术，研制开发新型菌种，开发适合不同动物生理特性的专用型微生态制剂。

(2) 菌种活性的影响　微生态制剂的菌种活性与其产生的效果直接相关，湿度、温度、水分、氧气和 pH 值等因素对微生态制剂活性的影响较大，易造成微生态制剂菌群失活，功效降低。微生态制剂一般应保存于 pH 值 6～7、干燥、低温的条件下，如存储不当或存储时间过长，其活菌数量不断减少，会使效果降

低。此外，无病原性和感染性是筛选益生菌种的首要条件。研究表明，将卷曲乳杆菌（*Lactobacillus crispatus*）和约氏乳杆菌（*L. johnsonii*）联合使用，其促生长效果、抑菌效果和免疫增强效果均好于单一菌剂。

**2. 宿主因素**

（1）宿主动物的种类　微生态制剂具有宿主特异性，这是微生物在长期的进化过程中与宿主形成的供体与受体的关系。一种微生物可能只在一种或几种动物的胃肠道中生存和繁殖，而在其他动物体内则不能。实际生产中，应根据不同种动物的生理特点及不同目的选择相应的微生态制剂，如防治 1～7 天龄仔猪腹泻首选乳酸菌、粪链球菌等产酸的制剂；促进仔猪生长发育、提高日增重和饲料报酬则选用双歧杆菌等菌株；反刍动物则选用真菌类，以曲霉较好，可加速纤维素的分解。预防动物常见疾病主要选用乳酸菌、链球菌、双歧杆菌等产乳酸类的细菌效果会更好；促进动物快速生长、提高饲料效率则可选用以芽孢杆菌、乳酸菌、酵母菌和霉菌等制成的微生态制剂。

（2）饲养环境的影响　微生态制剂在动物的不同生长发育阶段使用，会产生不同的效果。一般来说，饲用微生态制剂的基本作用是调整肠道菌群平衡，因此只有在应激状态下，其作用才更显著。对于处于正常生理状况的动物，使用微生态制剂虽然能够预防疾病、提高动物生产性能，但效果并不明显；当动物处于冷热应激、消化道疾病、病后初愈、断奶、粗饲、换料、运输、幼龄、老龄等时期时，使用微生态制剂均能取得良好的效果。当动物处于较为恶劣的饲养环境中，生产水平较差时，饲用微生态制剂使用效果较好，反之，则不太明显。

（3）宿主动物生理状态的影响　宿主的生理性状改变如年龄的改变（幼龄、育成期和老龄期或断奶期和泌乳期等）都会影响微生态制剂的应用效果。对于新生动物越早饲喂微生态制剂越好，以保证有益菌群优先定植，对以后的健康起至关重要的作用，而水产动物在各个时期都应添加微生态制剂。对于应激的防治，应激前后 2～3 天饲喂效果最好。Katoch 等对不同品系的肉仔鸡以嗜酸乳酸杆菌（*Lactobacillus acidophilus*）、乳酸链球菌（*Streptococcus uberis*）、酿酒酵母菌（*Saccharomyces cerevisiae*）的混合制剂饲喂 3 种不同品系的肉仔鸡（Vancobb、Starbro 和 Kegbro，印度品种），结果显示，不同品系的肉仔鸡生产性能差异也较大。据此推测，微生态制剂的益生作用还具有种间特异性。有研究使用了 9 种不同菌种的微生态制剂，结果表明对肉仔鸡生产性能、部分血浆生化指标及免疫系统皆有提高和改善。

（4）饲料成分的影响　饲料成分对微生态制剂功效的发挥也有影响。某些食物成分可以使胃酸或胆汁酸分泌增多，影响微生态制剂在经过胃或十二指肠时的存活率。刘来停等的试验表明，饲料中铜离子对微生态制剂有明显的抑制作用，铜离子对微生物的毒害作用也可能是致使活菌损失的因素之一。药物特别是口服对益生菌敏感的抗生素对益生菌具有巨大的杀灭作用，服用微生态制剂时最好不要同时服用抗生素。

饲料的种类和营养水平对微生态制剂功效的发挥也有一定的影响。饲用微生态制剂要靠饲料提供养分微生物才能在消化道内生存和繁殖。因此饲料中如缺乏某种微生物生长所必需的物质，某些微生物则无法生存。有些微生物是通过改善胃肠道对营养物质的消化和吸收而起作用的，此时营养水平稍低效果就会明显些。饲料中如含有抗生素会抑制益生素的活性，影响微生态制剂的添加效果。研究表明，饲料中的抗氧化剂、部分矿物质及抑菌成分等可降低微生态制剂的活性，影响其生物功效。所以，双歧杆菌、乳酸杆菌等在混入饲料后最好当天用完。Fatufe 等在肉鸡日粮中利用微生态制剂和有机酸的混合制剂替代小麦麸（替代率分别为 $0.05\% + 0.2\%$、$0.01\% + 0.4\%$），生长性能与对照组相比差异不显著。据此，我们在使用复合型微生态制剂时应慎重考虑菌种间的作用和饲料成分的影响。

（5）宿主动物的肠道菌群状态　宿主肠内的微生物菌群对微生态制剂在宿主肠道中发挥作用具有多方面的影响。通常宿主肠道的正常菌群对外来菌群具有强烈的定植抗力，作为非宿主原有正常菌群成员的微生态制剂很难在宿主肠道中黏附定植。如果宿主处于菌群失调状态，微生态制剂就很容易发挥其作用，效果更明显。

### 3. 外界因素

（1）生产方面的影响因素

① 生产条件的影响　生产工艺条件对微生态制剂发挥其功效具有很大影响，如菌株在发酵时的生长条件以及发酵结束的时间都会影响菌体的存活率。同一初始菌株，由于发酵条件不同，其终端代谢产物不同，作为微生态制剂的作用效果也会有很大不同。在产品剂型方面，可以重点考虑使用真空冷冻干燥技术和微胶囊技术，制剂采用真空包装或充氮气包装。

② 生产技术的影响　生产技术对微生态制剂的功效也有较大的影响，目前常用的发酵技术主要包括液体深层发酵和固体发酵。利用液体深层发酵技术生产的产品，由于生产过程能够严格控制，一般来说效果比较稳定；用固体发酵的产品，由于灭菌不彻底，经常有杂菌污染，从而影响了产品的功效。当前国际上通用的有代表性的厌氧培养装置有 3 大类，其中厌氧罐技术（anaerobic jar technique）是实验室中最常用的一类，仅限于培养过程中能保持良好厌氧状态的一般厌氧技术；若要使培养基的配制及菌种的接种、培养、观察和移种等一系列操作过程都保证能在严格无氧条件下进行，就必须采用更为复杂的严格厌氧技术，包括亨盖特的滚管技术（Hungate roll-tube technique）和厌氧手套箱技术（anaerobic glove box technique）。

③ 生产剂型的影响　微生态制剂产品的剂型主要包括以下几种：a. 液剂。单一菌种或混合菌种的发酵液，含有活菌和代谢产物。b. 发酵冻干制剂。液体

发酵后，先浓缩，然后加保护剂冷冻干燥。c. 普通固体发酵生产的粉剂。d. 经液体深层发酵和一系列后加工生产的粉剂、片剂、胶囊和微胶囊制剂等。e. 软膏制剂（如牙膏状）。f. 气雾剂等。针对不同对象，可以采用不同的制剂和剂型，如饲料添加主要采用粉剂，包括 b、c、d；如预防治疗动物腹泻可用液剂、片剂、胶囊口服，喷雾剂口腔喷雾或软膏口服；如在制粒饲料中添加则宜用微胶囊包被的产品，效果较为理想。另外，对微生态制剂采用微胶囊化制剂工艺可显著提高制品的货架期和抗胃酸及抗胆汁酸的能力。国内外已有一些产品采用这种剂型，其货架期可延长到 2 年。

（2）使用方面的影响因素

① 使用剂量的影响　服用剂量和服用次数的不同也影响微生态制剂的应用效果。肠道的各种微生物处于一种动态平衡状态，微生态制剂的主要作用是维持肠道菌群平衡，因此需要有适宜的添加量，过少则发挥不了作用，过多反而会对菌群平衡起破坏作用。一般认为，在饲料中添加微生态制剂用于促生长或预防疾病，至少每克饲料应含有 $1 \times 10^6$ 个有效活菌，否则难以发挥明显的功效。曹建民试验表明，如果一种细菌在盲肠内容物中的浓度低于 $1 \times 10^7$ cfu/g，则该菌产生的酶及代谢产物不足以影响宿主；若数量过多，超出占据肠内附着点和形成优势菌群所需的数量，不但功效不会增加，反而造成浪费。德国学者认为，仔猪饲料中加入微生态制剂其含菌量应达到 $(2 \sim 5) \times 10^5$ cfu/g；育肥猪饲料中加入 $1 \times 10^6$ cfu/g 芽孢杆菌，粪便中大肠杆菌减少 35%，每天添加 $0.5 \sim 0.6$g/头才可治疗大肠杆菌引起的腹泻，而育肥猪饲料中乳酸菌数量不少于 $1 \times 10^7$ cfu/g，每天添加 $1.0 \sim 3.0$g/头可治疗育肥猪腹泻。瑞典规定乳酸菌制剂活菌数要达到 $2 \times 10^{11}$ cfu/g。我国正式批准生产的制剂中，对含菌数量与用量的规定是：芽孢杆菌含量 $\geqslant 5 \times 10^8$ cfu/g；益生素含量一般为 $10^6 \sim 10^7$ cfu/g。关于微生态制剂的剂量，一般要求 $3 \times 10^8$ cfu/g 活菌数量，每天至少要达到 $10^8 \sim 10^9$ cfu/g 活菌数量。我国规定微生态制剂产品中芽孢杆菌含量应为 $5 \times 10^8$ cfu/g，瑞典规定乳酸杆菌制剂的活菌数要达到 $2 \times 10^{10}$ cfu/g。由此可以看出，目前对微生态制剂的使用剂量还没有形成一个统一的标准，其实包括筛选、效用、安全性和产品质量等方面都还没有统一的技术标准，一方面是因为微生态制剂理论研究落后于实际应用，即使是应用历史很长的微生态制剂，其作用机理也还不完全清楚，大多数的研究仅停留在试验使用效果方面，且结果差异大，甚至可能出现相反的结果；另一方面是由于必要的技术方法不完善，对于如何评价某一种微生态制剂的益生作用还需要进行深入的研究。

② 使用方式的影响　益生素的饲喂方式主要是通过拌料添加和在饮水中添加。拌料投喂较饮水投喂方便，易混合均匀。但有试验指出，饮水比拌料饲喂效果好。但饮水使用也存在一定弊端：不同个体的菌群摄入量不易控制；对于出壳小鸡，通过饮水给菌效果不佳；水源卫生状况的要求较高，难以控制；与饮水中

补充的药物互作影响不明；在原有饮水设备的基础上需添置衡量供菌装置。另外，微生态制剂在使用时，应慎重或避免与抗生素配合使用。大多数的微生态制剂都是活菌制剂，而抗生素具有杀菌作用，因此，一般情况下二者不可同时使用。但当肠道内病原体较多而微生态制剂又不能取代肠道微生物时，可以应用微生态制剂和抗生素的混合制剂，但要考虑抗生素对微生态活菌的拮抗作用，尽量筛选有一定耐药性的微生态活菌与抗生素混合。

（3）保存环境与保存期的影响　理想的微生态制剂应能耐受饲料加工过程、胃肠道酸性环境、胆盐及消化酶的影响。随着保存时间的延长，微生态制剂中活菌数量将逐渐减少，温度的升高将严重影响其活性。另外，微生态制剂中益生菌在干燥条件下存活时间长，而水分含量加大则存活率降低，所以微生态制剂一般要求在低温、干燥的条件下保存。研究发现，对屎肠球菌进行发酵前微囊化包被而得到的微胶囊微生态制剂，相对于游离培养状态下的活菌制剂，具有较快的生长优势，能更好抵抗高铜、高锌、模拟胃液的能力（$P < 0.01$）；储存实验表明，常温条件下储藏 2 个月，活菌数基本上没有下降。

尽管如此，现在已有足够的证据表明饲用微生态制剂的确在某些条件下发挥作用，只是具体什么条件还需进一步研究。现在，随着对这些影响因素认识的不断加深，饲用微生态制剂正在被越来越多的饲料生产厂家所接受。

### 四、使用微生态制剂的注意事项

基于以上阐述，在使用微生态制剂时，可注意以下事项，以确保微生态制剂发挥作用。

（1）注意微生态制剂的施用时间　有益菌的活化和繁殖需要耗氧，因此，施用时间最好为晴天上午，则能发挥出较理想的作用和效果。

（2）注意微生态制剂的活菌总数　为使有益菌尽快与有害菌竞争形成优势并能持续，微生态制剂所含活菌总数必须要达到一定的指标，并坚持长期连续使用，效果才能达到最佳。

（3）注意抗生素对微生物的拮抗作用　环境是否适合有益菌的生存和繁殖，也是在使用微生态制剂时所必须注意的问题。如同时使用抗生素或消毒剂时，因为抗生素对微生物的拮抗作用会降低其作用效果，所以，在使用微生态制剂时，一般不使用抗生素或消毒剂，如使用应间隔至少 5 天。

（4）注意微生态制剂的保存方法和保存时间　微生态制剂为活菌，多用真空包装，在普通冰箱中可保存 12 个月，在常温条件下保存期为 6～12 个月。一般情况下，在常温条件下保存期会缩短，包装打开后应尽快用完，要避免阳光照射，在低温、阴凉、干燥、通风处储存，根据不同类型的产品选择适宜的保存温度，一般为 5～15℃，不得接触化学药品及其他有毒物质。

在动物生产中，微生态制剂不仅可以防止因抗生素滥用而引发的微生态失衡，而且对动物及其产品无毒、无害、无残留、无污染，因此是一种真正的绿色环保产品。

### 五、微生态制剂发展措施

从世界发达国家对动物微生态制剂的研究开发现状来看，保证微生态持续发展的具体措施有如下几个方面。

（1）建立专业菌种资源库，向高效、专一制剂发展　发达国家均极为重视益生菌菌种资源的搜集、保存及资源库和基因库的建立，在此基础上对益生菌进行有效、合理的开发利用。研究针对某种动物、某个阶段、某些疾病的专用微生态制剂，使其作用更专一、效果更显著。要尽可能根据菌种的不同特点设计不同产品，开发生产适宜不同动物、不同生长阶段的各种高效益生素产品成为益生素研究应用的重点之一。当前，除国家级重点实验室、高等院校、研究所设立菌种资源库之外，一些大的饲用微生物企业和集团均建立了自己的菌种资源库，如丹麦汉森（Chr. Hansen）、荷兰帝斯曼公司（DSM）、芬兰的维里奥公司（ValioLTD）、法国达能（Danone）、日本养乐多株式会社（YakultHonshaCo.，LTD）、中国台湾的味全公司等。

（2）广泛应用现代生物学技术，向工程菌进军　应用现代生化技术和分子生物学技术对乳酸菌进行了较为系统深入的研究，包括菌种分类、重要生物学特性研究。特别是分子生物学技术，如应用基因组学、蛋白组学、代谢组学、生物信息学等从整体研究乳酸菌菌株的分子特性、代谢特性、益生特性等。新技术的采用极大地提高了益生菌的筛选、鉴定效率。如人肠道微生物元基因组研究计划，采用高通量的测序技术进行深度测序，发现 330 万个非冗余的人体肠道微生物元基因组的参考基因，估计人肠道中存在 1000～1150 种细菌，平均每个人体内约含有 160 种优势菌种，而且这些细菌是绝大部分个体所共有的。这些研究为进一步揭示动物与肠道微生物的关系奠定了基础。通过基因工程手段获得一些非肠道正常菌群的工程益生菌，使其能在肠道中"永久"定居，使其能更好地发挥益生作用；运用基因工程技术研究功能微生态制剂，通过对一些优良菌种的遗传改造（导入有用基因如必需氨基酸合成酶基因、疫苗抗原决定簇基因和生长激素基因等），让工程菌在肠道内就能产生某种必需氨基酸或某种病原菌的免疫保护蛋白刺激机体产生抗体或生长激素等，从而减少氨基酸、抗生素或促长剂的使用。

（3）高密度发酵和制剂工程研究，研究更多的生长促进物质　在发酵剂制备技术上，优化了高效增菌和高密度培养技术，筛选出适宜的菌体保护剂，开发出浓缩、冻干、喷雾干燥、低温冷冻真空喷雾干燥等技术；针对乳酸菌等抗逆性较弱的菌株，利用新型双层包被技术制成了单一菌株、复合菌株的干粉状和微胶囊状制剂；通过不同菌株的合理搭配，同时向微生态制剂中加入寡糖、免疫多糖、双歧因子等物质，能够选择性地促进动物体内的某些有益菌的代谢和增殖，从而提高动物的健康水平。这类物质作为生长促进物质，对微生态制剂发挥了很好的辅助作用，开发出具有不同益生特性的优质微生态制剂。

（4）重视知识产权保护　日本和欧美国家的大型乳业集团和乳酸菌制剂公司，都已开发出属于自己品牌的国际知名菌株及产品品牌，并将益生菌产品推向市场。如法国达能公司的 Actimel（*Lactobacillus casei* DN-114001）、瑞士雀巢公司的 LC1（*Lactobacillus Johnsonii* La1 和 Lj1）、日本养乐多公司的 *Lactobacillus casei* Shirota 和丹麦丹尼斯克公司的 Howaru 系列等，这些国际上知名的益生菌菌株及益生菌制剂制备技术都进行了专利保护。

（5）开发利用肠道其他优势菌群　除了目前使用的部分生理性细菌作为微生态制剂的生产菌种外，尚有许多优势原籍菌群未得到开发利用，他们与动物的生理代谢紧密相关，随着技术水平的提高和研究的深入，人类必将开发出更有利于动物健康的新型微生态制剂。

总而言之，高效安全的微生态活菌制剂的开发，其生产菌株的选择是关键。欧盟有关研究报告提出，对筛选菌株的标准应该从安全性、功效性以及工艺的可行性三方面进行评价。因此，研究者应该在益生素的菌种筛选上寻找出更多更具有直接促生长作用的优良微生物，并努力应用微生物工程技术定向改造有益菌株，使其具有抗酸、抗热、抗药等能力；开发新型菌群的促生长物质，探讨其特性及促生长机理；寻求防止微生物失活的技术措施，如稳定化技术与微胶囊技术。另外要加大多菌种混合剂型的研究。随着分子生物学的高速发展，应将基因工程技术应用于微生态制剂的研究。通过对一些优良菌种的遗传改造，导入有用基因如必需氨基酸合成酶基因、疫苗基因等，让微生态制剂在肠道内就能产生必需氨基酸或某些传染病病原的免疫保护蛋白，刺激机体产生抗体，从而省去了体外生产的复杂工业化过程及疫苗注射过程。总之，微生态制剂虽然存在许多不足，但科学在进步，相信在不久的将来，随着微生态学的进一步研究和发展、对微生态制剂研究的进一步深入，一定会有更适合于动物生长且能防病治病的有益菌株大量出现，对其作用机理以及工程技术方面的研究也一定会有突破性的进展，以更好地促进畜牧业生产的发展。

## 六、微生态制剂的发展趋势

微生态制剂在生产中虽得到了广泛应用，但仍有很多问题有待深入研究，如开发新菌种、延迟产品保存期、提高菌种耐受力、完善生产工艺、明确作用机制等。

近年来，随着世界各地耐药性病原菌的相继出现，作为抗生素替代品的微生态制剂的研究再度被广泛关注。微生态制剂作为畜禽饲料添加剂，较抗生素安全范围大，在畜禽生产中长期应用不易产生不良反应，无抗药性，无停药期，安全、高效。另外，微生态制剂与酶制剂、寡聚糖、草药、酸化剂、抗生素、酵母培养物、短肽等其他药物饲料添加剂合用，不发生或很少发生配伍禁忌，细菌对其不易产生抗药性，对动物生长不构成危害。在动物产品中无药物和危害人类健康的有毒有害物质残留。而且，在畜禽的排泄物中不存在对人类生存环境构成潜在危害的污染物。同时，大多微生态制剂的理化性质或生物活性物质稳定，能有效地进入畜禽胃肠道发挥作用，不影响畜禽采食饲料的适口性。更重要的是，微生态制剂尤其是植物提取类（草药等）含有许多有效成分，除了具有抗病促生长作用外，还具有改进畜产品品质及提高畜禽繁殖性能的能力。微生态制剂作为饲料添加剂的使用是20世纪80年代后期迅速发展起来的，随着抗生素的逐渐禁用，其作为无毒、无污染、无不良反应的绿色环保产品，将在畜牧业中发挥重要作用。发展微生态制剂不仅是生产无公害畜产品的需要，也是增强我国畜产品突破国际贸易中"绿色壁垒"能力、促进饲料工业和畜牧养殖业可持续发展的必要条件之一，其应用前景十分光明。正如我国著名的微生物学家魏曦教授所言："光辉的抗生素之后的时代，将是微生态制剂的时代。"

另外，除在动物饲料中直接添加外，微生态制剂在发酵床、环境清洁、水质净化、发酵饲料等方面均有较好的应用前景。目前，养殖业正经历从治疗医学阶段到预防医学阶段再到生态医学阶段的转变，而国家也在食品安全等方面加大立法及监督力度，药物添加剂的使用将呈下降趋势，动物微生态制剂将迎来一个黄金发展期。随着分子生物学的发展，基因工程、微囊工艺、缓释技术等新技术的应用及如正大集团、大北农科技集团、通威股份、温氏食品、新希望集团等国内的一些骨干企业的强势进入，相信饲料添加剂必定由抗生素时代进入到绿色环保、无污染的微生态制剂时代。

## 参 考 文 献

[1] Chen J H，Wang M L，Zhou Z H，et al. Isolation of effective microorganisms and the odor elimination tests [J]. Chia-Nan Annual Bulletin，2009，35（35）：191-198.

[2] Collado M C，Grze S K，Salminen S. Probiotic strains and their combination inhibit in vitro adhesion of pathogens to pig intestinal mucosa [J]. Current Microbiology，2007，55（3）：260-265.

[3] Collington G K，Parker D S，Armstrong D G. The influence of inclusion of either an antibiotic or a probiotic in the diet on the development of digestive enzyme activity in the pig [J]. British Journal of Nutrition，1990，64（01）：59-70.

[4] Cynthia L Sears. A Dynamic Partnership：Celebratingour Gut Flora [J]. Anaerobe，2005（11）：247-251.

[5] Far H Z，Saad C R B，Daud H M，et al. Effect of Bacillus subtilis on the growth and survival rate of shrimp（Litopenaeus vannamei）[J]. African Journal of Biotechnology，2009，8（14）：3369-3376.

[6] Fooks L J，Fuller R，Gibson G R. Prebiotics, probiotics and human gut microbiology [J]. International Dairy Journal，1999，9：53-61.

[7] Fredrik B，Ding H，Gordon J I，et al. The Gut Microbiota as An Environmental Factor That Regulates Fat Storage [J]. PNAS，2004，101（44）：15718-15723.

［8］ Hooper L V，Xu J，Falk P G，et al. A Molecular Sensor That Allows A Gut Commensal to Control Its Nutrient Foundation in A Competitive Ecosystem ［J］. Proceedings of the National Academy of Sciences，1999，96：9833-9838.

［9］ Jenoghy，Kim J S，Ahn B S. Effect of direct-fed micro-bials（DFM）on milk yield，rumen fermentation and microbial growth in lactating dairy cows ［J］. Korean J Dairy Sci，1998，20：247-252.

［10］ Lora V H，Wong M H，Thelin A，et al. Molecular Analysis of Commensal Host-Microbial Relationships in the Intestine ［J］. Science，2001，291（2）：881-885.

［11］ Moriarty D J W. Control of luminous Vibrio species in penaeid aquaculture ponds ［J］. Aquaculture，1998，164：351-358.

［12］ Peterson S B，TEAL J M. The role of plants in ecologically engineered wastewater treatment systems ［J］. Mesocosms and Ecological Engineering，1996，6（1/3）：137-148.

［13］ Santoro A E，CASCIOTTI K L. Enrichment and characterization of ammonia-oxidizing archaea from the open ocean：phylogeny，physiology and stable isotope fractionation ［J］. The ISME Journal，2011，5：1796-1808.

［14］ Wei Z H，Zhang X X，Ren Q，et al. The water pollution control of persistent organic pollutants：adsorption concentration，biological degradation and process analysis ［J］. Environmental Chemistry，2011，30（1）：300-309.

［15］ Zhao J，Zhao X X，Lu D. Cultivation of compound microbial flocculant and its application in printing and dyeing waste water treatment ［J］. Industrial Water and Waste water，2008，39（6）：71-74.

［16］ Zou G X，Liu L. Transformation and elimination of nitrogen and organism compound in waste water by compound microbial ［J］. Journal of University of South China：Science and Technology，2007，21（2）：79-82.

## 第二章
# 微生态制剂在无污染畜牧业上的应用

Chapter 02

我国是个农业大国，随着畜牧业在农业生产中所占比例日益增多，畜牧业的健康发展对确保我国国民经济持续稳定地增长至关重要。如今我国已成为世界上肉类、禽蛋类生产大国，与此同时也带来了资源、环境和食品污染等诸多问题，这严重威胁到了人类健康，因此急需加以研究解决。针对当前状况，我国主要从生态农业方面进行建设，把发展生产与环境保护融为一体，形成良性循环的农业生产体系，其中微生态制剂在畜牧业上的应用尤其引人注目。

## 第一节　无污染畜牧业生产所面临的问题

改革开放以来，我国畜牧业有了很大程度的发展，养殖业水平得到提高，但是随着规模化养殖业的迅速发展，畜禽高密度养殖以及单纯追求产量和经济效益，由此而引发一系列问题，概括起来主要有以下几个方面。

### 一、饲料资源不足

高蛋白饲料资源短缺且利用率低、饲料报酬低和成本高是养殖业存在的重要难题。20世纪，随着我国人口数量的急剧增长，动物性蛋白的消费量也大大提高。据资料预测，我国在21世纪30年代，人口将由13亿增加到16亿，粮食总产由5亿吨增长到7.2亿吨，其实际用于饲料的量将由2.0亿吨增长到3.6亿吨。若到2030年按人口16亿、人均每日消费动物性蛋白质25g计算，则届时全国人民大约至少需要消费1460万吨饲用粗蛋白。尽管我国粮食生产量已经位于世界前列，但是由于饲料技术转化水平的限制，目前最佳饲养技术的饲料蛋白转化率仅为20％。若要满足全国人民的需要，最少需要种植业或饲料工业提供7300万吨饲用粗蛋白，按目前种植业可提供的饲料蛋白质质量预测，缺口至少为一半，2010年我国所需蛋白饲料缺口为0.38亿吨，缺口比例约为63％，大豆、玉米等不得不依靠进口来维持饲料生产。而且农牧业部分生产废弃物没有得到很好的利用，如秸秆大部分都是被焚烧，这种处理方式既浪费了资源，又污染了环境。

## 二、抗生素等药物滥用

自 20 世纪 40 年代末人们发现四环素对畜禽生长具有促进作用以来，抗生素作为饲料添加剂已有 60 多年的历史。抗生素在促进动物生长、预防疾病以及提高动物生产性能等方面做出了不可磨灭的贡献。然而，随着抗生素药物的大量使用，其作为饲料添加剂的弊端逐渐被人们认识到，如因抗生素滥用引起动物内源性感染或二重感染，导致动物体肠道菌群失调、动物机体免疫力和抗病力下降、产生耐药性和药物残留等问题。

由于畜禽集约化饲养的进一步发展和畜禽饲养密度的增加，畜禽的各种疾病不断发生，且越来越频繁，为此商品饲料中普遍加入各种抵抗疾病的药物，而且有用量越来越大的趋势。这种状况不仅增加了养殖成本，产生了严重的抗药性，而且引起内源性感染、畜产品药物残留等严重问题，不仅对畜禽健康造成了严重威胁，更影响人类的身体健康和产品出口。近年来流行在猪饲料中添加高剂量的硫酸铜（250～400mg/kg）或锌（200mg/kg），以提高猪的饲料利用率，促进猪的生长发育。但是，高铜和高锌不仅增加饲料成本，还会显著地增加铜和锌的排出量，对人畜健康造成危害且带来环境污染。试验证明，猪饲喂含铜 128mg/kg 与 23mg/kg 的日粮，前者铜的排出量比后者高 6.7 倍；在断奶仔猪日粮中添加 2500mg/kg 的锌，其中 90%～95% 的锌被排出。近年来美国明尼苏达州的研究报告提出，造成人类胃肠疾病增加的原因与家禽使用喹诺酮类抗生素产生抗药性有关。他们发现弯曲杆菌具有抗药性的比例由 1.39% 升至 10.2%。为了解决食品品质问题，欧美等发达国家纷纷采取行动，对农产品中药物残留量及生产过程中药物的使用种类、使用时间、休药期等许多方面做出了严格的规定。

## 三、集约化养殖场环境污染严重

畜禽由于对饲料营养物质消化吸收不完全，使粪便中残留了相当数量的有机物，特别是含氮物质极易被腐败菌分解产生氨气和硫化氢等恶臭物质；有的粪便当中还极有可能含有大量的病原微生物，如果对其不加以合理处理和利用，不仅会降低畜禽生产性能，还会污染环境，进而危及人的健康与生存环境。我国的大中型畜禽养殖基地遍布每个城乡，每年的畜禽粪便数以亿吨。化学数据表明，猪粪污水的 COD 达 5000mg/L，BOD 达 4000mg/L 以上，SS 达 2000mg/L，$NH_4^+$-N 为 150mg/L，处理不当既会严重污染环境，又会成为寄生虫病病原体滋生和传播之地。研究解决畜禽粪便的无害化处理技术，使其得到合理的利用，是目前科研工作者的当务之急。有研究表明，一个 2000 头猪场对环境的污染程度相当于 10 万人口当量。其中绝大部分未经过任何处理直接排出，有的进入水体，有的进入农田，污染地下水、地表水，危害动植物生长。对于湖泊、水库等封闭性水域，当水体内无机氮含量大于 0.2mg/L 时，就有可能引起藻华现象。

### 四、畜禽产品品质下降

我国畜禽产品在外贸出口中屡次遭受绿色堡垒的阻挡，主要原因是产品的品质下降、药物残留超标，低品质产品严重地威胁到人类的身体健康。如食用激素催长的畜禽产品后会导致儿童性早熟。绿色农业已成为现代畜牧业发展的主要趋势，在既能保证畜牧养殖中动物的健康成长，又能保证动物产品的优质、健康和安全的前提下，微生态制剂无疑已成为研究的重点。但与抗生素在畜牧业中发挥的巨大作用相比还有很大差距，微生态制剂取代抗生素的道路还需要进一步探索和研究。生产"绿色"的畜牧产品是一个富有挑战性的课题，依靠单一的某类微生态制剂很难完全实现。这就需由各地养殖生产者，根据本地的具体情况，选择几种或几类微生物，联合配伍，才能取得较好的效果。微生态制剂在 21 世纪将有着十分广阔的应用前景。

# 第二节　动物微生态制剂的研究进展

## 一、动物微生态制剂的定义

动物微生态制剂又称为微生物饲料添加剂，是在微生态学理论的指导下，将来自健康动物的能够产酸、产消化酶、具有抑制病原菌等作用、能够在动物消化道定植、能够耐受动物胃酸环境、耐受胆盐、耐受饲料加工、对药物相对不敏感的有益微生物经特殊工艺制成的只含活菌或者包含细菌菌体及其代谢产物的在饲料中添加或养殖过程中饲喂的活菌制剂，是一类能够刺激动物体内有益微生物增殖的增殖因子或两者复合配制而成的一类饲料添加剂。动物微生态制剂无不良反应、无残留、成本低、不产生抗菌性，能有效地改善养殖环境，维持生态平衡，可以提高宿主免疫力，抑制病原微生物，从而能促进动物健康，符合 21 世纪人类对保健食品的需要。

## 二、动物微生态制剂的组成

动物微生态制剂主要分为益生菌、益生元、合生元三大类。益生菌（probiotic）是一类对宿主有益的活性微生物，是定植于人体肠道、生殖系统内，能产生确切健康功效从而改善宿主微生态平衡、发挥有益作用的活性有益微生物的总称。人体、动物体内有益的细菌或真菌主要有：酪酸梭菌、乳酸菌、双歧杆菌、嗜酸乳杆菌、放线菌、酵母菌等。目前世界上研究出的功能最强大的产品主要是以上各类微生物组成的复合活性益生菌，其广泛应用于生物工程、工农业、食品安全以及生命健康领域。益生元是指能够选择性地刺激动物消化道内一种或几种有益菌生长繁殖，而且不被宿主和宿主体内其他微生物消化利用的一类物质。如某些功能性寡糖、双歧因子等，包括某些植物提取物。合生元是将益生菌和益生元按比例复配而成的复方制剂，是 21 世纪初微生态制剂发展的方向。

目前国际上公布的可以直接饲喂的微生物有 40 余种，我国农业部 658 号公告公布的可以直接在饲料中添加的微生物有 16 种。益生菌又称益生素、促生素、微生态调节剂，是一类可以直接饲喂的微生物，一般是选育对动物有益的微生物作菌种，通过发酵、浓缩、干燥等工艺而制成的活菌制剂，用以维持肠道菌群的平衡。目前用作微生态饲料添加剂的微生物主要包括芽孢杆菌、乳酸菌类、双歧杆菌类、革兰氏阳性菌球菌、酵母菌、放线菌、光合细菌等几大类。1989 年美国食品与药物管理局 FAD 规定允许饲喂的微生物有 40 余种，其中 30 种是乳酸菌类。1999 年我国农业部公布了可以直接饲喂动物的饲料级微生物添加剂菌种有 12 个：干酪乳杆菌（*Lactobacillus easei*）、植物乳杆菌（*L. Planetarium*）、嗜酸乳杆菌（*L. Acdophilus*）、粪链球菌（*Straptoccus faecium*）、乳链球菌（*S. Lactis*）、枯草芽孢杆菌（*Bacillus subtilis*）、纳豆芽孢杆菌（*B. natto*）、乳酸片球菌（*Pediococcus acidilacticii*）、啤酒酵母（*Sacchace vista*）、产朊假丝酵母（*Candida utilis*）、沼泽红假单胞菌（*Rhodop seudanonas palustris*）、曲霉（*Aspergillus*）。

## 三、国内外动物微生态制剂的研究进展

### 1. 动物微生态制剂的研究概况

动物微生态制剂的研究与应用，最早可追溯到 1947 年 Mollgaard 首先发现使用乳酸杆菌饲喂仔猪可有效增加体重并改善身体健康。然而，20 世纪中后叶正是抗生素研究、生产和使用的黄金时期，使微生态制剂研究和开发工作处于低潮。近年来，由于养殖业中大量使用抗生素和合成药物，引发动物源食品的安全隐患及环境污染，造成严重的社会、经济和生态问题，微生态制剂又重新成为研究热点。

俄国科学家 Metchnikoff 最早提出了益生菌对健康的有益作用，他认为肠道乳酸菌通过防止腐败菌的生长来延长机体寿命。Lilly 和 Stillwell 在 1965 年将益生菌定义为"对饲养动物肠道菌平衡有益的促进物或微生物"。随后，Versehuere 等又对益生菌的概念做了修改，比较科学地定义为"通过改善养殖动物周围微生物群落或提高饵料利用率、增强饵料营养价值、增强机体对疾病的反应或改良机体周边环境质量的一类对动物有益的活菌"，广为应用。2002 年，欧洲食品与饲料菌种协会（EFFCA）给出了新的定义——"益生菌是活的微生物，通过摄入充足的数量，对宿主产生一种或多种特殊且经论证的功能性健康益处。"

### 2. 动物微生态制剂的起源和所用菌株

在正常动物肠道内稳定定植了 400 多种不同微生物，总数达 $1 \times 10^{14}$ 个。这些正常定植的微生物群落之间以及微生物与宿主之间在动物的不同发育阶段均建

立了动态的稳定平衡关系，这种稳衡关系是动物健康的基础。对动物胃肠道内微生物的研究重点最初是粪便中的微生物，现在则侧重于研究那些进入胃肠道内容物和肠道不同区段与上皮黏膜相关联的微生物。FULLER 研究了 3 种成年动物粪便中微生物的组成，发现肠道内相对稳定的微生物群落的形成有助于动物提高抵抗力，免受外来有害细菌的感染，特别是对正常健康动物的胃肠道的感染，无菌动物比具有完整胃肠道微生物群落的动物更易感染疾病。对动物胃肠道内微生物群落在增强动物机体抵抗力、调节胃肠道生态环境以及有利于动物对营养物质的消化与吸收等方面的特殊功效开展深入研究后，DUBOS 于 1965 年首先提出了动物胃肠道微生态学的概念，随后 SAZAGE 对于 DUBOS 提出的概念进行了修改。国内康白于 1988 年正式提出了微生态学的概念与理论。另一方面，20 世纪以来抗生素、激素、类激素等的发现以及化学抗菌物质的合成并被广泛用作饲料添加剂，它们在人类医疗、畜禽生产、对疫病的防治、促进生长、提高肉产品的数量及人们生活水平等各方面起到了不可磨灭的重要作用。但由于对这些添加剂的长期使用及滥用，人们其弊端日益得到广泛的认识。现在越来越多的事实表明抗生素饲料添加剂的应用存在较多的安全性问题，主要表现在：药物残留和毒性；过敏作用；强化喂养的家畜中大量应用广谱抗生素，造成细菌高水平、快速耐药；长期使用抗生素，扰乱了体内微生物系统中种群或群落间相互制约的格局，继而破坏了体内的微生态平衡，导致消化功能紊乱，引起各种消化道疾病；降低动物的免疫功能。为了克服这些饲料添加剂带来的弊端，世界各国的科学家极力寻求和开发一种安全、无不良反应、无残留，既能促进动物生长，又能防治人、畜疾病的替代抗生素的新型添加剂。动物微生态制剂（微生物饲料添加剂）正是基于饲用抗生素的安全性问题应运而生，它不仅能够对致病菌起抑制作用、对畜产品无毒和促进畜禽生长，而且可改善畜产品肉质风味，有利于生态环境和出口贸易，是未来绿色饲料的最佳解决方案。目前关于微生态制剂的称谓较多，如微生物促生长剂、益生菌、促生素、生菌剂、活菌制剂等等。对其概念的不同解释代表了人们对它在功能和来源上的诸多认识。总的来说，微生态制剂是在微生态理论指导下，利用动物体内有益的、活的正常微生物或其促生长物质经特殊工艺制成的活菌制剂，其具有补充、调整和维持动物肠道微生态平衡，达到防治疾病、促进健康及提高生产性能的作用。这是一个较为综合的概念，这一概念的范围包括了微生物促生长剂与益生菌。关于益生菌的概念，2001 年 FAO/WHO 定义益生菌为活的微生物，通过摄入足够数量，对宿主起有益健康的作用。2002 年欧洲食品与饲料菌种协会（EFFCA）定义益生菌为活的微生物，通过摄入足够数量，对宿主产生一种或多种特殊且经论证的功能性健康益处。

益生菌是在人们对广泛使用抗生素所产生的种种问题十分关注的背景下提出的，其目的是为了研制出在功效上能全面替代抗生素，但无任何不良反应的实用产品。随着动物微生态学的建立和发展，益生菌产品的研制与应用也得到了迅速发展。

迄今为止，已发现的益生菌大致可分为三大类，即：乳杆菌类（如嗜酸乳杆菌、干酪乳杆菌、詹氏乳杆菌、拉曼乳杆菌等），双歧杆菌类（如长双歧杆菌、短双歧杆菌、卵形双歧杆菌和双歧杆菌等），革兰氏阳性球菌类（如粪链球菌、乳球菌、中介链球菌等）。此外，还有一些酶和酵母菌亦可归入"益生菌"范畴。通常，应用于人体的益生菌有双歧杆菌、乳酸杆菌、肠球菌、枯草杆菌、蜡样芽孢杆菌、地衣芽孢杆菌、酵母菌等。

近年来，国内外研制的微生态制剂主要是用动物的正常微生物群（normal microbiota）成员，尤其是优势种群，经过分离、鉴定和选种以不同的生产工艺制成活菌制剂，通过不同方式进入消化道回到原来的自然生境，发挥固有的生理作用。研制微生态制剂的关键技术是筛选优良的生产菌种，它直接关系到应用效果及产品质量优劣，因此各国研究者长期以来都在寻求自己的菌源。关于微生态制剂所用菌株的种类，各国都有不同的规定。联合国粮食及农业组织（粮农组织）和世界卫生组织工作小组将益生菌定义为"活微生物。在适当数额的管理下，使东道国的健康受益"（FAO/WHO，2001年）。我国农业部饲料添加剂品种目录2005年版（修订318公告目录）规定允许使用的微生物菌种为18种，2010年我国卫生部办公厅又发布可用于食品的菌种名单，共计21种，使益生菌的应用领域和种类再次扩大，包括：青春双歧杆菌 *Bifidobacterium adolescentis*，动物双歧杆菌（乳双歧杆菌）*Bifidobacterium animalis*（*Bifidobacterium lactis*），两歧双歧杆菌 *Bifidobacterium bifidum*，短双歧杆菌 *Bifidobacterium breve*，婴儿双歧杆菌 *Bifidobacterium infantis*，长双歧杆菌 *Bifidobacterium longum*，嗜酸乳杆菌 *Lactobacillus acidophilus*，干酪乳杆菌 *Lactobacillus casei*，卷曲乳杆菌 *Lactobacillus crispatus*，德氏乳杆菌保加利亚亚种（保加利亚乳杆菌）*Lactobacillus delbrueckii subsp. Bulgaricus*（*Lactobacillus bulgaricus*），德氏乳杆菌乳亚种 *Lactobacillus delbrueckii subsp. Lactis*，发酵乳杆菌 *Lactobacillus fermentium*，格氏乳杆菌 *Lactobacillus gasseri*，瑞士乳杆菌 *Lactobacillus helveticus*，约氏乳杆菌 *Lactobacillus johnsonii*，副干酪乳杆菌 *Lactobacillus paracasei*，植物乳杆菌 *Lactobacillus plantarum*，罗伊氏乳杆菌 *Lactobacillus reuteri*，鼠李糖乳杆菌 *Lactobacillus rhamnosus*，唾液乳杆菌 *Lactobacillus salivarius*，嗜热链球菌 *Streptococcus thermophilus*，粪链球菌 *Streptococcus faecalis*，枯草芽孢杆菌 *Bacillus subtilis*，地衣芽孢杆菌 *Bacillus licheniformis* 等。目前养殖生产中应用的动物微生态制剂多数是由以上单一或多种菌株加工而成的。研究的热点集中在：乳酸菌制剂，芽孢杆菌制剂，真菌制剂，光合菌制剂，复合微生态制剂。目前的发展趋势是研制复合菌制剂。复合微生态制剂由两种至多种单一菌剂复合而成，它可以先将菌种混合再共同培养，也可先将单一菌种培养再共同混合，由于混合菌有益于微生物的功能互补，故复合微生态制剂的效果通常优于单菌制剂。

### 3. 动物微生态制剂的发展现状

1998年底，欧盟委员会颁布了杆菌肽锌、螺旋霉素、弗吉尼亚霉素（速大肥）和泰乐菌素4种抗生素在畜禽饲料中作为生长促进剂使用的禁令，禁令已于1999年7月1日起生效（4种抗生素占动物抗生素市场总份额的80%，其中我国还在大量使用泰乐菌素、杆菌肽锌）。下一步欧盟将禁止所有抗生素和合成类抗菌药作为饲料添加剂，同时欧盟也将禁止其他地区使用药物添加剂的畜产品进口，其决定的影响波及世界主要的农业大国。我国将随着欧盟和北美逐年限制药物添加直至完全禁用药物作为饲料添加剂。随着国家立法及监督力度的加大，药物添加剂的使用将呈下降趋势，微生物饲料添加剂的潜在市场随之扩大。虽然微生物饲料添加剂在我国仅有短短几年的历史，但其发展十分迅猛，其推广使用不但能使我国在跟进国外先进的农牧科技方面取得优先权，而且可使无公害畜牧业的发展成为可能，绿色禽肉、禽蛋及猪肉的大量供给有利于提高我国国民的整体素质。

目前动物微生态制剂的发展主要停留在使用效果上，人类对动物微生态制剂的作用机理了解得还不是十分清楚，应将动物微生态学、动物营养学和预防医学密切结合，使基础理论方面的研究更加深入。利用转基因手段将目的基因（蛋氨酸基因、赖氨酸基因、植酸酶基因、蛋白酶基因、淀粉酶基因及抗原基因等）转到芽孢杆菌中，进行高效表达从而提高反刍动物对饲料营养成分的消化吸收，提高对饲料的转化率和生产性能。随着分子生物学的发展及基因工程、微囊工艺、缓释技术等新技术的应用，微生态制剂在反刍动物养殖业中应用前景更加广阔。

随着社会的发展，人们生活水平的提高，人类的保健意识逐渐在增强。国内外先后提出了"绿色食品"的概念，而要实现农畜产品的绿色化，其前提条件就是要在饲料添加剂产品的开发上进行技术创新。对比其他抗生素及合成药物类饲料添加剂替代产品，如生物活性多肽、低聚糖、酶制剂、草药等植物提取物，微生态制剂以其无不良反应、无耐药性、无残留、成本低、效果显著等特点当然成为了最有效和最可行的替代解决方案之一，其作用正逐渐得到广大养殖界的认同。

（1）国外动物微生态制剂的发展现状　国外对微生态制剂的研究从20世纪初即开始，但大量用于人体和动物则始于20世纪70年代。截至目前，美国食品与药物管理局（FDA）与饲料协会（AAFCO）发布了45种可直接饲喂动物的安全微生物菌株，而欧盟准许饲喂的菌种已达72种。欧美各国和日本已将益生菌用于配合饲料的生产，形成饲用微生态制剂产业，大多是围绕乳酸杆菌属、枯草芽孢杆菌及一些链球菌进行研究，商业所用的产品常为复合菌剂，市场需求量较大，市场也较完善。国外开发的微生态制剂产品大约有40种，饲用乳酸菌添加剂产品种类层出不穷，较著名的微生态制剂产品有：美国亚联的Bio-One，英国 PIC 公司的 Protexin，韩国的 Duolac，日本的 EM 复合微生态制剂等。国外投放市场的有泰国研制生产的 Toyocerin（主要含东洋芽孢杆菌），加拿大生产的 Prosurs Paste（主要含芽孢杆菌、粪链球菌等），芬兰的复合微生态制剂 BROILACT 和日本的 EM 复合微生态制剂等。

国外学者相继发现了许多具有较强市场潜力和强大益生功能的新菌种及其活性代谢产物等。日本 KUBOTALTD 公司的植物乳杆菌产品，用含有乳清等多种混合成分的物质作保护剂，使产品中活菌数显著提高；PROBIAB 公司于 2004 年申请了具有可产单宁酶的新型益生功能的植物乳杆菌菌株（可有效黏附于人的肠道黏膜并与单宁物质结合）的专利，同时还申请了具备抗氧化功效的植物乳杆菌的美国专利。国外双歧杆菌产品的开发已成熟，并涌现了一些著名菌株，如法国达能公司的"DN173010"、丹麦科汉森公司的"BB12"及日本三菱的"BB536"等。加拿大生物 K+ 国际公司发明的一种含有干酪乳杆菌和嗜酸乳杆菌的乳酸菌制剂，能很好地预防哺乳动物腹泻。另外，来源于新鲜动物母乳的罗氏乳杆菌具有良好的抗逆性、黏附性及抑菌特性；分离自巴斯鱼肠道的德氏乳杆菌具有提高免疫功能、降低鱼苗死亡率、促进生长的作用；发酵乳杆菌多以复合制剂形式用于改善猪、禽类的肠道健康，改善猪、禽肉风味。国外在发酵工艺技术、菌体浓缩稳定技术、应用技术等方面均有深入研究，尤其在菌种的发酵工艺方面具有领先优势。日本和欧盟等国大多是采取液体深层发酵工艺和自动化控制，工艺技术先进，且在发酵后处理方面采用喷雾干燥、低温真空干燥和微囊包被等多种菌体稳定保护技术，不仅活菌含量高，且产品性能稳定、货架期长。例如，对于乳酸菌类饲用乳酸菌添加剂的发酵后处理，国外采用了先进的双层胶囊包被工艺，乳酸菌有 2 层微囊包被，外层在胃中溶解，释放出适合在胃中发挥作用的菌体，而内层则在肠中溶解，释放出在肠道中发挥作用的菌体，最大限度地保存菌体的活性，更好地发挥菌体益生功能。

国际上从 20 世纪 60 年代发现了动物饲养业中抗生素的种种弊端后，开始重视微生物饲料添加剂的研究开发和使用。从全球范围看，目前市场销量 5 万吨/年，微生物制剂总销售额约为 5 亿美元。使用较多的国家和地区是：日本、中国台湾、欧盟、美国等。日、德、英等国家早在 10 多年前就相继开发研制新型的抗生素替代产品并投入批量生产，使微生态制剂得到较快的发展。美国及西欧一些国家相继禁用或限用饲用抗生素，大大推动了微生态制剂行业的发展。美国从 20 世纪 70 年代开始使用饲用微生物，年使用量约 8000 吨以上。目前美国生产此类产品的公司较多，主要菌种是嗜酸乳杆菌、链球菌属和枯草芽孢杆菌，产品标签要求注明所含的活的天然微生物来源以及活的微生物数量保证值。美国还有多种活菌制剂出售，主要用于犊牛育成及育肥期；其次为仔猪、母猪及火鸡等方面，年销售额已超过 3000 万美元；日本活菌剂的用量在 1989 年已达 1000 吨以上，年销售量估计为 5 亿日元，使用菌株最多的是 Toyi 菌，其次为酪酸菌及双歧杆菌，也有多种菌的复合制剂，用于防治畜禽肠道疾病和促进生长发育及增重；在欧洲，仅法国在 20 世纪 90 年代初市场上销售的益生菌品种就不低于 50 个；德国、荷兰、丹麦、法国、西班牙等国家的大中型配合饲料厂和大型畜牧场都已开始直接饲用微生物制剂，如仔猪的人工乳及犊牛的代用乳、肉犊牛的饲料以及肉用鸡、兔饲料等。目前国外很多生物技术公司研制出猪用、禽用、牛用、伴侣动物用和人用等多种微生态制剂。此外，国外在应用微生物饲料添加剂生产流体生物饲料方面，产业化发展也非常迅速。丹麦、荷兰、英国、美国已逐步推广这一技术。从技术角度来看，国外采用液体发酵，有效解决了产品质量不稳定、有效活菌数不足、产品杂菌污染等问题；采用低温真空干燥和微囊包被技术，改变了产品外观质量粗糙、货架时间短的状况。

（2）国内动物微生态制剂的发展现状　国内动物微生态制剂研发起步于 20 世纪 70 年代，真正开始于 20 世纪 80 年代，当时为克服抗生素的抗药性及二重感染，何明清等采用不产生肠毒素但产生大肠菌素的大肠埃希氏菌 SY30 菌株（O7：K+）预防初生仔猪黄痢，取得了明显的效果。"八五"期间，由四川农业大学首次承担国家重点科技攻关课题"饲用微生物添加剂及其应用技术研究"。目前我国已有的产品主要有：四川农大何明清教授用芽孢杆菌类研制的 8501、8701、8801、8901、901，分别用于仔猪、育肥猪、鱼、家禽、肉鸡；大连医学院研制的促菌生（由需氧芽孢杆菌组成）；南京农大研制的促康生（由芽孢杆菌 N42 和乳酸菌 KP 株等制成）；方定一等（1979）研制的 NY10 制剂（由乳酸杆菌配合大肠杆菌制成）；松江制药厂生产的 DM423 菌粉；北京营养研究所生产的增菌素等。由于微生态复合制剂应用效果明显，因此近年来其产品逐渐由单一菌剂向复合菌剂发展。如由酵母菌、乳酸杆菌、链球菌、芽孢杆菌等菌种经特殊工艺制成的生态宝和益多（S586）普天宝等。

目前直接饲用微生物已在畜牧生产、饲料生产、胃肠道疾病预防、幼龄动物助消化等方面得到较广泛应用。我国微生态制剂的研究开始于 20 世纪 70 年代，80 年代后期才开始重视微生物饲料添加剂的研究与开发，多以乳酸杆菌、粪链球菌、芽孢杆菌和酵母菌等为主，研制单一或复合型制剂。1992 年我国成立了中国微生态学会，并把饲用微生态制剂及其应用技术研究列入国家"八五"科技攻关课题，推动了微生态制剂的应用研究。全国现有几十家企业生产、销售微生物饲料添加剂，主要集中于山东、河北、北京、辽宁、广东等省市。

目前，越来越多的科研院校开展微生态制剂的研究，获得农业部生产批文的约 140 多家。山东宝来利来、青岛康地恩、沧州华雨、北京百林康源、原山东六和农牧科技园、广州希普公司、湖北安琪公司等均有较大的生产规模；而大北农、新希望、通威、恒兴、粤海、海大、正邦等以饲料起家的大企业，近年来先后强势进军微生物制剂行业，并在短短几年内突飞猛进；另外，拜耳、诺维信等跨国公司也在积极开发中国市场。我国农业部于 2008 年公布了 16 种可直接使用的微生物饲料添加剂菌种，主要以乳酸菌、粪链球菌、芽孢杆菌、酵母菌、片球菌和光合细菌等为主；另外，嗜热链球菌和地衣芽孢杆菌还处在新饲料添加剂的保护期内。目前的饲用微生态制剂一般分为 4 大类：芽孢杆菌类、乳酸类、酵母菌类、复合型。在市场上，以芽孢杆菌类产品最多。目前动物微生态制剂的研发主要集中在几个方面：饲料原料发酵处理、养殖场"生物饲料"应用技术、养殖场环境和污水处理、水产养殖水体环境改善。国内市场开发的饲用微生物添加剂主要产品有：山东宝来利来的"产酶益生素"，大北农科技集团的"乳菌宝""益畜威"等猪用、禽用、反刍用和水产用的系列复合微生物饲料添加剂，原山东六和农牧科技的"源康宝""健绿""整肠康"系列，安琪的"活性干酵母"，富邦的"枯草杆菌"，北京百林康源的"益菌多"等。目前，我国许多企业已实现饲用微生物活菌制剂产业化生产，并在饲料中应用。但存在应用效果不突出、效果稳定性和重复性差、市场混乱等问题，其原因在于：菌种资源有限，缺乏专业的菌种库；大部分菌株益生功能较差，且性能不稳定；实际生产技术落后，生产和应用成本高，难以广泛应用；缺乏可操作性的技术标准；市场鱼目混杂，缺乏产品质量的有效监管。总之，由于存在以上问题，导致微生态制剂作为最具潜力的抗生素和化学合成药物替代品的应用潜力远未发挥出来。因此，需综合应用现代高新技术，如微生物分子生态技术、菌株遗传分子修饰技术、基因工程技术等最新技术和成果，开发新一代高效益生素，并快速实现产业化。

## 四、动物微生态制剂的研究热点

通过在畜禽饲料或饮水中添加动物微生态制剂，可以提高饲料的转化率，促进动物组织器官生理机能成熟，提高动物的生产性能，增加产量；有效地提高了家禽的免疫水平和抵抗疾病的能力，努力做到了少添甚至不添抗生素类药物；减轻养殖环境粪便恶臭，减少蝇蛆虫害，降低了养殖业对生态环境的污染；预防畜禽的多种疾病，生产出无公害、营养丰富、达到绿色食品标准的农产品，提高了产品的品质。通过运用这项技术能够突破畜产品"绿色堡垒"，对增加我国畜产品出口额、促进国民经济的发展、提升国际市场竞争力起到巨大的推动作用。我国的饲用微生态制剂研究始于 20 世纪 80 年代，研制起步较晚，产品的研究与开发迅猛发展，动物微生态制剂产品的广泛应用必将在我国饲料行业和养殖业乃至在整个大农业领域引起一场革命性的变革，带动整个行业的发展和技术水平的提高。随着分子生物学的发展和基因工程、微囊工艺、缓释技术等新技术的应用，我们有理由相信饲料添加剂必定由抗生素时代进入到绿色环保、无污染的微生态制剂的时代。由于经济的迅速发展促使人们生活水准不断地提高，医学科学也从治疗医学发展到预防医学，现在又从预防医学发展到保健医学。人们也开始渐渐接受并形成有病要治疗、未病要预防、无病要保健的观念。伴随人们健康意识的逐步增强以及对益生菌研究的不断深入，含有益生菌的人用微生态制剂产品陆续上市，产品市场十分活跃，涵盖了各种保健功能性食品与药用类，形态有片剂、胶囊、饮料、粉末、谷物食品、涂抹食品、脂肪填充物、果汁、口服液等多种形式，并且新品种还在不断地涌向市场。最新资料显示，目前我国益生菌保健品的消费额每年近百亿元，并呈逐年上升的趋势，微生态制剂面临着一个新的发展领域，将取得更大的研究突破。

为了解决以上问题，满足市场需求，缩短与发达国家的差距，目前已经形成一些微生态制剂领域的研究热点。

(1) 微胶囊包被技术　为了保证微生态制剂的稳定性和活力，借鉴缓释、控释的方法，寻找合适的包被材料，采用微胶囊化或包衣技术，对活菌剂进行保护，免受外界不良环境、动物体内胃酸和高胆盐等的破坏成为目前研究热点。

(2) 菌株的改良　随着分子生物学的发展，利用基因工程手段引入外源基因，获取耐酸、耐高温的菌株，从根本上解决微生态制剂活菌失活的问题；或导入一些抗病基因，在调节肠道菌群平衡的同时产生抗性蛋白，增强宿主免疫力，省去体外注射疫苗的过程。

(3) 益生菌和草药的协同作用　益生菌和草药的复配使用研究尚处于起步阶段，但试验表明二者的确存在协同作用。草药含有的丰富物质能够促进益生菌的增殖，益生菌分泌的多种酶又能够促进草药的吸收与利用。

## 五、动物微生态制剂的研究方向

目前微生态制剂存在着许多问题，如存活率低、保质期短、代谢产物活性低、不易保藏等。微生态制剂的研究方向主要集中在以下几个方面。

(1) 筛选高效防病的广谱菌株研究　不同菌株的特性和功能差异较大，对宿主肠道黏附也具有种属特异性，故应从不同畜禽中筛选各种优良的益生菌，同时寻找具有"广谱"作用的益生菌，而非仅仅对某种动物而言有益生作用，从而增强制剂的有效性。

(2) 利用分子手段改造菌株的研究　运用基因工程技术构建具有高产、易保存、易定植及抗酸、抗热等性能的工程菌菌株，同时还要确保其具有一定的饲用安全性。

(3) 加强稳定性研究　微生态制剂从生产到进入动物肠道发挥作用，需受到高温、失水、氧化、胃酸、定植竞争、抗生素等一系列不利因素的影响。因而获得高稳定性、高抗逆能力的益生菌制剂非常关键，所以目前仍需从发酵工艺、菌体保护（稳定化技术和微胶囊化技术等）等方面入手来提高微生态制剂的稳定性。

(4) 加强复合菌剂与其他添加剂混合使用的研究　多种微生态制剂协同作用或与其他添加剂如肽类、有机酸、酶制剂及草药等联合使用，增强微生态制剂的功效，发挥其最佳的使用效果。目前比较典型的是日本研制的含有 5 科 10 属共

80多种微生物复合培养的有效微生物菌群制剂，用于饲料中增强免疫力、促进生长、改善环境卫生，从而被广泛应用于世界各国畜牧业中。

（5）加强作用机理的研究　目前对微生态制剂的研究尚处于探索阶段。大多数研究仅限在产品的开发和应用效果水平上，对其各类假说缺少有效的实验方法和实验数据。尤其是在宿主营养物质代谢和微生物菌群代谢关系方面还需要深入地研究，从而更好地指导各种微生态制剂的研发、生产及使用。

# 第三节　微生态制剂的研究理论与应用

## 一、微生态制剂的理论依据

微生态制剂的研究理论依据主要包括微生态平衡理论、微生态失调理论、微生态营养理论以及微生态防治理论等。

### 1. 微生态平衡理论

动物在不同生长发育阶段，动物机体与体内正常微生物群之间存在动态的生理性组合。该组合是在长期进化过程中经过各种因素作用，最终达到平衡状态而形成的，是正常微生物群与其动物体内、体表相应的生态空间相互作用的生理性统一体。

微生态制剂通过竞争作用调节宿主体内菌群结构，抑制有害生物的生长，减少和预防疾病。微生态制剂在动物肠道内产生有益菌群，与致病菌间就生存和繁殖的空间、时间、定居部位以及营养素等开展竞争，抑制有害菌的增殖。

其作用机理主要表现在：

① 分泌抑菌物质抑制病原菌增长。乳酸菌通过分泌细菌毒素、过氧化氢、有机酸（包括乳酸、乙酸、丙酸、丁酸等）等物质，可使肠道环境 pH 值下降，抑制有害病原微生物生长，产生的过氧化氢抑制病原菌的生长繁殖，使有益微生物在细菌种间相互竞争中占优势。

② 与病原菌争夺营养或附着位点，抑制其他微生物的生长。将具有拮抗特性的微生态制剂施入养殖动物体中或添加到饲料中，杀死或抑制病原微生物，为养殖动物提供良好的生存环境。

### 2. 微生态失调理论

微生态失调即正常的动物微生态平衡在外界环境影响下，由生理性组合转变为病理性组合的状态。外界环境因素包括气候变化、饲养环境变化、抗生素和激素的使用、免疫抑制疗法及同位素照射等。所有这些因素均可导致微生态平衡失调，其中抗生素的影响最为突出。

微生态制剂能防止动物机体内有毒物质胺和氨的积累，保护动物机体不受毒害。动物机体在受到某些应激因素的影响下，肠道中微生态平衡失调，导致体内菌群比例失调，需氧菌增加，并使蛋白质分解产生胺、氨等有害物质，动物表现为病理状态。有些益生菌如某些乳酸杆菌、链球菌、芽孢杆菌等，可以阻止毒性胺和氨的合成。多数好氧菌产生超氧化物歧化酶（SOD），可帮助动物消除氧自由基。有些微生态制剂中的益生微生物如芽孢杆菌，在肠道内可产生氨基氧化酶及分解硫化物的酶类，从而降低血液及粪便中氨、吲哚等有害气体的浓度。

### 3. 微生态营养理论

动物体内正常微生物对其宿主动物具有营养作用。当动物体外有益微生物进入体内后，参与物质代谢，提供机体营养物质和生长刺激因子，产生各种消化酶，促进营养物质的消化吸收，增强动物机体免疫力，还能与有害微生物竞争，防治疾病。

作为饲料添加剂的微生态制剂，其菌体含有大量的营养物质，为动物补充营养。光合细菌粗蛋白含量高达 65%，还含有丰富的 B 族维生素（包括泛酸、生物素）、与造血血红蛋白形成有关的叶酸、类胡萝卜素、钙、磷和多种微量元素、辅酶 Q 等。一些微生物在发酵或代谢过程中产生促生长素之类的生理活性物质，产生各种酶类并提高动物的消化酶活性，有助于食物的消化吸收，促进生长发育。

### 4. 微生态防治理论

该理论提倡顺应微生态系统客观规律，因势利导，改善微生态环境，建立生物量更高的微生态平衡。它不同于单纯的抗生素等药物疗法，而是综合中西医疗法之优点，并以微生态制剂来防治疾病，促进动物生长。

饲料添加剂中的微生态制剂是很好的免疫激活剂，能刺激动物产生干扰素，提高免疫球蛋白浓度和巨噬细胞的活性，通过非特异性免疫调节因子等激发机体免疫功能。动物口服益生菌后，调整肠道菌群，使肠道微生态系统处于最佳的平衡状态，活化肠黏膜内的相关淋巴组织，使 SigA 抗体分泌增强，提高免疫识别能力，并诱导 T、B 淋巴细胞和巨噬细胞等产生细胞因子，通过淋巴细胞再循环而活化全身免疫系统，从而增强机体的免疫系统。

### 5. "三流运转"理论

微生态制剂可以抑制腐败微生物的过度生长和毒性物质产生，促进肠蠕动，维持膜结构完整，从而保证了微生态系统中基因流、物质流和能量流的正常运转。三流循环的主要内容是能量流、物质流及基因流的循环。

能量流即能源运转，正常微生物群的内部与其宿主保持着能源交换和运转的关系。现在已提出一个生态能源学的分支，用于研究人类、动植物以及微生物之间存在着的能量交换关系。近年人们已从电子显微镜的观察中发现，人和动物肠上皮细胞的微绒毛与正常细菌细胞壁上的菌毛极为贴近，并发现有物质交换的现象发生。

物质流即物质交换，正常生理菌群的能源与物质均依赖于宿主，不存在宏观生态学中的生产者、消费者和分解者的区别，但都存在着降解与合成的代谢。降解与合成是微生物代谢中的必然途径，这与宿主细胞的功能是一致的。正常生理微生物菌群与宿主细胞通过降解和合成代谢进行物质交换。裂解的细胞与细胞外酶可被微生物所利用。而微生物产生的酶、维生素、激素以及微生物降解的细胞成分也可被宿主细胞利用，如此反复进行着物质交换。

基因流即基因交换，在正常微生物之间有着广泛的基因（即 DNA）交换，例如耐药因子（R 因子）、产毒因子等都可在正常微生物之间通过物质的传递进行交换。微生态制剂可以作为非特异性免疫调节因子，提高机体血细胞的吞噬能力和促进 B 淋巴细胞产生抗体的能力。这不仅可以抑制腐败菌和致病菌的生长，还可降解肠道内的有毒物质（如氨、酚、内毒素等），保证微生态系统中的能量流、物质流和基因流的正常运转。

## 二、微生态制剂的作用机理

### 1. 优势种群说

动植物体表或体内寄居着大量正常微生物群，而且存在一个系统，正常条件下这个系统处于动态平衡之中，其中优势种群对整个微生物群起决定作用，一旦失去优势种群，生态平衡遭到破坏，则造成微生态平衡失调，优势种群发生更替，就会发生临床病变。正常情况下，优势种群为厌氧菌，约占 99%，而需氧菌和兼性厌氧菌只占 1%。如该优势种群发生更替，上述专性厌氧菌显著减少，而需氧菌/兼性厌氧菌显著增加。若菌群失调，影响动物的生长发育。动物微生态制剂中的有益菌是水生动物肠道内的"原籍菌"，是肠道内正常的生理性细菌，这些"原籍菌"均为专性厌氧或兼性厌氧菌。使用微生态制剂可补充或恢复优势种群，使失调的微生态达到新的平衡。微生态制剂主要通过以下四种方式维持有益菌的优势：①直接充实有益的优势菌群，并使之在肠道内定植；②与有害菌竞争养分或吸附位点；③消耗氧气，形成无氧环境（一般有害菌为需氧菌）；④产生抑菌物质，如乳酸、过氧化氢、溶菌酶和抗菌物质等。水生动物用动物微生态制剂后，肠道内的正常菌群就得到了补充，原籍菌在数量上便占绝对优势，通过生存竞争排斥，生长代谢造成厌氧环境，就大大抑制了那些需氧性致病菌的生长繁殖，其发酵结果是产生大量的乳酸、乙酸，降低肠道内 pH 值，使致病菌难以生存，从而有效防止菌群失调症的发生，恢复微生态平衡，从而达到防治疾病的目的。

### 2. 生物夺氧说

畜禽肠道内的优势微生物种群为厌氧菌，当一些无害的或有益的需氧微生物（如芽孢杆菌）进入肠道后暂时定居在肠道内，在生长繁殖过程中消耗环境内的氧气，造成适合肠道优势菌生长的厌氧环境，有助于厌氧菌的生长繁殖，抑制需氧菌生长，从而使失调的菌群平衡恢复到正常的生态平衡，以达到治病促生长的目的。

动物胃肠道内的有益菌为厌氧菌，饲喂需氧型动物微生态制剂，尤其是芽孢杆菌等好氧菌在胃肠道内的生长繁殖需要氧气，降低了胃肠道内的氧气，不利于需氧菌和兼性厌氧菌的大量繁殖，这样可以有利于动物胃肠道内的有益微生物种群——厌氧菌的繁殖，保持动物体内微生物菌群的平衡状态，达到防病治病、促进生长的目的。

微生态制剂中不少微生物种类属于耗氧类微生物，当这些微生物进入生物体内并进行定植以后，可以使胃肠道环境中的氧气迅速消耗，从而在短时间内降低局部环境中氧的含量，有利于专性厌氧菌的定植和生长繁殖，而需氧与兼性厌氧菌则受到抑制，重新构建肠道微生态的平衡，使动物机体恢复健康。有些微生态制剂中含有蜡样芽孢杆菌和枯草芽孢杆菌等需氧芽孢杆菌，虽然这些菌不是正常菌群的主要成员，不能在肠道内长期定植，但能在短时间内迅速消耗氧，有利于有益厌氧菌的生长，与此同时也可以降低肠道环境的 pH 值，有利于双歧杆菌与乳酸菌等有益菌的生长繁殖。

### 3. 生物拮抗理论

生物拮抗理论又称菌膜群或屏障作用理论。所谓的生物拮抗，就是正常的微生物群有序地定植于黏膜或细胞上皮构成机体防御屏障，而有害菌只有定植于黏膜上皮的某些位点，才能对机体发挥毒性作用，这些微生物可竞争性地抑制病原微生物黏附到肠黏膜上皮细胞上，同病原微生物竞争营养物和生态位点，从而在一定程度上阻止了病原微生物的生长繁殖。

微生物群构成机体防御屏障，包括化学屏障和生物屏障。微生物的代谢产物如乙酸、丙酸、乳酸、抗生素和其他活性物质如酶等共同组成化学屏障；微生物群有秩序地定植于黏膜、皮肤等表面或细胞之间形成生物膜，即为生物屏障。这些屏障可以阻止病原微生物的定植和繁殖，起着占位、争夺营养、互利互生等生物共生或拮抗作用，影响过路菌的占位生长。微生态制剂中的有益微生物可竞争性地抑制病原微生物黏附到肠细胞壁上，同病原微生物争夺有限的营养物质和生态位点，并将其驱出定植地点。Sugita 于 1998 年分离得到了芽孢杆菌的一个菌株，可对抗鱼肠道中 63% 的病原菌。

健康动物的肠道黏膜都有一层微生物防御屏障，以抵御外来病原微生物的入侵。微生态制剂中的有益菌与病原微生物争夺肠黏膜上皮细胞上的生态位点和营养物质，从而抑制了病原微生物的生长繁殖，保持了动物机体健康。

以上三个理论都从不同的角度说明给予微生态制剂可以调节恢复正常的生态平衡，抑制致病菌生长繁殖，影响过路菌的占位，发挥生物拮抗作用，给临床提供了治病的机理。

除此以外，微生态制剂起作用还有其他一些机理及原因，如以下几个方面。

（1）增强机体的免疫力　微生态制剂可成为非特异性免疫因子，通过细菌本身或细胞壁成分刺激宿主细胞，激活免疫系统，提高机体抗体水平或巨噬细胞活性，使动物的体液免疫和细胞免疫水平提高，增强机体抵抗力。益生菌通过免疫途径对机体起作用的方式是免疫刺激和免疫调节。免疫刺激就是使个体的免疫反应功能获得一定程度的提高，这对正常免疫无法获得或免疫低下的个体尤为重要。很多乳酸杆菌和双歧杆菌能够提高机体体液抗体水平。益生菌的免疫调节作用主要体现在益生菌可以调节致炎和抗炎因子的平衡，从而达到抑制过敏反应的目的。添加益生菌可提高蛋鸡免疫力。

（2）减少疾病以及氨、胺等有害物质的产生　实验证明，给母猪饲喂有益微生物后，能显著地降低肠道中大肠杆菌、沙门氏菌的数量，使机体肠道内的有益微生物增加而潜在的病原微生物减少，因而排泄、分泌物中的有益微生物数量增加，致病微生物减少，从而净化了体内外环境，减少疾病发生。同时，仔猪接触母猪奶头、粪便及场地、用具等得到的有益菌多、有害菌少，故而降低了仔猪腹泻病的发生率。氨、胺、吲哚、硫化氢、靛基质等物质黏附在动物肠道黏膜上对细胞有明显的毒害作用；乳酸菌在肠道内生长繁殖能产生有机酸、过氧化氢、细菌素等抑菌物质，可抑制肠道内腐败细菌的生长，降低脲酶的活性，进而减少胺、氨等有害物质的产生，有利于动物的健康和生长。李焕友、甄辑铭等报道，微生态制剂可有效减轻肉鸡和猪的粪尿恶臭，改善环境卫生，减少腹泻病的发生，促进机体的健康。

（3）产生有益代谢产物　微生态制剂中的活菌可以在动物消化道内产生一些有益代谢产物，如有机酸、抗菌物质、各种酶类物质、过氧化氢等。有机酸如乳酸、乙酸、丙酸等能够降低肠道 pH 值，从而能够抑制致病性大肠杆菌和沙门氏菌的生长繁殖。同时在酸性环境中，胃蛋白酶处在被激活状态，促进营养物质的消化吸收。过氧化氢的抗菌原理是使细胞膜脂肪发生过氧化反应从而产生细胞毒性，或者产生具有细胞毒性的氰基，同时它还可以激活肠道内乳过氧化氢酶-硫氰酸盐系统，在这一系统中，乳过氧化物酶与过氧化氢结合，然后将硫氰酸盐氧化成氧化性中间产物，这种产物抑制微生物生长。研究发现，乳酸菌和其他非病原性细菌具有降低血液胆固醇、减少血脂病发作的作用。微生态制剂中有益菌群在消化道繁衍，能促进消化道内多种氨基酸、维生素等一系列营养成分的有效合成和吸收利用，从而促进畜禽生长发育和增重。

（4）提高消化酶活性　研究表明，芽孢杆菌等能产生多种消化酶，提高动物对营养物质的消化吸收率。Sogarrd 报道枯草芽孢杆菌和地衣芽孢杆菌可以产生较强活性的蛋白酶、淀粉酶和脂肪酶，同时还产生可以降解植物饲料中复杂碳水化合物的酶，如果胶酶、葡聚糖酶、纤维素酶等，其中很多酶是哺乳动物和禽类所不具有的酶。张国龙等研究认为微生态制剂（益微制剂）可明显提高断奶仔猪血清 SOD 酶的活性。由此看出，芽孢杆菌提高动物体内消化酶的活性是该类制剂促进动物生长的一个重要因素。除此以外，其他微生物有的也产生多种消化酶类。

### 三、微生态制剂的使用方法

微生态制剂的使用主要有三种方法：单独使用、与抗生素分期使用、与低聚糖（oligosaccharides）合用。

（1）单独使用　微生态制剂自身就具有增强畜禽免疫、预防疾病的功能，所以可以直接进行单独饲喂，从而可以避免抗生素在肉、蛋、奶中的残留。

（2）与抗生素分期使用　从史延平的蛋种鸡培育研究结果可以看出，将微生态制剂和抗生素分期使用，可以使雏鸡的抗病能力、生长发育、饲料报酬等均较单独使用微生态制剂或单独使用抗生素有所改善。

（3）与低聚糖合用　目前有研究表明，许多致病菌都含有一种叫凝集素的糖蛋白。这种糖蛋白对宿主上皮细胞受体和低聚糖具有特异性结合的能力。由于病原菌的致病作用起始于凝集素与上皮细胞受体的特异性结合，与低聚糖合用会干扰细胞的识别和黏附力，从而改变动物消化道微生物群落的优势菌群，恢复原有的生态平衡。所以低聚糖可以看作是益生菌在促生长防病方面的协同因子，甚至有学者认为这两者结合使用效果更好。

综合来看，由于微生态制剂是活菌制剂，抗生素和化学合成抗菌剂都会对其产生较强的杀灭作用，所以微生态制剂的不同菌种和抗生素以及其他物质的合用仍需继续深入研究。

### 四、微生态制剂的应用

#### 1. 微生态制剂的临床应用

（1）治疗各种肠炎和腹泻，特别是小儿腹泻　一些小儿，特别是人工喂养、早产儿易受各种因素干扰，如滥用抗生素、受凉、换食、出牙等，肠内双歧杆菌数量明显下降，这时体外给予微生态制剂，可以收到良好效果。研究证明，双歧杆菌能抑制痢疾杆菌、致病性大肠杆菌、空肠弯曲菌、金黄色葡萄球菌、伤寒杆菌等，在治疗成人或小儿细菌性腹泻、重症急性细菌性肠炎、溃疡性结肠炎、伪膜性肠炎、菌痢、霉菌性肠炎、糖尿病性腹泻、顽固性难治腹泻均有好的疗效，对各种肠炎及腹泻疗效均在90%以上。

（2）对肝脏疾病的治疗　双歧杆菌制剂是肝脏疾病的一种辅助治疗药物。有资料认为，它的治疗作用与双歧杆菌的抗内毒素有关：抑制致病菌生长，减少内毒素来源和对肝脏的损害，减少结肠对氨的吸收，增加肠的蠕动，尽快排出有害物质。动物试验：给大鼠腹腔注射4种细胞菌体混合液，造成大鼠内毒素血症模型后灌注丽珠肠乐，每日1次，连续3天，结果治疗组试验呈阴性，未治疗组仍保持阳性。另采用四氯化碳灌胃造成大鼠急性肝坏死模型后灌注丽珠肠乐，结果治疗组呈阴性，转氨酶、血清结合胆酸明显下降，而非治疗组各项检查结果下降较慢。丽珠肠乐治疗慢性乙型肝炎 142 例，结果治疗组治疗效率为 95.07%，双盲对照组为 64.67%，说明微生态制剂对肝脏疾病有好的辅助治疗作用。

（3）抗肿瘤作用　经左脚掌皮下、右腰部皮下或腹腔接种 H22、H22-16A3 肝瘤细胞的小鼠，注射或口服丽珠肠乐实验治疗，结果抑瘤率达 83% 和 68%；将已移植艾氏腹水瘤小鼠分别腹腔注射和口服丽珠肠乐，结果明显延长小鼠存活天数（注射生存率 181.5%，口服 127.3%，$P<0.05$）。双歧杆菌制剂可以促进吞噬细胞的活性，增强机体免疫功能，降低肠道亚硝胺等致癌物质对癌的诱发性。还有研究证明双歧杆菌细胞壁有一种活性抗肿瘤成分，注射这种成分到肿瘤组织中，能使之退化。

（4）其他疾病　微生态制剂用于治疗老年性便秘、肾和心疾病以及外科感染等，都有一定疗效。微生态制剂如双歧杆菌在肠道内合成 B 族维生素、氨基酸，提高人体对钙、铁离子和维生素 D 的吸收；另外它还有激活免疫系统的作用。微生态制剂的众多生理、药理作用对老人、小儿已得到广泛应用。国内也已有多种产品（如回春生、BB 乳等），在临床治疗各种肠炎、腹泻等肠道菌群失调上取得很好的治疗效果。

**2. 微生态制剂在人类保健上的应用**

微生态制剂应用于人类发酵食品已经有几个世纪。现在，微生态制剂食品可以发挥双重作用，除提供充足的营养物质外，还可以发挥其他方面的有益作用。目前，市场上销售的含益生菌奶制品的种类越来越多，如酸奶、奶酪、冰淇淋、脱脂乳、奶粉和酸奶酪，其中酸奶的销量最大。还有一部分是非奶制品，如酱油、谷类食品和不同种类的果汁，它们作为将益生菌传递给消费者的载体。可见，有益菌食品除了提供基础营养，还可以增加肠道的有益菌，调节肠道菌群平衡，增强机体免疫力。研究报道，微生态制剂广泛应用于人类的胃肠道和肠道外疾病，如防治和减轻旅客腹泻症状、抗生素相关性腹泻、肠道炎症性疾病和肠易激综合症等。有些制剂可以降低遗传性湿疹的流行率，减少阴道感染；减少肠道内致病菌，增强免疫力；防治类风湿性关节炎，增强老年人免疫力；有效改善肝硬化肝炎症状，降低自发性细菌性腹膜炎发生率。另外，在抗基因毒性、抗诱变性和抗致癌性领域内，微生态制剂具有潜在的应用前景。研究表明，含有益菌的发酵食品可以降低消费者结肠癌的发生率。这是由于有益菌可抑制致癌物或促致癌物，抑制促致癌物向致癌物转变。

**3. 微生态制剂在农业生产中的应用**

目前，植物微生态制剂的使用越来越多，每年增长率为 10%。根据微生态制剂的作用方式和效果，可以分为生物肥料、植物增强剂、植物激素和生物农药。据报道，与化学药物和肥料相比，植物微生态制剂具有良好特性，如安全、对环境破坏小，对人体健康无危害，专一性、有效性、调节菌群平衡、降解有害物、减少耐药性的产生。应用到植物中的微生物有细菌和真菌，主要包括固氮螺旋菌、根瘤菌、沙雷菌属、芽孢杆菌属、假单胞菌属、链霉菌属、木霉属、盾壳霉属和寄生菌属等。微生态制剂可以产生大量营养素和微量元素，释放各种糖类、氨基酸、有机酸、激素等，如益生素可以释放含磷的化合物，促进植物生长。在日本堆肥中，至少有 3 个属的合成细菌被单独或联合使用，包括芽孢杆菌属、乳酸菌属和放线菌属。这些菌种制剂可以防治植物病虫害，保护植物产品，如可以去除土豆的线虫、大豆和玉米的几种有害昆虫；还可以抵御真菌感染，如白粉病、大豆霜霉病、西红柿和香蕉的青枯病等。由此可见，植物生长性能和健康水平的提高，可以直接通过制剂与植物的相互作用，也可以间接通过制剂抵御植物病原体。

**4. 动物微生态制剂在养殖业中的应用**

（1）在养猪业中的应用　微生态制剂主要通过维持猪的消化道有益菌的优势作用，并与有害菌竞争营养物质来维持微生物区系的平衡，从而增强机体抗应激能力，提高日增重和饲料转化率。目前大量研究表明，微生态制剂能显著提高仔猪腹泻治愈率、仔猪成活率以及饲料利用率和日增重。杨林分组用寡聚果糖、寡聚麦芽糖、寡聚甘露糖、益生素对 35 日龄仔猪进行饲养试验，结果表明这些微生态制剂能显著地提高仔猪的相对生长率（$P<0.05$），特别是益生素组差异极为显著（$P<0.01$）。赵京杨等利用益生素对哺乳仔猪进行早期接种以及在哺乳仔猪料和断奶仔猪料中添加加酶益生素，结果表明，试验组哺乳仔猪日增重比对照组极显著提高 15.94%，试验组断奶仔猪日增重比对照组显著提高 8.75%；哺乳仔猪腹泻率显著低于对照组，断奶仔猪腹泻率比对照组极显著降低 46.56%。李强等在断奶仔猪日粮中添加微生态制剂，与对照组相比，日增重提高了11.4%，腹泻率降低了 15%，降低了饲养成本，提高了经济效益。

研究表明，在杜长大断奶仔猪饲料中添加 0.1% 的益生素能使其日增重提高15.25%（$P<0.05$），饲料利用率提高 15.53%；Herich 等报道，饲喂干酪乳杆菌后，仔猪白细胞总数和中性粒细胞数目显著增加；据李维炯报道，猪场使用有效微生物群（EM）技术后，干清粪结构的猪舍氨气去除率为 37.2%，水清粪结构的猪舍氨气去除率为 19.55%；崔晓琴等研究表明，饲喂微生态制剂可提高仔猪的成活率及经济效益；黄俊等试验表明，在日粮中添加 2% 的微生态制剂对于提高肥育猪的饲料利用率、降低粪便氨含量具有明显效果。

（2）在家禽生产中的应用　家禽的营养健康状况、生产性能和饲料转化率在很大程度上取决于肠道微生物区系平衡（表现为数量及其组成）、肠壁形态结构及免疫系统活性。在肉鸡或蛋鸡饲料中添加微生态制剂，能够通过增强消化酶活性、改善菌群平衡、增强机体抵抗力、降低死亡率、提高肉鸡的日增重和蛋鸡的产蛋率、饲料转化率，并且能够减少粪臭味，改善环境。此外，应用微生态制剂饲喂肉鸡或蛋鸡，可使肉、蛋中微量元素、氨基酸和蛋白质的含量均有不同程度的提高，胆固醇、脂肪的含量有不同程度的降低，而且无任何药物残留。

① 在雏鸡饲料中的应用　在雏鸡日粮中添加微生态制剂，可促进优势菌群的快速定植，维持胃肠道正常结构和生理功能，增强机体免疫力，保证健康状况，提高生产性能。出壳小鸡由于无法获得母源性"常规菌群"，肠道中有益微生物的定植过程相对缓慢。此时，机体对大肠杆菌、沙门氏菌、产气荚膜杆菌、唾液弯曲杆菌等致病菌极其敏感，病原菌进入机体并黏附于肠道组织，可使肠道结构功能受损，免疫机能下降。此外，诸多病原菌可与宿主竞争养分、降解胆酸，进而降低脂肪和脂溶性维生素的消化吸收率，使胃肠道和机体处于高度应激状态，严重影响幼龄家禽健康状况和生产性能。研究表明，乳酸杆菌培养物能显著提高双歧杆菌和乳酸杆菌的数量，同时显著降低大肠杆菌的数量，从而提高肉仔鸡对沙门氏菌的抵抗力，降低死亡率。韩进诚等研究发现，在肉仔鸡日粮中添加微生态制剂能显著提高粗蛋白（CP）、钙（Ca）和磷（P）的表观代谢率。在多联活菌制剂相关的研究中发现，将含有不同种属益生菌（如乳酸菌、严格厌氧菌等）的微生态制剂用于 1 日龄肉仔鸡，可促进保护性微生物区系的建立，并以此排斥肠道病原性微生物的定植。在肉仔鸡日粮中添加由乳酸杆菌、酪乳酸杆菌、粪肠球菌和双歧杆菌组成的多联微生态制剂，可显著提高体增重和饲料转化率，有效抑制回肠中大肠杆菌数量。

② 在蛋鸡饲料中的应用　在蛋鸡日粮中添加乳酸菌可显著提高饲料转化率、产蛋率，改善平均蛋重和料蛋比，降低死淘率，但对血液中脂类和胆固醇的影响效果尚存争议。韩进程等在罗曼蛋鸡的日粮中添加 0.09%加酶微生态制剂，结果试验组蛋鸡产蛋率较对照组提高 7.12%。井冈等在商品蛋鸡中添加微生态制剂，结果表明，试验组蛋鸡产蛋比对照组提高了 5.35%，料蛋比降低了 9.52%，平均蛋重提高了 2.95%，死淘率降低了 68.18%。此外，乳酸菌还能显著改善鸡血清中类胡萝卜素、$Ca^{2+}$、白蛋白、无机 P 的含量，类胡萝卜素能改善蛋黄着色，提高蛋黄质量，而血清中的 $Ca^{2+}$、无机 P 浓度与蛋壳厚度呈正相关。微生态制剂可显著增加产蛋量和蛋壳厚度，这与其增加了营养物质在胃肠道的消化吸收有关，但对饲料转化率、蛋重、蛋壳硬度、哈氏单位和蛋黄指数影响不显著。用经基因改造且能产生细菌素 OR-7 的酵母菌饲喂 ISA 褐蛋鸡（36～49 周龄），添加剂量 0.3%～0.5%以上即可有效提高产蛋率、产蛋量和蛋重，但对破蛋率、劣质蛋等均无影响。对 20～68 周龄的罗曼棕色商品蛋鸡补充微生态制剂，包括 2 个嗜酸性乳酸杆菌菌株、3 个发酵乳杆菌菌株、1 个卷曲乳杆菌菌株、6 个短乳杆菌（L. brevis）菌株，显著提高了蛋重和鸡蛋大小，且在 24～28 周龄降低了鸡蛋中胆固醇含量。但此种乳酸杆菌复合制剂对采食量、产蛋量、卵群、脂肪酸组成均无显著影响。崔西勇等试验表明，添加不同微生态制剂，产蛋率分别提高 5.93%、5.82%和 5.93%，料蛋比分别降低 7.53%、7.55%和 5.97%，差异显著（P＜0.05）。用嗜酸性乳酸杆菌（Lactobacillus acidophilus）饲喂 17～57 周龄的海兰褐蛋鸡，可显著提高饲料转化率和产蛋量，虽对蛋重、蛋壳厚度无影

响，但显著提高了哈氏单位和鸡蛋比重。东彦新等在蛋鸡饮水中添加微生态制剂，可提高蛋鸡对高温的耐受性，可使蛋鸡减少产热，能缓解蛋鸡的热应激，增加散热，从而提高生产性能。给蛋鸡饲喂微生态制剂不但能显著增加血液中白细胞吞噬指数和淋巴细胞比例，而且还能显著提高蛋鸡血清中新城疫 HI 抗体水平，明显提高了新城疫的免疫效果，从而提高了蛋鸡的抗病力和免疫力。

③ 在肉鸡饲料中的应用　在肉鸡日粮中添加微生态制剂（含链球菌、乳酸杆菌、酵母菌和芽孢杆菌），可使肉鸡的肝脏、胸肌和腿肌中的胆固醇含量明显下降，同时降低胸肌和腿肌中不饱和脂肪酸和饱和脂肪酸的比例，提高亚油酸含量。由枯草芽孢杆菌组成的微生态制剂对肉鸡胸腺、脾脏、法氏囊等免疫器官的发育均有促进作用。由张亚兰研究结果可知，用 1% 的枯草芽孢杆菌（饲料中含量为 $1 \times 10^9$ cfu/kg）饲喂艾维茵肉鸡，益生菌组体增重极显著增高（$P < 0.01$），其增重效果与抗生素组相比差异不显著，且增重改善率在 17～28 日龄最佳，但对料重比的影响甚微。据 Lin 等的研究，在 21～42 日龄或 1～42 日龄的肉鸡饲料中添加浓度为 0.5% 和 0.4% 的凝结芽孢杆菌均能显著提高饲料转化率（FCR）、降低平均日增重（ADG）；当添加浓度为 0.2% 和 0.4% 时，十二指肠和盲肠中乳酸杆菌的数量显著增加，大肠杆菌的数量显著降低。黄冠庆等研究结果表明，在 21 日龄黄羽肉鸡日粮中添加 200mg/kg 微生态制剂就能显著提高其体重和平均日增重（$P < 0.05$），有提高饲料采食量和饲料转化率的趋势。易力等研究表明，用不同的微生态制剂饲喂仔鸡，均能促进免疫器官的生长发育，提高免疫器官指数，降低料肉比；另外，微生态制剂还具有降低胆固醇，改善肉质的作用。Zhou 等在广西三黄鸡日粮中添加不同浓度水平（分别为 $1.0 \times 10^9$ cfu/kg、$2.0 \times 10^9$ cfu/kg、$5.0 \times 10^9$ cfu/kg）的凝结芽孢杆菌，提高了体增重、日增重和饲料转化率，此时，益生菌浓度水平对生产性能的影响不显著。但当添加浓度为 $5.0 \times 10^9$ cfu/kg 时，滴水损失显著低于其他两组；当添加浓度为 $2.0 \times 10^9$ cfu/kg 时，剪切力显著高于对照组和 $1.0 \times 10^9$ cfu/kg 组。由此得出结论，当枯草芽孢杆菌的添加量为 $2.0 \times 10^9$ cfu/kg 时，三黄鸡生产性能和肉品质即可达最佳状态。在感染强毒球虫卵囊肉鸡的饮水中添加微生态制剂，可缓解盲肠病变的严重程度，减轻球虫病对鸡增重的影响，减少鸡的死亡率和发病率，降低球虫病对鸡所造成的经济损失。根据 2010 年欧洲食品安全局（EFSA）的调查，禽肉产品中弯曲杆菌（Campylobacter）是造成人类弯曲杆菌病的最主要原因之一。当弯曲杆菌数量达到 53～750cfu/cm² 时即具有致病性。禽用嗜酸性乳酸杆菌和粪肠球菌可有效减少肉鸡空肠弯曲杆菌的数量。因此，在饲养管理过程中，若合理使用微生态制剂、疫苗及抗生素，结合具有抗菌活性且不产生抗生素耐药性的生物分子（如噬菌体、细菌素等），则可有效控制弯曲杆菌。

④ 对家禽肠道微生物区系的影响　含有不同种属益生菌（如乳酸菌、严格厌氧菌等）的微生态制剂用于 1 日龄肉仔鸡，可通过共生型机制产生有益于体内

有益菌群代谢所需的营养物质，促进保护性微生物区系的建立，并以此排斥肠道病原性微生物的定植。试验表明，枯草芽孢杆菌能够促进乳酸杆菌和双歧杆菌等有益菌的增长，抑制大肠杆菌的繁殖，并且降低需氧菌的数量，在一定程度上具有代替抗生素添加剂的作用。杨汉博等试验表明，饲喂 $1 \times 10^7$ cfu/g 活的芽孢杆菌类益生素的基础日粮，能促进肉鸡的免疫器官成熟，明显增强肉鸡的体液免疫功能。另外，对肉鸡肠道中乳酸杆菌及双歧杆菌的调节作用从前段肠道到后段肠道（空肠—回肠—盲肠）有递增的趋势，且在 4、6 周龄对肠道菌群的调节作用优于 2 周龄。其主要原因是芽孢杆菌等需氧菌在畜禽消化道内增殖时消耗大量氧气，维持了厌氧环境，使消化道内环境有利于双歧杆菌、乳酸杆菌等优势菌群生长，而双歧杆菌等益生菌能清除动物体内氧自由基，增加消化道对需氧菌的定植抗力，恢复优势种群，维持畜禽消化道正常生理状态。董秀梅等用 1 日龄健康艾维茵肉仔鸡进行试验，试验组中添加不同益生菌组合的复合微生态制剂，分别抽样测定不同日龄的肉仔鸡盲肠内容物菌群的数量和血清中 SOD、GSH-PX、MDA 的活性。结果表明，复合微生态制剂组与对照组比较显著地增加了肠道有益菌的数量，同时显著地降低了肠道内大肠杆菌的数量；另一方面复合微生态制剂能显著提高肉仔鸡血清中 SOD、GSH-PX 的活性，降低血清中 MDA 的含量，明显提高机体的抗氧化机能，增强了肉仔鸡的抗病力。体外研究表明，乳酸菌所产的乳酸能够为梭菌聚类 IV 和 XIVa 所用，以产生高浓度的丁酸。对 1 日龄小鸡以致血清肠炎型肠道沙门氏菌（*Salmonella enterica*）攻毒，1h 后饲以禽源性乳酸菌制剂，小鸡肠道沙门氏菌数量显著下降，试验数据表明，核因子（NF）k-B 以及细胞凋亡相关的基因都参与了此调控过程。特异性生长抑制因子 2（GAS2）和富含半胱氨酸因子 61（CYR61）均参与了盲肠内相关细胞凋亡过程，以抑制细胞内病原体（沙门氏菌）等病原菌的数量和活性。大量研究证明，有益菌是通过产生抗菌物质如有机酸、细菌素及过氧化氢等来抑制有害菌的生长。

（3）在反刍动物中的应用　反刍动物的瘤胃是一个"天然发酵罐"，内有蛋白分解菌、纤毛虫、纤维素和半纤维素分解菌等，这类细菌既能分解饲料中的蛋白质，又能利用饲料中的氮源合成菌体蛋白。酵母菌、曲霉菌等添加在反刍动物饲料中可以改变瘤胃的发酵形式，提高消化道尤其是瘤胃微生物的活性。同时，酵母菌及其培养物可显著刺激瘤胃中纤维素分解菌和乳酸利用菌的增殖。芽孢杆菌产生的各种酶类能酶解动物饲料中的各种相应成分，促进瘤胃菌体蛋白合成，乳酸菌可产生乳酸、乙酸、多种维生素、抗生素物质和促生长因子。李淑敏综述在反刍动物体内、体外用酵母培养物进行了 6 项不同的试验，试验的结果表明酵母培养物可提高瘤胃内总厌氧菌和纤维分解菌数 12.5 倍。杨利报道，在产奶牛饲料中添加含有真菌的微生态制剂能使产奶量平均提高 5%；泌乳早期添加优于泌乳晚期，育肥牛的生长速度平均提高 7%～8%。微生态制剂还可防治羔羊痢疾、犊牛下痢、成年牛羊的胃肠臌气。研究表明，在犊牛日粮中使用微生态制剂可使日增重提高 5.3％，饲料利用率提高 5.2％，犊牛腹泻发病率大大降低，死亡率也由 10.2％降为 2.8％，从而降低了饲养成本，提高了经济效益。蒋林树等用加酶芽孢乳酸杆菌制成的"增奶宝"经 240 头奶牛夏季 100 次饲喂试验，试验组平均每头奶牛产奶量下降幅度比对照组低 0.65kg，同时试验组乳脂率比对照组提高 106％。犊牛、羔羊开食料中添加酵母培养物，可提高生产性能和采食量。那日苏等用酵母培养物对放牧补饲绵羊做对比试验，结果使日增重提高 11.1％；岳寿松等研制的"健牧 DFM"（酵母菌、乳酸菌和芽孢杆菌复合菌）粉剂经试验表明，试验组比对照组产奶量增加 7.26％，奶密度增加 0.048％；叶峰等试验证明，在犊牛日粮中添加微生态制剂可降低腹泻率，促进瘤胃的生长发育。

（4）在青贮饲料制备中的应用　微生态制剂应用于青贮饲料的主要目的是调节青贮料内微生物区系，调控青贮发酵过程，促进乳酸菌大量繁殖，更快地产生乳酸，促进多糖与粗纤维的转化，提高干物质回收率，从而有效提高青贮饲料的质量。用于青贮饲料添加剂的益生菌主要是乳酸菌属。青贮饲料通过乳酸菌发酵，使营养物质得以大量保存。Muck 和 Kung 报道，给奶牛饲喂添加乳酸菌的青贮，奶牛采食量、体增重及乳产量均有所提高。乳酸菌青贮添加剂可以使乳产量增加 1.4kg/d。Keady 和 Steen 研究表明，奶牛饲喂前，将乳酸菌制剂加入青贮饲料中，这对于干物质、氮、中性洗涤纤维（NDF）和酸性洗涤纤维（ADF）的消化率并无显著影响。这可能说明，瘤胃功能的改善来源于青贮发酵过程中的乳酸菌，而并不受直接加入乳酸菌的影响。然而，Weinberg 等通过体外试验证明，乳酸菌与青贮饲料被家畜共同采食后，其中的乳酸菌必须可以在瘤胃中存活，这样才会对瘤胃内的微生物种群产生影响，进而刺激消化道上皮组织，促进营养物质的吸收，对家畜的生理状态及生产性能产生影响。另外，侯新强等通过试验证明，青贮微生物添加剂能提高青贮饲料质量和牛羊体增重，并有效提高奶牛产奶量 18.2％。当瘤胃内环境因粗饲料变化受到冲击，导致 pH 值下降，复合微生物制剂能起缓冲作用，使瘤胃原发酵模式向新模式缓慢过渡，促进营养物质的分解吸收，维持牛奶成分恒定。

# 第四节　微生态制剂在畜禽养殖上的作用

动物胃肠中的大量微生物组成的微生态系是在长期的历史进化过程中形成的，正常菌群像是一道屏障，保护宿主的健康生长。当正常菌群占优势时，会抑制病原菌生长，提高宿主抗病能力。微生态制剂正是通过调节宿主体内的微生态结构，使其在微生态平衡的系统下表现出最佳的生理状态和最快地生长发育，具有最高的抗逆性。

## 一、微生态制剂促进畜禽生产性能的提高

微生态制剂提高动物生产性能在各种畜禽应用上均有证实。用于哺乳仔猪可替代抗生素防治腹泻性疾病的发生；用于断奶仔猪可以调节肠道微生态平衡、提高营养物质吸收率及生产性能。李春丽等用含 0.1% 微生态制剂的自来水饲喂母猪及其所产哺乳仔猪，为期 40 天，结果表明，试验组的仔猪发病率降低 30.31%，平均日增重提高 8.33%。加拿大、法国有相关报道，将适当比例的真菌类微生态制剂添加在犊牛的日粮中，可以有效地减少腹泻疾病的发生，其日增重明显高于饲喂普通饲料的犊牛；在育肥牛的养殖过程中，在饲料中添加酵母菌类微生态制剂，可以减轻应激反应，增加日增重。微生态制剂在禽类的研究中应用极为广泛。研究表明，微生态制剂能促进禽类生长、蛋禽产蛋，降低死亡率。对肉鸡的促生长效果可达 5%～12%，蛋鸡产蛋率可提高 4%～8%，且大大降低死亡率。

在母猪泌乳不足与仔猪的快速生长阶段，在仔猪教槽料中添加微生态制剂对锻炼仔猪消化道功能和提高仔猪的生产性能十分重要。有研究证明，微生态制剂是通过降低胃肠道中有害菌数量，提高有益菌数量，达到促进动物健康的目的。研究发现，在仔猪的教槽料和保育料中分别加入微生态制剂（枯草芽孢杆菌、乳酪杆菌和异常汉逊酵母）0.1% 和 0.5%，结果显示，仔猪的腹泻率和死亡率显著降低（$P<0.05$）；在断奶仔猪的保育料中加入微生态制剂 0.5%，结果显示，仔猪胃、空肠、结肠、盲肠中乳酸菌数量显著增加（$P<0.05$），胃和盲肠中的大肠杆菌数量显著减少（$P<0.05$），因此，微生态制剂有益于维持仔猪胃肠道微生态区系的平衡，降低消化道疾病的发生率。

微生态制剂饲喂动物可以提高生产性能，其作用原理与应用表现在以下几个方面。

### 1. 补充有益菌群

正常畜禽消化道内的有益菌处于一个动态平衡之中，当受到外界某些应激作用时，有益菌群的平衡会受到破坏，引起消化机能紊乱，抑制生长发育。畜禽摄入动物微生态制剂后，可以补充动物消化道内的双歧杆菌、乳酸菌等优势种群，维持正常微生态区系平衡；富含双歧因子，有效刺激双歧杆菌在动物体内的迅速繁殖。动物体内的微生物菌群处于平衡状态，有益微生物是优势菌群，且其对整个微生物群落起着决定性的作用。如果机体受到不利因素的影响，体内微生物菌群平衡状态被打破，且病原微生物占优势时，机体抵抗力降低，动物就出现生产性能下降或疾病状态。如果及时补充有益菌群的数量，使动物体内的微生物菌群重新处于平衡状态，动物机体就处于健康状态。微生态制剂含有高产酶菌群，能降解饲料中较难消化的成分，如葡聚糖、果胶、半纤维素等，同时由于微生态的调节作用，使饲料中不可用蛋白转化为可吸收蛋白，提高蛋白质的利用和吸收

率，提高饲料的利用率。李焕友等通过对微生态制剂在 $30\sim50kg$ 生长猪饲料中使用效果研究，结果表明微生态制剂被动物采食后，在消化道内形成优势的有益菌群，使肠道中的有害菌落减少，从而提高动物健康水平，促进动物生长发育及提高饲料利用率，并减少药物依赖。

新生反刍动物使用微生态制剂可以促进瘤胃发育、早期断奶和调节瘤胃 pH 值。常用的微生态制剂是乳酸菌、肠球菌、双歧杆菌和酵母培养物啤酒酵母，有时也添加米曲霉的提取物。新生反刍动物消化道接近无菌状态，胃肠道 pH 值接近中性，利于肠道病原微生物的生长。乳酸菌类微生物制剂到达胃肠道后，形成乳酸菌优势菌群，形成肠道正常微生物的防御屏障结构，通过生物夺氧及竞争性排斥作用抑制过路菌或侵袭菌等病原微生物在肠道黏膜上皮的定植和生长。此外，乳酸菌还可产生次生性代谢产物和抗微生物蛋白，这些物质可以抑制肠道病原菌和调节肠道 pH 值。给黑白花犊牛饲喂含乳酸菌的发酵乳 30 天，其反刍时间显著增加。

### 2. 增加营养素摄取

研究表明，日粮组成和益生素的添加都会影响到反刍动物的生产性能。有关研究发现，益生素能增加反刍动物采食量。Chademana 和 Offer 在研究中也得到了相似的结果，益生素对干物质采食量和纤维降解有促进作用。这些作用可能是由于饲喂添加益生素的饲粮增加了瘤胃纤维素分解菌的数量。另一个原因可能是饲喂添加益生素的饲粮对瘤胃 pH 值具有调节作用，导致干物质采食量增加并增强纤维素分解能力。乳酸杆菌把碳水化合物分解为小分子物质如葡萄糖，提供能量。植酸酶、米曲霉菌有助于生产参与碳水化合物或纤维消化的酶，进而有助于提高动物的生产性能。然而，Titi 等观察到补充酵母培养物对羔羊干物质采食量没有影响。同样的，Hernandez 等发现，饲喂含有益生素的青饲料对羔羊干物质采食量无影响。Kiesling 等提供含有乳酸菌培养物的日粮对公牛育肥 209 天，发现其干物质采食量与对照组无差别。同样的，Swinney 等研究表明，单独或复合饲喂丙酸杆菌和乳酸杆菌，发现实验组与对照组相比干物质采食量无差异。实验结果产生差异的原因可能是由于 Titi 和 Hernandez 的实验选用放牧或青绿饲料为主的饲料，其营养含量低，需采食大量饲料以满足营养需要，导致益生素对其采食量增加不明显。Kiesling 和 Swinney 的实验可能是由于饲粮的组成结构与其他实验不同，从而导致其在采食量方面效果不明显。

### 3. 产生营养代谢产物

动物微生态制剂中的活菌可以在动物消化道内产生一些有益代谢产物，如有机酸、抗菌物质、各种酶类物质、过氧化氢等。有机酸如乳酸、乙酸、丙酸等能够降低肠道 pH 值，从而能抑制致病性大肠杆菌和沙门氏菌的生长繁殖，同时在酸性环境中，胃蛋白酶原被激活为有消化力的胃蛋白酶，有助于蛋白质的消化吸收，有机酸还可加强肠道的蠕动，促进消化吸收。过氧化氢的抗菌原理是使细胞膜脂肪发生过氧化反应从而产生细胞毒性，或者产生具有细胞毒性的羟基；同时它还可以激活肠道内乳过氧化物酶-硫氢酸盐系统，在这一系统中，乳过氧化物酶与过氧化氢结合，然后将硫氢酸盐氧化成氧化性中间产物，这种产物能抑制微生物生长。另外，微生态制剂中的有益菌群在消化道繁衍，能促进消化道内多种氨基酸、维生素等一系列营养成分的有效合成和吸收利用，从而促进畜禽生长发育和增重。

微生态制剂在动物体内产生多种水解酶，促进蛋白、淀粉、脂肪和半纤维素的分解，有利于饲料中营养物质的消化吸收。同时，合成的营养物质如 B 族维生素、氨基酸及某些未知促生长因子参与新陈代谢，促进动物生长。产生的乳酸和挥发性脂肪酸降低消化肠道内 pH 值，对预防矿物质、维生素、蛋白质等营养代谢病的发生及提高畜产品的产量和品质也极为重要。

有益微生物在体内可产生各种消化酶，协助机体分解消化营养物质，提高饲料转化率。芽孢杆菌寄生在动物肠道内，产生活性很强的蛋白酶、脂肪酶、淀粉酶等，降解饲料中的某些抗营养因子，促进机体生长。有益微生物在肠道内生长繁殖，还能产生各种营养物质，如双歧杆菌可合成多种维生素，如核黄素、尼克酸、吡哆醇、泛酸、叶酸和维生素 $B_{12}$ 等，参与机体的新陈代谢，促进动物生长。酵母菌的代谢产物可促进结肠微生物的发酵，增加动物养分的供应。乳酸菌能够分解在常态下不易分解的木质素和纤维，加强食物的分解、消化、吸收。

有研究探讨酶制剂和微生态制剂联用对动物消化代谢的作用效果，在猪日粮中添加创博富酶利生素，结果显示，十二指肠、回肠和盲肠的淀粉酶和蛋白酶活性有所提高，且回肠中酶的活性增加最多，试验证明，生长猪饲喂既含有酶又含有益微生物的富酶利生素，显著增强肠道内不同部位消化酶活性，提高动物对饲料的消化吸收能力。

**4. 影响饲料利用率**

（1）微生物产生消化酶，提高饲料利用率  微生态制剂中的多种微生物也能产生消化酶，如蛋白酶、淀粉酶、脂肪分解酶等水解酶类，从而促进蛋白质、脂肪、碳水化合物等营养物质的消化吸收，提高饲料利用率。枯草芽孢杆菌和地衣芽孢杆菌除具有较强的蛋白酶、淀粉酶和脂肪酶活性外，同时还具有降解植物饲料中某些复杂碳水化合物的酶，如果胶酶、葡聚糖酶、纤维素酶等，其中很多酶是哺乳动物和禽类不具有的酶，有利于畜禽对这些植物性饲料的消化吸收。乳酸菌等微生态制剂能产生乳酸，进入动物肠道后，可使空肠内容物 pH 值下降，乳酸、丙酸、乙酸的含量上升，由于肠道酸化，有利于畜禽对饲料中铁、钙、维生素 D 等的吸收。研究表明，用芽孢杆菌和乳酸杆菌等产酸型益生菌饲喂动物后，动物小肠黏膜皱裂增多，绒毛加长，黏膜陷窝加深，小肠吸收面积增大，从而促进增重和饲料利用率的提高。

（2）改变饲料适口性，促进动物采食　发酵功能饲料中乳酸菌大量繁殖，产生多种有机酸、乳酸等，使饲料具有天然酸香味。发酵过程中通过微生物的作用还可有效去除饲料原料中的抗原和抗营养因子，改善饲料的适口性。研究表明，采用芽孢杆菌、干酪乳酸菌等菌种混菌发酵棉籽粕，与原棉籽粕相比，棉籽粕经过发酵后可显著提高粗蛋白。乳酸和粗灰分含量，降低粗纤维、粗脂肪和游离棉酚含量。提高饲料的适口性，促进动物采食。

**5. 微生态制剂提高动物生长性能的应用研究**

（1）提高猪生长性能的研究　在猪饲料中添加微生态制剂，可提高猪的生长速度，改善饲料利用率。李文春等选用2组育肥猪，试验组和对照组各15头，试验组饲喂基础日粮添加0.2%复合微生态制剂，对照组饲喂基础日粮，饲养92天后观察效果。试验结果：试验组和对照组日平均头增重为0.71kg和0.66kg，差异显著（$P < 0.05$），试验组饲料转化率为3.22，比对照组高0.27。彭红等选取健康无病、体重20kg左右的杜长大三元杂交仔猪60头，按饲养试验要求随机分成3组，每组20头，A组饲喂自行配制的基础日粮，B组在基础日粮中添加0.1%微生态制剂，C组在基础日粮中添加0.2%微生态制剂。试验结果：在15～30kg仔猪饲粮中添加微生态制剂，仔猪日增重与对照组相比差异显著（$P < 0.05$），但微生态制剂的两个添加水平组差异不显著（$P > 0.05$）。在日增重上，添加0.1%微生态制剂组高于其他两组，与对照组和0.2%微生态制剂添加组相比，日增重分别提高6.07%、0.34%；在料重比上，添加微生态制剂组与对照组相比差异显著（$P < 0.05$），而微生态制剂的两个添加水平组差异不显著（$P > 0.05$），但以0.1%添加组水平最低，分别比对照组和0.2%添加组降低8.6%和3.2%。潘树德等在28日龄断奶的三元杂交（杜×长×大）仔猪试验中，分别添加酵母核酸0、0.1%、0.2%、0.4%，结果表明，28日龄断奶仔猪日粮中，添加不同剂量酵母核酸均能不同程度地提高日增重和饲料转化率，腹泻率也有不同程度的降低。

目前大量研究表明，微生态制剂能显著提高仔猪腹泻治愈率、仔猪成活率以及饲料利用率和日增重。杨林分组用寡聚果糖、寡聚麦芽糖、寡聚甘露糖、益生素对35日龄仔猪进行饲养试验。结果表明这些微生态制剂能显著地提高仔猪的相对生长率（$P < 0.05$），特别是益生素组差异极为显著（$P < 0.01$）。研究表明，在杜长大断奶仔猪饲料中添加0.1%益生素，能使其日增重提高15.25%（$P < 0.05$），饲料利用率提高15.53%。Herich等报道，饲喂干酪乳杆菌后仔猪白细胞总数和中性粒细胞数目显著增加；据李维炯报道，猪场使用有效微生物群（EM）技术后，干清粪结构的猪舍氨气去除率为37.2%，水清粪结构的猪舍氨气去除率为19.55%；崔晓琴等研究表明，饲喂微生态制剂可提高仔猪的成活率及经济效益；黄俊等试验表明，在日粮中添加2%的微生态制剂对于提高肥育猪

的饲料利用率、降低粪便氨含量具有明显效果。赵京杨等利用益生素对哺乳仔猪进行早期接种以及在哺乳仔猪料和断奶仔猪料中添加加酶益生素，结果表明，试验组哺乳仔猪日增重比对照组极显著提高 15.94%，试验组断奶仔猪日增重比对照组显著提高 8.75%；哺乳仔猪腹泻率显著低于对照组，断奶仔猪腹泻率比对照组极显著降低 46.56%。李强等在断奶仔猪日粮中添加微生态制剂，与对照组相比，日增重提高了 11.4%，腹泻率降低了 15%，降低了饲养成本，提高了经济效益。黄俊等用 3 株乳酸菌、2 株芽孢菌、2 株酵母菌、1 株光合菌和 1 株酪酸菌以麸皮为主要原料，多菌混合厌氧固态发酵生产出新型微生物饲料添加剂，肥育猪饲养试验表明，2% 添加量组比对照组提高日增质量 8%，提高饲料利用率 10%，降低粪便 $NH_3$ 含量 61%，同时在提高免疫力、抗病力及降低猪的料肉比方面都有显著效果。薛艳秋在杜长大断奶仔猪饲料中添加 0.1% 益生素，结果使其日增重提高 15.65%，饲料利用率提高 14.53%。黄平应用 EM 有效微生物群制剂饲喂生长猪，发现增重提高 10.45%，单位增重耗料减少 7.75%，并能改善环境卫生，有效防止白痢、大肠杆菌、霍乱及葡萄球菌等细菌性疾病，增强机体抗病力。王士长等报道，在母猪和哺乳仔猪日粮中添加 0.1% 的益生素，对仔猪增重有显著效果，尤其是第 4 周龄和第 5 周龄，试验组分别比对照组提高 20.7% 和 28.5%，并且育成率高达 97.6%，而对照组仅为 80.95%。

有试验表明，在规模猪场实际生产中，在保育猪和生长育肥猪饲粮中添加 0.1% 微生态制剂，可以显著提高保育猪和生长肥猪的平均日增重，显著降低料重比，保育猪和生长期育肥猪平均日采食量显著提高。刘成江等研究表明，饲料中添加微生态制剂可使猪日增重提高 8%～10%。料重比降低 5%～8%，成活率达 99%，可提前 10 天左右出栏。单达聪等报道，将酵母菌和枯草芽孢杆菌作为益生菌添加于饲料中，育肥前期日增重可提高 14.9%；饲喂益生素制剂 Bioplus 2B 能提高增重 1.9%，平均日增重增加 2.5%。

（2）提高反刍动物生长性能的应用研究

① 微生态制剂对幼年反刍动物生长的影响研究　饲料添加剂如益生素已经被证明能够提高反刍动物饲料转化率。补充益生素能提高饲料效率。益生素能够改善微生物生态、营养物质合成和生物利用性，有利于家畜更好地增重。张海涛研究日粮中添加纳豆枯草芽孢杆菌对断奶前犊牛生长性能的影响，结果表明，断奶前犊牛日增重较对照组提高 26.5%（$P < 0.01$）；开食料的日采食量下降 11.9%；与对照组（57 天）相比，饲喂纳豆枯草芽孢杆菌处理组（49.7 天）显著提前了犊牛的断奶日龄。Haddad 等观察发现，给羔羊饲料中添加酵母培养物，相对对照组有更好的日增重。Jang 等发现，益生素对羔羊体重增加有作用。益生素能增加羔羊体重，可由于其增强微生物蛋白质合成从而产生更多过瘤胃氨基酸。单达聪等报道，以酵母菌和枯草芽孢杆菌作为益生菌添加于饲料中，育肥

前期日增重提高 14.9％。饲喂益生素制剂 Bioplus 2B 能提高增重 1.9％，平均日增重增加 2.5％。高的增重可能是由于高的采食量和饲料利用率。相反地，Titi等研究表明，添加酵母对生长率没有影响。Whitley 等观察到除 1 个实验组外，添加益生素组和对照组相比增重和饲料转化率没有差异。Antunovic 等表明，益生素能提高日增重和平均体重。相似地，也观察到添加益生素组相对对照组体增重增加。Mutassim 等报道，每天添加 2g 的 cyc-蛋氨酸相比对照组能明显提高总重和日增重。在对幼年反刍动物的研究中发现，益生素能增强消化和饲料转化率，提高增重。反刍动物增重增加可能是由于增加纤维素水解能力、改善纤维素消化和由于产氨微生物活动减少使可被用来吸收的过瘤胃蛋白质增加。大量的数据表明，在基础日粮中添加益生素具有效果，可以帮助提高反刍动物生长性能。饲喂添加益生素的饲料能够提高饲料利用率表明瘤胃微生物区系发生改变。Antunovic 等研究也发现，添加益生素能够提高饲料利用率，但作用并不显著。Haddad 等发现，添加酵母培养物能得到更好的饲料转化率。Jang 等发现，在基础日粮中添加益生素能提高饲料转化率。Mutassim 等发现，每只羊每天添加 2g的 cyc-蛋氨酸具有更好的饲料转化率，表明以 2g/d 的水平及以 cyc-蛋氨酸形式饲喂羔羊酵母和蛋氨酸能够提高饲料利用率。以上研究表明，在反刍动物饲料中添加益生素可提高饲料转化率，从而能得到更好的效益。实验结果产生差异的原因可能是由于 Titi 和 Whitley 所选择的实验动物品种。生长时期和饲料配方对实验的影响造成的。使用高水平的日粮饲喂实验组和对照组使二者的日增重相对于低水平日粮都增加，使得添加益生素对日增重的增加比例有限造成二者差异不显著。

　　大量的研究数据表明，在基础日粮中添加益生素具有良好的效果，可以提高奶牛的生长性能。赵大伟等报道，在意大利犊牛日粮中使用剂量为 7.5 亿个的乳酸链球菌培养物，使其日增重提高 5.2％，饲料利用率提高 2.5％。余婷等研究表明，在犊牛日粮中添加益生酵母，日增重显著高于对照组，说明益生酵母能够提高犊牛的生长速度，育肥牛的生长速度平均提高 7％～8％。微生态制剂还可防治犊牛下痢、成年牛的胃肠臌气。研究表明，在犊牛日粮中使用微生态制剂可使日增重提高 5.3％，饲料利用率提高 5.2％，犊牛腹泻发病率大大降低，死亡率也由 10.2％降为 2.8％，从而降低了饲养成本，提高了经济效益。另外，多数研究者指出，在反刍动物牛、羊饲料中添加益生素能改善其生产性能，对促进牛、羊增重和饲料利用率有积极作用。另外有学者研究证实，在犊牛日粮中使用益生素可使牛日增重、饲料利用率均有所提高，而腹泻发病率和死亡率都有所下降。聂志武给新生犊牛口服假长形双歧杆菌，结果使增重提高 25.2％，饲料转化率提高 11.4％。犊牛饲喂纳豆枯草芽孢杆菌可以缩短断奶日龄，提高采食量，降低料重比。犊牛、羔羊开食料中添加酵母培养物，可提高生产性能和采食量。以酵母菌和枯草芽孢杆菌作为益生菌添加于饲料中，育肥前期日增重提高

14.9％。Nisbet 和 Martin 报道，给犊牛饲喂酵母培养物可以为乳酸利用菌提供生长因子。给犊牛饲喂添加米曲霉提取物的饲料，能提早断奶，提高瘤胃微生物活力。

② 微生态制剂对奶牛产奶量的影响研究　饲料中添加益生素能够促进机体对氨和乳酸的利用，调节瘤胃内的微生态平衡；同时加快饲料蛋白质的水解，提高乳脂率和奶比重，增加菌体蛋白的产量，最终提高奶牛的产奶量。Stein 等报道，给奶牛饲喂米曲霉培养物，平均产奶量由 34.8kg/d 提高到 35.1kg/d，乳蛋白含量由 2.94％提高到 2.96％，乳脂率显著高于对照组（$P<0.05$）。刘星等饲喂奶牛添加复合益生菌的日粮，产奶量提高了 4.67％，乳干物质和乳脂率分别提高了 12.8％、13.8％。Komari 等在奶牛日粮中添加酵母能显著增加产奶量，并能提高乳脂率和乳蛋白率。Kang 等研究结果表明，泌乳前期对照组的产乳量为 36.4kg/d，而添加酵母培养物 10g/d 和 20g/d 的试验组产奶量分别为 39.3kg/d 和 38kg/d，产奶量显著增加。相反地，芦春莲等在日粮中添加酵母培养物，发现产奶量增加不显著。李朝平等在奶牛日粮中每天添加酵母培养物 100g，发现平均日产奶量显著地提高了，乳脂率、乳蛋白无明显变化。刘峰等在精料中添加 0.2％ "益生素" 微生态制剂，发现每头牛产奶量平均增加 0.88kg/d，提高 4.36％，差异不显著。有研究表明，在奶牛饲料中添加高产酶活枯草芽孢杆菌微生态制剂，提高泌乳牛的产奶量，添加芽孢杆菌、乳酸菌复合菌制剂 1％对牛奶中乳蛋白率增加效果明显。杨利报道，在产奶牛饲料中添加含有真菌的微生态制剂，能使产奶量平均提高 5％；泌乳早期添加优于泌乳晚期。Francisco 等添加益生素制剂 P169，发现产奶量与对照组相比没有显著变化。Mandebyu 等也得到了相同的结果。实验结果产生差异的原因可能是由于 Francisco 和 Mandebyu 的实验饲喂时间较短，分别为 12 周和 6 周，对产奶量的影响不明显。刘峰的实验可能是由于选择的微生态制剂种类不同造成的，相关研究表明，不同类型微生态制剂对产奶量的影响不同。卢春莲和李朝平的实验可能是由于添加的时期不恰当造成效果不明显。

邵伟等研究 "益康 XP" 和 "PM 发酵粉" 两种微生态制剂对中国荷斯坦良种母牛生产性能的影响，结果表明，与对照组相比，XP 组与 PM 组显著提高奶牛产奶量和乳脂率，降低乳体细胞数（$P<0.05$），对乳糖、乳非脂固形物含量和 pH 值无显著影响（$P>0.05$），但均有提高奶牛乳品质的趋势。蒋小艺等报道，乳酸菌对奶牛生产性能有一定的影响，并且不同型号的乳酸菌制剂对奶牛的产奶量及乳成分影响不同。Stein 等报道，给奶牛饲喂米曲霉培养物，平均产奶量由 34.8kg/d 提高到 35.1kg/d，乳蛋白含量由 2.94％提高到 2.96％，乳脂率显著高于对照组（$P<0.05$）。微生态制剂对产奶量的提高主要表现在其能促进机体对氨和乳酸的利用，改善瘤胃 pH 环境，以刺激瘤胃微生物的生长和活性，增强有益菌的繁殖速度，从而调节瘤胃内的微生态平衡；同时加快饲料蛋白质的

水解，提高乳脂率和奶比重，促进钙、铁、镁和瘤胃肽的吸收，增加菌体蛋白的产量，增强动物免疫力，提高饲料利用率，最终提高奶牛的产奶量。在成年反刍动物中饲用微生态制剂不仅可以改善瘤胃内环境，而且不会产生类似抗生素的药物残留问题。反刍动物益生菌种类很多，包括瘤胃及非瘤胃来源的细菌培养物以及细菌、酵母、真菌的混合产品等。大量研究表明，在奶牛饲粮中添加微生态制剂能提高产奶量和提高乳品质。岳寿松等用由酵母菌、乳酸菌和芽孢杆菌复合菌组成的粉剂饲喂奶牛，试验结果表明，试验组比对照组产奶量增加 7.26％，奶比重增加 0.048％。邓露芳通过试验证明，纳豆芽孢杆菌具有促进奶牛产奶量、提高饲料转化效率、促进牛奶中乳蛋白和乳糖产量、降低体细胞数、改善牛奶品质的作用。

③ 微生态制剂对反刍动物血液代谢产物的影响研究　血液尿素氮的浓度是指示肾功能好坏的指标。羔羊饲喂 0.1％益生素能降低葡萄糖和尿素氮的浓度。Antunovic 等研究发现，添加益生素组与对照组相比羔羊血液中尿素氮浓度降低。血液尿素氮降低可能是由于添加益生素增加了氮素在瘤胃中的利用效率，血液葡萄糖浓度降低可能是由于纤维素消化率升高导致产生更多的酮基。然而，AboEl-Nor 等报道，补充益生素会增加血液尿素氮浓度。可能是由于添加益生素使瘤胃微生物区系不能很好地利用氨。还有其他研究表明添加益生素对血液尿素氮浓度没有影响。糖异生是反刍动物葡萄糖的主要来源，提供了反刍动物所需葡萄糖的 75％。Antunovic 等研究表明，益生素不能改变血液葡萄糖浓度。然而，AboEl-Nor 等报道，添加益生素能提高奶牛血液葡萄糖浓度。这可能是由于益生素改善了糖异生过程和提高了乳糖吸收率。然而，Ding 等的研究表明，添加益生素对羔羊的血液葡萄糖浓度没有影响。肌酐在肌肉组织中产生，它的正常浓度指示着最佳的身体状态。Belewu 等发现，山羊日粮添加益生素对肌酐浓度无影响。Antunovic 发现生长的羔羊也有相似结果。Galip 发现公羊也有相同结果。实验结果产生差异的原因可能是由于 AboEl-Nor 和 Bruno 的实验选择的益生素减弱了体内微生物体系对氨的利用从而增加了体内尿素氮的浓度。Belewu、Antunovic 和 Galip 的实验结果都显示益生素对肌酐浓度无影响，表明益生素可能对羊的肌酐产生过程没有影响。

(3) 提高家禽生长性能的应用研究　在雏鸡日粮中添加微生态制剂能够提高雏鸡成活率、日增重及饲料报酬，降低腹泻等肠道疾病发生率。对肉鸡的促生长效果可达 5％～12％，蛋鸡产蛋率可提高 4％～8％，大大降低死亡率。史兆国等在雏鸡饲料中添加微生态制剂，结果表明，试验组雏鸡饲料报酬较对照组提高 11.21％，死淘率下降 5.79％，且可大幅降低死亡率。施大林等报道，在彼德逊肉鸡基础日粮中添加 0.2％、0.5％和 0.8％的酪酸菌制剂，结果表明，试验组在增重和存活率方面比对照组均有明显的提高；添加 0.5％酪酸菌制剂的试验组效果最为明显，增重比对照组提高 16.3％，料肉比为 1.89，平均每只鸡获利比对照组提高 76%。李巧贤等报道，由双歧杆菌、乳酸杆菌、酵母菌、肠链球菌等制成的 NM6 菌粉能促进家禽生长，增加体重，提高饲料转化率，提高上笼率。蛋雏鸡前期体重提高 3.8%～26.12%，肉仔鸡前期日增重提高 10.44%，肉料比降低 11.7%，提高产蛋率 5% 左右。在肉鸡方面，吕京逊也得出了类似的结果。王小民等试验证明，微生态制剂不但能显著提高蛋鸡血清中新城疫 HI 抗体水平，而且还能显著增加血液中淋巴细胞比例和白细胞吞噬指数，从而增强了蛋鸡的免疫力和抗病力，明显地提高了新城疫的免疫效果。廖玉英等试验结果表明，在饮水中添加复合益生素的试验鸡感染强毒球虫卵囊后，在减少鸡的发病率和病死率、减轻球虫病对鸡增重的影响和盲肠病变的严重程度、降低鸡球虫病对养鸡所造成的经济损失等方面均有良好的作用。在蛋鸡日粮中添加微生态制剂，粗蛋白比对照组提高了 10.37%（$P<0.01$）、钙磷消化率提高了 19.05%（$P<0.01$）和 7.80%（$P<0.01$）。有报道表明，在蛋鸡饲料中添加 EM 菌，使产蛋率提高 5%，蛋重增加 0.7g，群体存活率提高 5.6%。

张宜辉等在罗曼褐壳蛋鸡日粮中添加 400g/t 水平的微生态制剂 BM1259，发现蛋鸡的蛋重和产蛋率分别增加了 2.10% 和 3.27%，料蛋比和破蛋率分别下降 7.41% 和 30.99%，血清钙、磷和肌酸激酶浓度显著升高，而血清总蛋白、白蛋白和血糖浓度均显著降低；顾金等研究发现，在青脚麻鸡日粮中添加按一定比例组合的枯草芽孢杆菌、酵母菌和粪肠球菌组成的微生态制剂能显著提高青脚麻鸡平均日增重并降低料重比，显著提高血液中总蛋白和血糖含量；谢为天等在肉仔鸡基础日粮中添加 0.1%～1.5% 水平的复合微生态制剂，发现能显著提高肉仔鸡血清钙、磷、总蛋白、球蛋白和白蛋白含量，显著降低胆固醇的含量和白球比，并使十二指肠绒毛密度增加，长度显著增加；苏青云等研究发现，在矮小型蛋鸡日粮中添加 100mg/kg 水平的微生态制剂能在一定程度上提高饲料利用效率和产蛋率，还能显著改善蛋壳厚度和蛋形指数，并有提高蛋壳强度的趋势；庞晖等的研究表明，在仔鹅日粮中添加不同配比的复合微生态制剂可显著提高仔鹅日增重和降低料重比，能显著提高肠道淀粉酶和蛋白酶活性，还能降低盲肠内 pH值，显著增加乳酸杆菌菌群数，减少大肠杆菌数量和沙门氏菌菌群数；陈登科等在樱桃谷鸭基础日粮中添加 0.3% 水平的微生态制剂，结果有效地提高了肉鸭的体质量、平均日采食量和平均日增重，降低了料肉比，并在一定程度上降低了鸭舍内 $NH_3$、$H_2S$ 和 $CO_2$ 等有害气体的浓度；黄冠庆等研究结果表明，在 21 日龄黄羽肉鸡日粮中添加 200mg/kg 微生态制剂就能显著提高其体重和平均日增重，有提高饲料采食量和饲料转化率的趋势；崔西勇等试验表明，添加不同微生态制剂，料蛋比分别降低 7.53%、7.55% 和 5.97%，差异显著（$P<0.05$）。

## 二、微生态制剂能提高畜禽的免疫性和抗病能力

增加动物免疫力是益生菌的重要作用。微生态制剂可以使动物肠道微生态系

统处于最佳的平衡状态，还可以作为非特异性免疫调节因子，诱导 T、B 淋巴细胞和巨噬细胞等产生细胞因子，从而增强机体的免疫力。光合菌群和酵母菌群协同其他有益微生物，通过氧化、还原、发酵等途径将动物肠道内的有害物质转化为无毒物质。双歧杆菌细胞壁肽聚糖在适当条件下呈现免疫原性，增强了体液免疫应答，激活了巨噬细胞活性，从而可抑制肿瘤细胞的增殖和致癌物质的产生。微生态制剂中的有益菌均是良好的免疫激活剂，能够有效地提高动物干扰素和巨噬细胞的活性，加快免疫器官的成熟发育，激发机体体液免疫和细胞免疫，增强机体抗病力。双歧杆菌细胞内酶解离胆盐，抑制内源性疾病发生，预防和减少各种疾病，减少了抗生素的用量。微生态制剂可成为非特异性免疫因子，通过细菌本身或细胞壁成分刺激宿主细胞，激活免疫系统，提高机体抗体水平或巨噬细胞活性，使动物的体液免疫和细胞免疫水平提高，增强机体抵抗力。很多乳酸杆菌和双歧杆菌能够提高机体体液抗体水平。益生菌的免疫调节作用主要体现在益生菌可以调节致炎和抗炎因子的平衡，从而达到抑制过敏反应的目的。

肠相关淋巴组织系统约占机体内免疫系统的 70%，是机体免疫系统的主要组成部分。肠道菌群和机体免疫之间的关系已有广泛研究，菌群可以激活机体免疫系统，抵抗疾病。但是，当机体内菌群失调时，可能影响机体发挥免疫作用，引发自身免疫缺陷病。微生态制剂的使用，可以改善失调的肠道菌群，从而提高机体免疫力。

微生态制剂对机体免疫力的提高表现在以下几个方面。

### 1. 生物屏障作用提高免疫力

益生菌具有定植性、排他性及繁殖性。通过磷壁酸与肠黏膜上皮细胞相互作用而密切结合，与其他厌氧菌一起占据肠黏膜表面，共同形成一道生物学屏障，提高上皮细胞的防御能力，补充益生菌使原籍菌重新成为优势菌群，并与致病菌竞争附着及强固肠黏膜细胞间的紧密连接，提高黏膜对致病菌的免疫应答，保护和稳定黏膜屏障；同时益生菌与肠黏膜上皮细胞受体的结合，由于空间位阻的作用而阻止了致病菌或条件致病菌与肠黏膜上皮细胞的再黏附，使肠道微生态环境恢复正常，菌群间的平衡与交互抑制重新稳定，菌群失调纠正，肠黏膜屏障作用重现。微生态制剂可以刺激宿主的免疫应答，增强体液免疫和细胞免疫，提高巨噬细胞的吞噬活性以及补体功能。

微生态制剂还可以通过调节细胞骨架和紧密连接蛋白类磷酸化，提高肠道屏障功能，从而促进肠黏膜细胞-细胞的相互作用和细胞的"稳定性"。有关报道表明，益生菌可以改变肠黏膜结构，促进营养物质的吸收。微生态制剂可以改变十二指肠和回肠的绒毛形态结构与绒毛高度，使隐窝深度的比值提高；也可增加黏膜免疫细胞数量（上皮内淋巴细胞、杯状细胞），提高肠道屏障功能。

### 2. 免疫调节因子作用提高免疫力

研究表明，有些微生态制剂作为免疫调节因子，增强巨噬细胞的吞噬能力和抗体产生能力。尤其是乳酸杆菌制剂中的乳酸杆菌以某种免疫调节因子形式起作用，刺激肠道某种局部性免疫反应，提高机体抗体水平或巨噬细胞的活性，增强机体免疫功能。芽孢杆菌能促进肠道相关淋巴组织，使之处于高度反应的"准备状态"，同时使免疫器官的发育增快，T、B淋巴细胞数量增多，使动物的体液免疫和细胞免疫水平提高。有益微生物细胞壁含有的免疫多糖类物质，可以增强动物的免疫能力，激活巨噬细胞吞噬病菌的能力。

### 3. 通过增强机体免疫功能提高免疫力

（1）促进免疫球蛋白分泌　研究表明，微生态制剂的摄入可以提高血清中免疫球蛋白 A（IgA）、免疫球蛋白 M（IgM）和免疫球蛋白 G（IgG）含量，从而增强机体免疫力。

（2）抑制炎症反应　有关研究证实，微生态制剂可以抑制炎症反应，维持机体内免疫平衡。如微生态制剂可以增加体内白介素-12 和干扰素-γ 含量，减少炎症性增生；阻断促炎性信号通路，抑制炎症反应。

（3）提高树突状细胞（dendritic cell，DC）、T 淋巴细胞和 B 淋巴细胞的免疫应答 DC 是机体功能最强的专职抗原递呈细胞，能高效地摄取、加工处理和递呈抗原。研究表明，微生态制剂能有效地影响肠道上皮细胞中的各种淋巴细胞（如 DC）。DC 通过收集来源于肠内的抗原，继而激活原始 T 淋巴细胞，T 淋巴细胞活化和分化，分泌相应的细胞因子，进行细胞免疫反应；将甘露寡聚糖和乳酸菌制剂各个单独或联合添加到雏鸡日粮中，可提高机体体液免疫，抵御新城疫病毒和传染性法氏囊病病毒感染。此外，DC 还可以分泌细胞因子和趋化因子，有效地调节机体的先天性免疫和获得性免疫。乳酸杆菌以免疫调节因子的形式，刺激肠道局部型免疫反应，提高机体抗体水平或巨噬细胞的活性，增强机体免疫功能。用地衣芽孢杆菌饲喂家兔，发现家兔免疫器官的生长速度明显加快，而且血液中的白细胞总数和外周 T 淋巴细胞酸性乙酸萘乙酶活性的阳性率显著高于对照组。

（4）增强巨噬细胞活性　植物乳杆菌可以增强炎症性肠道内巨噬细胞合成和分泌白介素-10。有益微生物能够刺激动物机体产生干扰素，提高免疫球蛋白浓度和巨噬细胞活性，增强机体体液免疫和细胞免疫功能。有关试验已经证实了双歧杆菌细胞壁中的完整肽聚糖可使小鼠腹腔巨噬细胞 IL-1、IL-6 等细胞因子的 mRNA 的表达增多，从而在调节机体免疫应答反应中起作用。

（5）增强特异性疫苗免疫作用　将拟杆菌微生态制剂饲喂仔猪，可以提高仔猪产生免疫抗体的能力，从而增强仔猪抗猪瘟与猪蓝耳病的免疫力。

### 4. 微生态制剂提高动物免疫力的应用研究

（1）提高猪免疫力的应用研究　微生态制剂还可以提高仔猪免疫力，增强机体抵抗力。将抗生素（土霉素）、黄腐植酸和益生素（30％嗜酸乳酸菌、30％双歧乳酸杆菌、20％枯草芽孢杆菌和20％纳豆芽孢杆菌）各个单独或联合添加于断奶仔猪日粮中，结果表明，黄腐植酸和黄腐植酸＋益生素两组，可以提高饲料总能、矿物质磷的吸收利用和灰分的消化率；提高 IgG 含量和绵羊红细胞抗体效价，增强断奶仔猪免疫力。可见，黄腐植酸和益生素具有促进机体生长和提高机体免疫力的性能，将可能取代抗生素的使用。微生态制剂在仔猪上的应用较多，而在成年猪上的报道较少。有关报道表明，乳酸菌菌株具有多种功能，即防止感染，增强机体免疫力，并调节肠道内微生物酶活性，使草药化合物转化为有活性的化合物；黄芩和栀子具有减少细菌脱落和抑制感染猪血清中肿瘤坏死因子 $\alpha$ 水平的能力。黄芩、栀子和益生素（乳酸菌）联合使用，增强黄芩和栀子的生物活性，提高粪便中致病菌的消除率和增强感染猪的免疫力，有效地预防猪霍乱。

① 防治仔猪腹泻　微生态制剂能改善肠道微生态环境，调整肠道菌群格局，抑制有害微生物的繁殖，对预防仔猪腹泻有良好效果。陈永锋等报道，用主要成分是乳酸杆菌、酵母菌等的"养乐多"饲喂仔猪，试验组在出生与断奶时灌服（每头 3mL），试验表明，对照组仔猪腹泻率 30.23%，试验组腹泻率 9.52%，差异显著。白林运用基因手段开发的益生菌制剂"普百克"饲喂仔猪，服用该药后 48h 内，能够迅速控制仔猪腹泻，控制率达 68.75%，腹泻发生率降低12.30%，并且使大多数病猪病情得到极大缓解。杜冰报道，采用痢康灵活性乳酸菌制剂饲喂仔猪，结果连服 4 天痢康灵活菌制剂的仔猪腹泻治疗率达到 95%以上。李芳益等选用 34 头母猪所产 333 头仔猪进行试验，其中 244 头仔猪发生腹泻和下痢，用由乳酸杆菌。粪链球菌。芽孢杆菌组成的"益菌多"饲喂，治愈234 头，治愈率 95.9%，效果显著，另外 89 头出生后喂服益菌多，未发生腹泻和下痢，预防效果也很好。周望平报道，用不同剂量的 HM-强效复合微生态制剂和氟哌酸散剂饲喂断奶仔猪，结果显示，HM-强效复合微生态制剂对断奶仔猪拉稀有较好的治疗和预防效果，每头治疗剂量从每次 0.5g 到 2.0g，随着剂量的增加其疗效也增加，每头每次 0.5g HM-强效复合微生态制剂与每头每次500mg 氟哌酸对仔猪拉稀临床治疗效果相当，治愈率达 90%以上，每头每次2.0g HM-强效复合微生态制剂治愈率达 100%。日粮中添加 0.5% HM-强效复合微生态制剂预防保护率达 100%。

② 提高机体免疫力，预防仔猪发病　微生态制剂能够在数量和种类上补充肠道内减少或缺乏的正常微生物，调整或维持肠道内微生物平衡，增强机体免疫功能，促进营养物质的消化和吸收，从而达到防病治病的目的。Hattori 等试验表明，芽孢杆菌的引入使仔猪十二指肠中大肠杆菌浓度明显降低，乳酸菌浓度明显上升。有国外学者用活乳酸杆菌或乳酸菌发酵物试验，发现它对大肠杆菌的抑制作用非常明显，痢疾几乎完全消失。杨林等选取 5 组断奶仔猪，其中一组为对照组饲喂基础日粮，另外四组在基础日粮中分别添加 0.10%的寡聚果糖、0.10%的寡聚麦芽糖、0.10%的寡居甘露糖、0.10%的益生素。对试验组各组仔

猪肠道菌群数量的统计结果显示，微生态制剂各组能极显著地促进仔猪肠道内双歧杆菌。嗜酸性乳酸杆菌在仔猪肠道内的增殖（$P<0.01$），并且微生态制剂能显著抑制仔猪肠道内需氧菌中大肠埃细菌。猪葡萄球菌的繁殖。统计数据显示，微生态制剂极为显著地降低了仔猪肠道内大肠埃细菌的平均数量（$P<0.01$）以及猪葡萄球菌的数量（$P<0.05$）。徐登峰等将分离自健康仔猪肠道的 6 株嗜酸性乳酸菌 37℃、24h 培养物无菌上清液进行了体外抗致病性大肠杆菌试验，试验结果显示 6 株乳酸菌无菌上清液对致病性大肠杆菌均有较强的抑制作用。试验还证明 6 种乳酸菌对大肠杆菌的抑制作用主要是代谢产物中的益菌素的原因。刘延贺等报道益生素可使仔猪产生较高的 IgA 水平。詹凯等试验结果显示，生菌素显著地提高了血清免疫球蛋白的水平，生菌素较维吉尼霉素具有更强的抗腹泻能力，差异显著。

（2）提高禽免疫力的应用研究　杨玉荣等用含有芽孢杆菌、酵母菌及乳酸菌的微生态制剂饲喂雏鸡，能够提高雏鸡生长早期肠黏膜的免疫反应。司振书用微生态制剂饲喂 817 只肉仔鸡，发现微生态制剂可提高其免疫器官指数，增强鸡群的特异性和非特异性免疫力。李春丽等用含 0.1% 微生态制剂的自来水饲喂母猪及其所产哺乳仔猪，结果表明，试验组的仔猪发病率降低 30.31%，试验组母猪的免疫球蛋白（IgA）浓度一直维持不变，对照组浓度下降了 4.2%。

据有关报道，益生元的使用也可以调节肠道菌群平衡，降低腹泻率，增强免疫力。在肉禽饲养中，枯草芽孢杆菌制剂的应用占据重要地位，可以提高生产性能、饲料利用率、肉品质及出栏重，增强免疫能力，改善饲养环境。在艾美耳球虫感染肉鸡试验中，枯草芽孢杆菌制剂可以减轻鸡球虫病的临床症状，增强鸡的各种免疫指标。在樱桃谷鸭基础日粮中添加枯草芽孢杆菌＋地衣芽孢杆菌制剂，提高肉鸭的肌肉品质，降低圈舍内氨气浓度和大肠埃希菌菌落指数，减少环境污染。

试验证明微生态制剂能通过促进免疫器官的生长发育、刺激机体产生免疫细胞、激活体内巨噬细胞系统和补体系统、促进抗体和免疫因子产生等方式影响家禽的免疫功能。刘克琳等用蜡样芽孢杆菌制剂饲喂雏鸡后发现，试验组雏鸡中枢免疫器官生长发育较对照组迅速、成熟快，胸腺内淋巴细胞密度加大，血液中 T 细胞值较对照组高，法氏囊黏膜形成皱襞数量增加；张春杨等用产蛋白酶的益生菌制备成益生菌剂饲喂肉鸡，能明显促进免疫器官的生长发育，显著提高免疫器官指数（提高脾脏、法氏囊、胸腺指数，分别可达 18.47%、6.42%、41.46%；$P<0.05$）；张辉华在基础日粮中添加热灭活乳杆菌制剂，能明显地促进竹丝肉鸡法氏囊的生长发育和机体的细胞免疫水平；曾正清等在饲料中添加酵母能增加肉仔鸡胸腺小叶数，免疫功能也大大增强，且降低盲肠食糜、粪便中大肠杆菌数量，增加乳酸杆菌的数量；王秀武等在试验鸡日粮中添加 0.1% 壳寡糖，饲喂 56

天后，壳寡糖组鸡胸腺和法氏囊相对重量增加（$P<0.05$），血清新城疫抗体效价提高（$P<0.05$）；马得莹等研究了草药女贞子、五味子、四君子汤和六味地黄丸以及甘露寡糖和黄霉素对蛋雏鸡免疫机能的影响，各试验组雏鸡脾淋巴细胞转化率均有所提高，能增强雏鸡的细胞免疫；邵良平等观察了日粮中添加甘露寡糖（MOS）和粪链球菌（SF-68）对鸡细胞免疫和肠道微生态的调节作用，两种物质均能显著提高白细胞吞噬能力和 PHA 淋巴细胞转化率，有效地改善鸡肠道微生态环境，且两者合并提高的效果更显著。微生态制剂也可通过抵抗病原菌感染来防治疾病。周霞等用活性乳酸菌制剂饲喂雏鸡，发现对防治蛋雏鸡腹泻有良好的作用；聂实践等用益菌多（S-586）饲喂或加入饮水中喂 1～14 日龄雏鸡，15 日龄注射沙门氏菌液，结果表明 S-586 能有效控制沙门氏菌感染，降低死亡率；毕英佐报道，将热灭活的 LB 菌株应用于微生态制剂，能抑制病原微生物的侵入和定植；胥清富在基础日粮中添加 1％K94 复合活菌剂（内含乳酸杆菌、双歧杆菌和 3 种芽孢杆菌）饲喂 1 日龄 AA 肉鸡，结果表明 K94 能明显改变 AA 肉鸡盲肠中菌群种类和数量，15 日龄时，需氧菌总数、大肠杆菌明显减少，而厌氧菌总数、梭状芽孢杆菌以及双歧杆菌数量增加。Koayashi 等在雏鸡日粮中添加 0.75％的 FOS，机体沙门氏杆菌检出率下降 12％；Sisak 在仔鸡饲料中添加 1g/kg MOS，仔鸡盲肠、屠体内沙门氏杆菌检出率分别为 18％（对照组 76％）和 28％（对照组 84％）；Oyofo 等对已含沙门氏菌雏鸡饮水中加 2.5％的 FOS 或 XOS，鸡群中沙门氏菌阳性率从 53％降到 27％，盲肠中沙门氏菌下降 3 个单位的细菌菌落。

（3）提高牛羊免疫力的应用研究　微生态制剂在反刍动物中应用较常见，尤其幼龄反刍动物，其可改善肠道和瘤胃微生物区系，调节微生物菌群平衡，促进瘤胃生长发育，提高饲料利用率和机体生长性能，增强免疫力，防治疾病等。用罗伊氏乳杆菌 DDL19、乳杆菌 DDL48、屎肠球菌 DDE39 和两歧双歧杆菌 DD-BA 制成的微生态制剂，添加到无菌的奶中，喂养幼龄山羊。结果显示，显著减少肠道内沙门菌和志贺菌，增加乳酸菌，改善肠道菌群；减少粪便中腐胺（癌症和细菌性疾病的标志物）和 60％诱变剂的产生，从而预防和治疗某些疾病；显著促进瘤胃功能，提高机体消化率。

另外，益生菌可以降低犊牛的腹泻率和死亡率。犊牛出生后立即投喂粪链球菌和嗜酸杆菌，可使其腹泻发病率由 82％降低至 35％，死亡率由 10.2％降至 2.8％。添加微生态制剂能够调节反刍动物瘤胃微生物和 pH 值的稳定。pH 值稳定一般与瘤胃中乳酸浓度有关。反刍动物饲喂高精日粮容易引起瘤胃 pH 值低，造成瘤胃机能障碍，添加微生态制剂可促进乳酸的利用，提高瘤胃 pH 值，避免瘤胃内环境失调引起的生产性能下降。Edwards 等报道，给饲喂高能量的育肥肉牛补饲酵母培养物能增加乳酸菌的浓度。Williams 等报道，给饲喂大麦的奶牛补饲酵母培养物后，4h 时瘤胃 pH 值有所增加，表明酵母能促进乳酸利用菌利用乳酸，从而使 pH 值提高。研究表明，添加米曲霉和啤酒酵母都可以增加瘤胃活菌的数量。Dawson 等在体外试验中发现，添加酵母菌制剂于奶牛日粮中，纤维素分解菌的数量比对照组提高了 5～40 倍。日粮添加酵母培养物能调节山羊瘤胃发酵和增加过瘤胃蛋白产量。此外，饲喂不同类型的益生菌能够提高瘤胃内蛋白质的降解，增加 $NH_3$ 的产量；也可以降低热应激的影响，对奶牛隐性乳房炎具有一定的防治作用等。

### 三、微生态制剂能去除畜禽粪便恶臭，改善生态环境

（1）协助机体清除毒素，减少有害物质产生　动物微生态制剂中的有益菌在肠道内生长能形成致密性膜菌群，形成生物屏障阻止毒素和废物的吸收。如双歧杆菌能分泌过氧化氢等物质直接降解细菌毒素及代谢产物，它与乳酸杆菌在肠道内繁殖可产生大量乳酸和乙酸刺激胃肠蠕动，也有利于毒素和废物的排泄，从而减轻肝脏负担，防止肝脏疾病的发生和发展。研究显示，在樱桃谷鸭基础日粮中添加枯草芽孢杆菌＋地衣芽孢杆菌制剂，可显著降低圈舍内氨气浓度和大肠埃希菌菌落指数，减少环境污染；微生态制剂能降解养殖水体中的氨氮和亚硝态氮等污染物，是一种环保型的水质改良剂。

当机体内微生态平衡失调时，大肠杆菌比例增高，分解蛋白质产生有毒物质，如氨、胺、细菌毒素等。微生态制剂中的有益菌不仅可以显著降低大肠杆菌、沙门菌数量，抑制病原菌，维持机体微生态平衡，同时微生态制剂及其代谢产物还具有很好的营养作用。双歧杆菌可合成多种维生素，如核黄素、尼克酸、吡哆醇、泛酸、叶酸和维生素 $B_{12}$ 等。酵母菌的代谢产物，可促进结肠微生物的发酵，为动物增加养分的供应。有益菌群能在消化道繁衍，产生蛋白酶、脂肪酶、淀粉酶等消化酶类，促进饲料消化吸收利用。乳酸菌能够分解在常态下不易分解的木质素和纤维素，双歧杆菌代谢产生的有机酸可促进维生素 D、钙和铁离子的吸收，促进水生动物生长发育和增重。

（2）清洁饮水系统，提高饮水质量　一般家禽的饮水系统经过长时间使用后，都会形成一些水垢和黏附一些有害物质（包括病原微生物），致使通水能力下降和影响饮水质量。尤其在炎热、潮湿季节，饮水系统更易滋生有害细菌、霉菌和病毒。因此，同样根据"生物生存竞争规律"和"菌群互制"原理，定期通过饮水给家禽投喂微生态制剂，就能抑制病原菌滋生，净化饮水，清洁水池、水管和饮水器具，为家禽创造良好的饮水环境。吴伟等利用假丝酵母处理水体中的亚硝基氮时，其降解速率为 0.036mg/(L·h)，并发现水体中的亚硝基氮含量、化学需氧量和钙与镁的比例对其降解率有影响。李卓佳、张庆等利用以芽孢杆菌为主导菌的微生物复合制剂进行养鱼池有机污泥的分解试验，使用浓度为 $(1.5～4.5)×10^6$ cfu/L，经过 1 个月的试验，池底原有 3～5cm 厚的有机污泥被分解，并且对鱼类有明显的促生长作用。

（3）净化和改善养殖环境　微生态制剂不仅能调节家禽内环境平衡，防止肠内腐败发酵，减少氨、硫化氢和其他腐败产物的生成，净化动物体内环境；而且还能提高饲料蛋白质消化吸收率，进一步减少硫化氢、氨、组胺、吲哚等臭味物质的产生，有效消除粪便臭味，净化舍内空气。此外，随粪便排出体外的活性有益菌或利用喷雾器对禽舍地面、墙壁及排水沟喷洒益生菌，还能抑制有害菌繁殖和蚊、蝇等害虫滋生，对改善饲养环境、预防家禽呼吸道疾病的发生都有重要作用。长期使用微生态制剂可明显减轻猪舍内由于粪便引起的恶臭，夏天苍蝇数量大大减少，因为在粪便堆放期间，添加剂中的有益菌群依然能够存活并发挥除臭功能，从而使养殖场的环境卫生大大改善。猪场里的臭味主要是由大肠杆菌腐败分解蛋白质所致，微生态制剂可以提高蛋白质的消化利用率，并减少粪便中大肠杆菌含量。芽孢杆菌等有益菌可以在大肠中产生氨基酸氧化酶及分解硫化物的酶类，将臭源物质——吲哚化合物完全氧化，将硫化物氧化成无臭无毒物质。而用微生态制剂处理粪便，可有效地消除恶臭，净化养殖场所及周边环境，对人的健康和畜产品的卫生都非常有益。

猪舍里的粪便中有相当数量的含氮物质，极易被腐败菌分解产生恶臭味，不仅污染环境，而且臭气所含的氨气和硫化氢等有害气体对猪眼睛、呼吸道黏膜都有很强的腐蚀性，在这种环境中生存的猪群，出现呼吸道疾病的概率大大地提高。应用微生态制剂后，可改善猪胃肠道环境，形成生态优势有益菌群，有益菌群在生长繁殖时能以氨、硫化氢等物质为营养或受体，因此一部分臭气可被微生物利用；微生态制剂中的有些微生物还有一定的固氮功能，从而减少了 $NH_4^+$-N 在碱性条件下的挥发，改善饲养环境。朱万宝等用由蜡状杆菌、酵母菌等 4 种微生物菌种组成的益生菌剂（含有效活菌数 $>5 \times 10^8 \, cfu/g$），按 0.5% 的剂量添加到 50 日龄断奶仔猪日粮中，试验组饲喂益生菌剂后仔猪粪便中硫化物及 $NH_4^+$-N 的含量与同期对照组相比有明显的下降。硫化物平均下降 17.4%，最高下降了 28.5%；$NH_4^+$-N 平均下降 19.4%，最高下降 33.3%，同时也提高了仔猪的生长日增重，减少饲料消耗。

综上所述，使用微生态制剂，通过微生态制剂的调节作用，使动物内、外环境的有益微生物始终成为绝对优势种群，从而抑制致病菌的繁殖，防止或减少变异毒（菌）株对人禽的危害以及可少用或不用抗生素，这对生产安全家禽产品和维护人畜健康都有重要的现实意义。此外，使用微生态制剂，通过微生态制剂的调节作用，降低有害物质的排泄，抑制蚊子、苍蝇等害虫的滋生，改善饲养环境，减少畜牧公害，有利养殖业的和谐生态发展。前几年发生的"非典""禽流感""猪链球菌感染人"和经常发生的"畜禽产品药物残留中毒"等事件以及由于养殖业造成环境污染而发生的纠纷，不得不引起人们的重视。微生态制剂通过上述调节作用，为动物生产营造良好的外部生态环境，使动物、环境和人处于平衡状态，有利于动物健康生长和生产力的提高。

## 四、微生态制剂能提高畜禽产品品质

微生物制剂具有无不良反应、无残留、无耐药性等优点，作为抗生素的替代品备受关注，已较多地应用于猪、家禽和水产养殖中。微生态制剂可以通过调整动物胃肠道微生物群生态平衡、抑制病菌生长等，提高畜禽对疾病的抵抗力，并促进营养物质消化与吸收，从而达到增强机体免疫力、提高生产性能和畜产品品质的目的。

（1）改善猪肉品质　微生态制剂在改善猪肉品质方面要明显优于抗生素类饲料添加剂。邹志恒在肥育猪饲料中添加无公害添加剂有机酸、益生素和寡聚糖等，与对照组相比试验组肉质颜色有显著改善，屠宰率、眼肌面积、瘦肉率和肉质明显提高。商小峰等研究了传统抗生素、复合酶制剂、微生态制剂对松辽黑猪生长性能、胴体品质和肉质的影响，结果表明微生态制剂组肉色及大理石纹优、熟肉率高、失水率低，有提高肌内脂肪含量、减小肌纤维直径的趋势。袁建国研究表明，微生物代谢产生的酸性产物可使肠道环境偏酸性，有利于营养素的消化吸收；其中维生素可以降低脂类氧化的速度，维持屠宰后细胞膜的完整性，持久保持肉的新鲜外观和颜色，维生素还可缓解屠宰后肌肉 pH 值的下降速度，降低胴体腥臭味，提高肉的品质。

（2）对鸡肉品质的影响　肉的滋味主要源于肉中游离氨基酸、肌苷酸、小肽、无机盐等滋味呈味物，而还原糖（葡萄糖、果糖、核糖等）、氨基酸、脂肪酸和硫胺素则是肉香味形成的重要前体物。肉中滋味物及香味前体物的种类和含量可在一定程度上反映肉品风味特性，水分、蛋白质、脂肪等基本组分可影响各种风味物的呈味效果。肉品中与风味有关的成分有氨基酸、有机酸、醇类和脂类等，而挥发性物质是形成香味的前体物。肌内脂肪含量对禽肉的嫩度、多汁性等有较大影响，也是产生风味化合物的前体物质，是肉质测定中的项目之一，常用校正肌苷酸数来衡量肉质鲜味。微生态制剂对肉鸡的肉质有明显的改善作用，能够显著改善鸡脚颜色，优化了鸡胸的脂肪酸组成，提高了不饱和脂肪酸的比例和含量，提高了胸肌校正肌甘酸的含量，提高了胸肌部分必需氨基酸和风味氨基酸的含量，改善肌肉氨基酸的组成，提高氨基酸的总量和必需氨基酸含量，从而增加肌肉的鲜味。

（3）对蛋品质的影响　微生态制剂通过发酵可以充分降低饲料中的胆固醇和脂肪含量，而且随着发酵料比例的增大，鸡蛋内胆固醇含量逐渐降低，说明饲料中胆固醇含量的降低与鸡蛋内胆固醇含量的降低有一定相关性。发酵饲料可能是降低了饲料中胆固醇含量，从而降低了鸡蛋内胆固醇的含量；在发酵饲料的过程中产生了一些酶类物质，能够分解饲料中的类黄酮释放类黄酮配体，抑制了体内胆固醇的合成；饲料中的微生物随饲料进入肠道后，在没有抗生素条件下引起肠道菌群的变化，产生一些抑制胆固醇合成的物质。利用微生态制剂可以降低鸡蛋内胆固醇和脂肪的含量，增加了蛋清的重量，同时哈氏单位也明显增加，蛋黄的含水量、蛋白质含量有所增加，提高了蛋的品质。

据沈宪文等报道，用微生态制剂饲喂畜禽，可使肉中蛋白质、氨基酸、微量元素均有不同程度的提高，脂肪、胆固醇有不同程度的降低；能显著改善蛋鸡血清 $Ca^{2+}$、无机 P、类胡萝卜素的含量。刘华周等试验也表明，蛋鸡日粮中 EM发酵饲料占 20％时，蛋壳厚度增加 6.99％，蛋白哈氏单位提高 10.31％，蛋黄颜色提高 1.5 罗氏级。经国家卫生部食品卫生监督检验，饲喂 EM 的鸡所产的蛋，其脂肪和胆固醇含量分别降低 73.1％ 和 82.2％，而蛋白质含量提高5.56％，且未检出农药 DDT 和六六六以及任何激素类残留。对 EM 饲养的肉鸡进行屠宰分析，肉质鲜嫩无腥味，翅重、腿重及胸大肌重分别占 7.6％、4.8％和 36.7％。

# 第五节　渔用微生态制剂的作用与应用

## 一、渔用微生态制剂的定义

微生态制剂在水产养殖中的应用较晚，其概念也有所改变。对水生动物而言，动物与其周围的水环境不断地进行相互作用，有证据表明，水环境中的细菌对鱼体肠道的微生物组成有影响。肠道中出现的微生物似乎是来自环境和饵料并能在肠道生存和繁殖的那些属。Gatesoe（1999）给微生态制剂下的定义为：有助于增进动物健康，进入其胃肠道并保存活力的微生物细胞。而在某种程度上，水环境中的微生物还可生活于养殖动物的鳃或皮肤上。Gol 在 1999 年去掉对肠道的限制，将微生态制剂的定义扩展为"一种活的微生物添加剂，通过改善动物的微生物平衡而对其产生有利的影响"。

水生动物往往产卵于水中，使其周围水中的细菌能在卵表面定居，而且刚孵化的幼体或新出生的动物肠道系统发育并不完全，其肠道、皮肤和鳃上没有微生物群落。由于水生幼体早期阶段的主要微生物群落部分取决于饲育它们的水，故水中细菌的性质尤为重要。因此，Vesrchlote 等将微生态制剂的定义进一步扩展为"一种活的微生物添加剂，通过改善与动物相关的或其周围的微生物群落，确保增加饲料的利用或增强其营养价值，增强动物对疾病的应答或改善其周围环境的水质而有益于动物"。Koasza 在 1986 年首次将微生态制剂应用于水产养殖，用 1 株从土壤中分离的芽孢杆菌处理日本鳗鲡，降低了由爱德华氏菌引起的死亡后，微生态制剂的研究便得到迅速发展，同时微生态制剂的概念也相应得到了发展。

水生生物与水环境密切相关，许多情况下可直接添加有益微生物于养殖水体中，通过拮抗病原、降解多余有机质等而对养殖动物产生有益的影响。因此Moirarty 在 1998 把微生态制剂的含义扩展为"一类添加到养殖水体中的有益微生物"。可以看出，微生态制剂的概念由只是微生态环境中的生理性菌群到生态环境中微生物优势菌群的变迁。

## 二、渔用微生态制剂需具备的条件

理想的用于水产养殖的微生态制剂菌株一般应该具有如下条件：

① 具有良好的安全性　所用菌种不会使鱼类、贝类等水产类致病，不与病原微生物在自然条件下产生杂交种。

② 能在养殖水体中存活　用于水产养殖的微生态制剂菌种必须能在水中存活，且易于培养，繁殖速度快。

③ 有利于水环境净化　水产用菌种必须能够分解或者促进排泄物及残饵的降解，以降低对水质环境的污染。

④ 具有抑制水产动物致病菌的作用　水产用菌种在发酵过程中能产生酸和过氧化氢等物质，能合成对大肠杆菌、弧菌、气单胞菌等水产动物致病菌的抑制物而不影响自己的活性。感染实验中能提高水产动物对病原体的抵抗力，促进水产动物生长。

⑤ 属于水产源菌　水产用菌种应该是宿主某个部位的"土著菌"，最好来自水产动物肠道中。具有良好的定植能力，在低 pH 值的胃液和胆汁中可以存活并能植入水产动物肠黏膜。

⑥ 适于水产饵料加工　水产用菌种在微生态制剂的整个制备和保存过程中能保持生命活力，经加工后存活率高，混入饵料后稳定性好。

## 三、渔用微生态制剂的作用

目前国内已筛选出大量用于制作微生态制剂的高效菌株，并开发出不同的渔用微生态制剂产品用于水产动物养殖生产中。渔用微生态制剂的作用主要有以下几个方面。

### 1. 改良水质

目前报道具有水质改良作用的细菌主要为芽孢杆菌和光合细菌。徐琴等认为，在水体中加入球形红假单胞菌和噬菌蛭弧菌组可使中国对虾育苗池水质的 pH 值稳定，氨氮明显下降，而亚硝酸盐、化学需氧量及硫化物等指标也优于其他试验组。杭小英等采用枯草芽孢杆菌制剂，对养殖中后期的罗氏沼虾池塘进行了改善水质的试验，结果表明，枯草芽孢杆菌制剂能显著降低水体的化学需氧量；使用枯草芽孢杆菌制剂后，氨氮的最大降解率为 59.61%，亚硝酸态氮的最大降解率为 86.70%，说明它有明显降低水体氨氮和亚硝酸态氮含量的作用。张峰峰、孙冬岩、陈静等许多学者都对枯草芽孢杆菌的水质净化作用做了研究，结果均表明其水质净化效果显著。另有研究表明，酵母菌及乳酸菌也有一定的净化水质的作用。徐德荣等研究表明海洋酵母有防止水质污染的作用。周海平就乳酸杆菌对养殖水体、饲料的降解作用进行了深入研究，结果表明，各实验组中的亚硝酸盐氮、硝酸盐氮、磷酸盐从实验第 1 天到第 4 天一直处于下降趋势，而氨氮呈上升趋势，对 COD 无降解能力，温度、菌浓度、底物浓度对亚硝酸盐氮、硝酸盐氮、磷酸盐、氨氮降解率的影响是极其显著的。而茹健强等研究结果显示，使用复合微生物制剂后，浮游植物种群结构发生了良性变化，种群数增加了 20％，而部分藻类总数下降 40％、80％，优化了水体中浮游植物的种群结构，抑制了水体中藻类的过度繁殖，说明微生态制剂还具有调节浮游植物结构的作用。

**2. 提高水产动物非特异性免疫能力**

(1) 调节肠道微生态平衡　饲用型微生态制剂中大多含有乳酸菌、酵母菌及芽孢杆菌等益生菌，这些菌株较适合在肠道偏酸性环境定植，能起到调节肠道微生态平衡的作用。陈勇等用添加了复合微生态制剂的饲料饲喂鲤，试验组鲤肠道内外来菌群（芽孢杆菌、乳酸杆菌）得到了定植；肠道有益菌群（欧文氏菌、节细菌、变形菌、不动细菌等）得到了增殖，有害菌群（志贺氏菌、气单胞菌、弧菌、沙门氏菌等）的数量得到了抑制。

(2) 产生能增强水产动物免疫力的活性　物质酵母细胞中的免疫活性物质如 $p$-葡聚糖等可提高水产动物免疫力。许国焕等研究表明酵母细胞壁和 $p$-葡聚糖均能显著提高南美白对虾溶菌活力、超氧化物歧化酶和酚氧化酶活性，提高机体抗病能力。另有研究表明，一些益生菌的部分代谢产物能作为鱼类免疫增强剂，如：Kiato 和 Yoshida 等证实，虹鳟注射从橄榄灰链球菌（*Streptomy Ce Solivaeeogriseu S*）的培养液中分离获得的 FK2565（庚酮-$y$-D-谷氨酸-L-内消旋-二氨基庚二基-DCZ 丙氨酸）能使吞噬细胞活化，增强抗杀鲑气单胞菌的能力。

**3. 抑菌杀菌作用**

(1) 通过分泌抑菌物质抑菌　乳酸菌通过分泌细菌毒素、过氧化氢、有机酸（包括乳酸、乙酸、丙酸、丁酸等）等物质，使肠道环境 pH 值下降，抑制有害病原微生物生长；而产生的过氧化氢抑制病原菌的生长繁殖，使有益微生物在细菌种间相互竞争中占优势。芽孢杆菌属可产生氨基氧化酶、SOD 酶、分解硫化氢的酶以及其他抗菌物质如过氧化氢，起到杀菌作用，减少肠道内有害物质的产生。而 Bogutl、Milakovi 等研究结果表明，微生态制剂溶藻胶弧菌的去细胞上清液冷冻干燥粉能有效抑制杀鲑气单胞菌和鳗弧菌。

(2) 裂解杀灭病原菌　蛭弧菌能通过定位、穿入、细胞内繁殖和释放四个过程完成对宿主病原菌的裂解，达到杀灭病原菌的目的。1988 年，秦生巨通过试验发现蛭弧菌对嗜水气单胞菌的裂解率高达 70％以上。之后，何义进、赵明森等许多学者对蛭弧菌对水产动物病害防治做了很多研究，结果显示蛭弧菌对致病菌有很好的裂解作用，起到很好的病害防治作用。

(3) 竞争作用抑菌　微生态制剂中的一些有益微生物能通过生物种群生态间的竞争，抑制水体中有害致病菌的繁殖生长，从而达到预防水产疾病的目的。

Olsson 用体外实验证明从大菱虾肠道分离的细菌，因其在肠道黏液中比鳗弧菌具有更强的黏附和生长能力从而抑制病原鳗弧菌的生长。Austin 研究结果表明，其分离得到的溶藻胶弧菌占据了气单胞菌、鳗弧菌和病毒鱼弧菌的生态位，从而保护了鲜鱼免受致病菌的侵害。王丽娟报道酿酒酵母 7764 是通过竞争磷脂受体而起到抗病原作用的，抑制鲑气单胞菌的生长。

### 4. 促进水产动物生长作用

微生态制剂不仅能提高对病原菌的抵抗力，防治疾病，而且具有促生长的作用。作为饵料添加剂的许多微生态制剂，其菌体本身含有大量的营养物质，同时随着它们在动物消化道内的繁衍、代谢，可产生动物生长所需的维生素、有机酸、蛋白质等营养物质和未知生长因子。芽孢杆菌在动物肠道内生长繁殖，能产生多种营养物质，如维生素、氨基酸、有机酸等参与机体新陈代谢，为机体提供营养物质。饲料酵母富含动物必需的多种维生素和微量元素，已成为鱼虾贝类等人工配合饲料的重要添加剂。仲维仁等在对虾饲料中用酵母替代部分鱼粉养殖对虾，结果表明该饵料使对虾的成活率和产量有所提高，饵料系数有所下降。有的微生态制剂还可产生消化酶类，提高消化酶活性，协助动物消化饵料，促进动物对营养物质的消化吸收，提高饵料转化率，促进生长。地衣芽孢杆菌等除具有较强的蛋白酶、淀粉酶和脂肪酶外，还具有果胶酶、葡聚糖酶、纤维素酶等，可裂解植物细胞壁，进而提高饵料的消化吸收率；酵母也可以产生纤维素酶、半纤维素酶和植酸酶等酶类，可提高水产动物对纤维化饵料的利用率，还可产生各种 B 族维生素，加强营养代谢，从而提高饵料的转化率。

Lin 等在饲料中添加芽孢杆菌饲喂白沼虾，结果显示一周后饲料中添加芽孢杆菌的处理干重、粗蛋白、类脂化合物、磷、脂肪酸和氨基酸的含量显著高于对照组。Ziaei-Nejad 等研究结果表明，在各个生长阶段，芽孢杆菌能提高南美白对虾消化道中的淀粉酶、蛋白酶和脂肪酶的活性，南美白对虾生长速率和成活率显著高于对照组。

### 5. 增加水体肥力作用

自然界中存在着一类具有解磷、解钾、固氮作用的微生物，早在 20 世纪 40 年代，苏联科学家即开始将其制成微生物肥料用于土壤增肥。近年来，有研究者将其制成微生态制剂直接施用于水体，增加水体肥力。卢显芝等将解磷芽孢杆菌施入池塘水体后发现，解磷芽孢杆菌能将有机磷迅速分解为有效磷。另外，目前很多企业将此类微生物制成腐熟剂用于发酵有机肥，制成高效无害的生物渔肥，变废为宝，还解决了畜禽粪便导致的环境问题。

## 四、渔用微生态制剂的一般应用

### 1. 微生态制剂在影响水产类生长性能上的应用

在水产养殖中，微生态制剂在鱼类中应用相对较多，可以促进机体生长发育，提高饲料利用率、肠道酶活性和机体免疫力，增加肠道有益菌群，降低有害代谢物质。刘克琳、何明清等用含量为 $1 \times 10^7$ cfu/g 的芽孢杆菌饲料添加剂，对鲤鱼的生长进行试验，结果试验组的体重增长比对照组提高 11.8%，饲料系数下降 0.24。Byun 等从鲆鱼分离并筛选出 1 菌株——*Lactobacillus* sp. DS-12，它表现出强的抗菌活性，能抑制鱼病原菌的生长。在饲喂含有 DS-12 菌株的试验组，鱼平均体重的增加均要比对照组的快。Lin 等在饲料中添加芽孢杆菌饲喂白沼虾，结果显示一周后饲料中添加芽孢杆菌的处理干重、粗蛋白、类脂化合物、磷、脂肪酸和氨基酸的含量显著高于对照组。Ziaei 等研究结果表明，在各个生长阶段，芽孢杆菌能提高南美白对虾消化道中的淀粉酶、蛋白酶和脂肪酶的活性，南美白对虾生长速率和成活率显著高于对照。

用桡足类动物作为微生态制剂的载体，添加到幼体鱼养殖水体中，可显著增加鱼的长度和重量，可能与肠道内消化酶活性的提高有关，如碱性磷酸酶和酸性磷酸酶；提高鱼成活率，可能与免疫反应的变化有关，如溶菌酶和超氧化物歧化酶活性增强；抑制肠道内致病菌，如大菱鲆弧菌和弧菌属。从而促进机体生长发育，改善肠道菌群，增强免疫力，提高机体健康水平。微生态制剂在虾类及其他水产品养殖中也有应用，可以提高机体成活率、生长性能及体内酶活性，还可以降解有害代谢物，净化水质。据有关报道，微生态制剂可以显著提高虾的体重和生长性能，并提高虾体内总蛋白和颗粒血细胞水平，减少水体中的弧菌属。Ke-sarcodi 等首次用麦氏交替单胞菌 0444 和 *Neptunomonas* 菌属 0536 制成的微生态制剂，添加到贻贝孵化池（绿壳贻贝幼体和青边贻贝），可以提高成活率，降低发病率，减少水体中的弧菌属，改善水环境，从而提高饲养业经济效益。

**2. 微生态制剂在提高水产动物免疫力上的应用**

（1）提高水产动物非特异性免疫能力　饲用型微生态制剂中大多含有乳酸菌、酵母菌及芽孢杆菌等益生菌，这些菌株较适合在肠道偏酸性环境中定植，能起到调节肠道微生态平衡的作用。陈勇等用添加了复合微生态制剂的饲料饲喂鲤，试验组鲤肠道内外来菌群（芽孢杆菌、乳酸杆菌）得到了定植；肠道有益菌群（欧文氏菌、节细菌、变形菌、不动细菌等）得到了增殖，有害菌群（志贺氏菌、气单胞菌、弧菌、沙门氏菌等）的数量得到了抑制。微生态制剂进入消化道后，大量繁殖，并与消化道有益菌形成强有力的优势菌群，抑制有害菌的增殖。乳酸细菌在代谢过程中产生细菌素、过氧化氢和乳酸等有机酸，抑制其他微生物的生长。海洋细菌产生抗生素对鱼的病原菌有抑制作用。许多从水产养殖环境中分离的细菌体外可抑制已知的水产动物中出现的病原菌，但并没有证实在体内条件下产生这些抑菌物质。至今没有研究证明体外抑菌物质的产生正是体内微生态制剂活力的原因。

饵料添加剂中的微生态制剂是良好的免疫激活剂，能有效提高干扰素和巨噬细胞的活性，通过产生非特异性免疫调节因子等激发机体免疫功能，增强机体免疫力和抗病力。孙舰军等把光合细菌拌入饵料中，投喂中国明对虾 22 天后发现虾体 PO、SOD、溶菌和抗菌活力分别比对照组高 10.22%、22.1%、53.4% 和 14.0%，血细胞数目高出 67.2%。Rng 等分两组进行了 90 天的投喂芽孢杆菌 511 培养斑节对虾的试验，测定了其血淋巴的吞噬作用和吞噬指数，结果表明，511 菌株能有效地激活吞噬作用，增加吞噬活力，511 处理组的酚氧化酶和抗菌活性更高。第二组是 90 天试验之后，接着将虾感染致病发光弧菌哈氏弧菌，感染 10 天后处理组的存活率高于未处理组，且处理组的免疫应答更显著，吞噬指数显著增加，表明 511 菌能通过激活虾的细胞和体液免疫以及通过肠道中的竞争排斥而防御疾病。

（2）产生能增强水产动物免疫力的活性　刘克琳等采用芽孢杆菌制成的微生态添加剂饲喂鲤鱼苗，100 天后发现试验组鱼的免疫器官如胸腺、脾脏生长发育比对照组迅速，电镜观察免疫器官内 T、B 淋巴细胞比对照组成熟增快、数量增多，产生抗体增多，免疫功能增强，肠黏膜也出现有利于增重、防病治病的生理变化。郭文婷等以牙鲆为试验材料，在基础饲料中分别添加 5 种不同配伍的微生态制剂，以基础饲料为对照，饲喂 60 天。结果表明，添加微生态制剂对牙鲆的吞噬活性、血清抗菌活力和溶菌活力等具有不同程度的促进作用；且在饲养 60 天后，用鳗弧菌进行攻毒试验，饲喂过微生态制剂的牙鲆免疫保护率分别达到 20%～71.6%，表明所用微生态制剂可以促进牙鲆的非特异性免疫功能。此外，水霉病、烂鳃病、烂尾病等是观赏鱼的常见病和多发病，利用微生态制剂预防及治疗鱼病，既能达到防治效果，又能改善水体环境，提高观赏鱼类的体质和色感。

Vesrhcueer 等利用筛选的几株细菌进行体内试验，结果表明，这些菌株通过与病原菌竞争营养而产生某种化合物，能不同程度地保护卤虫幼体免受解蛋白弧菌 CWSTZ 的感染。Smiht 和 DaVry 研究表明，荧光假单胞菌 F19/3 能抑制杀鲑气单胞菌在培养基中的生长是由于竞争游离铁的缘故。有研究显示，能产生铁载体的荧光假单胞菌 A1 的体外试验显示，铁缺乏时 AH12 的培养物经过滤除菌后可抑制鳗弧菌的生长，铁充足时却没有抑制作用。而在共培养物中，当铁载体产生者的浓度比鱼病原菌高出 100～1000 倍时，AHiZ 抑制鳗弧菌的生长不受铁浓度的影响。这些体外实验结果被体内试验所证实。将虹鳟稚鱼先用 AH12 处理，再进行鳗弧菌感染，结果死亡率降低了 46%。已知土壤中荧光假单胞菌能产生铁载体，但是体外铁载体的检测并不意味着体内可产生足够的量以具备生物控制效果。Olsson 等通过测定分离自大菱鲆和欧洲黄盖鲽肠道的几株菌（体外能抑制鳗弧菌）在大菱鲆肠黏液的附着及生长能力，以研究这些菌株定植于养殖的大菱鲆作为保护其免受鳗弧菌感染的一种手段。由于观察到鳗弧菌在肠道中能快速生长，因此，认为肠道是其增殖的场所。分离自肠道的菌株在肠道黏液中比鳗弧菌和分离自皮肤黏液的菌株具有更强的黏附和生长能力，表明它们能有效地同病原菌竞争肠黏膜上的附着位点。

**3. 微生态制剂在改善水质、提高水产养殖质量上的应用**

在水产养殖业中，长时间连续养殖容易导致水质下降，影响水产动物健康甚至引起发病。微生态制剂中的水质净化剂中的微生物代谢具有氧化、氨化、硝化、反硝化、解磷、硫化及固氮等作用，能分解有害物质从而净化水质，还能为单胞藻的繁殖提供营养物质，促进藻类的繁殖。徐怀恕等认为，弧菌可产生多种蛋白酶。如溶藻胶弧菌可产生 6 种蛋白酶，其中一种是比较罕见的、可抗洗涤剂破坏的碱性丝氨酸外蛋白酶。刘淇等用复合型活菌生物净水剂对南美白虾进行的饲养试验结果表明，该微生态制剂产品可显著提高对虾成活率，其中试验组平均成活率为 87.3%，而对照组为 80.5%。

在水产养殖中应用微生态制剂改善水质的研究多有报道，所涉及的微生物类群有光合细菌、硝化细菌和以芽孢杆菌为主的复合微生物。从 1965 年起，日本就开展光合细菌在水产养殖中的应用研究，并取得了很大成功，研究成果已在日本、东南亚和我国台湾省等地得到了普遍应用。光合细菌能直接利用水中有机物、氨态氮，还可利用硫化氢，并可通过反硝化作用除去水中的亚硝态氮。崔竞进用几株光合细菌混合菌液作为中国明对虾苗期水质净化剂取得明显效果，育苗池水透明度提高约 20cm；王怡平等将固定化光合细菌应用于中华绒螯蟹育苗中，发现实验池水中 $NH_3$ 变化处于较低水平，最高不超过 0.78mg/L，而对照池却在较高水平变化，最高点超过 1.2mg/L；育成率（7.4%）比对照池（5.8%）提高了 1.6%。光合细菌具有独特的光合作用能力，能直接消耗利用水中有机物、氨态氮，还可利用硫化氢，并可通过反硝化作用除去水中的亚硝酸氮，从而改善水质，促进生长。张庆等每隔 15 天向罗非鱼养殖水体中添加菌剂能明显改善水质条件，底层 DO 增加 2 倍以上，有效降低氨氮与亚硝酸盐含量，营造良好的水色，促进罗非鱼的生长。这是由于微生态制剂进入养殖池后，发挥其氧化、氨化、硝化、反硝化、解磷、硫化、固氮等作用，把养殖动物的排泄物、残存饲料、幼植物残骸等有机物迅速分解为 $CO_2$、硝酸盐、磷酸盐等，为单细胞藻类生长繁殖提供营养。单细胞藻类的光合作用又为有机物的氧化分解、微生物及养殖生物的呼吸提供溶解氧。构成一个良性生态循环，使养殖池里的菌藻趋于平衡，维持和营造良好的水质条件。随着研究的深入，发现已有的光合细菌菌种过于单一，对进入水体中的大量大分子有机物质（如养殖动物排泄物、残存饲料、浮游生物残体等）不能很好地分解利用。美国学者研制的 ALK NCLEARfLO 系列制剂，用于疾病防治和水产废物分解，在美国、东南亚等地得到广泛应用。李卓佳等应用以芽孢杆菌为主的微生物复合菌剂进行分解养鱼池有机污泥的试验，经 1 个月，池底原有厚 3～5cm 的有机污泥被分解，鱼类促生长作用明显；接种冷冻的硝化细菌于新的封闭海水养殖系统，使发生硝化作用的时间缩短 30%。复合微生物由多种能分解有机物、净化水质的有益活性微生物组成，能有效地将水中的有机质转化为无机物。

**4. 渔用微生态制剂在各类水产养殖中的应用**

(1) 微生态制剂在对虾中的应用　最初人们将一些细菌的冻干粉以卤虫、轮虫为载体应用于水产动物，那时人们对微生态制剂还没有科学的界定，后来将这些细菌应用于对虾育苗池。Ausitn 等报道 1 株从对虾孵化池中分离的细菌对减少 2 株病原性弧菌引起的疾病是很有效的。将它应用于万氏对虾孵化池，做浸浴感染实验后实验组存活率为 100%，而对照组全部死亡。Hzerdmant 等指出对虾在无节幼体阶段肠道中已经有水环境中的细菌增殖，而这可能会影响微生态制剂的应用效果。用 $1 \times 10^3$ cfu/mL 的微生态制剂就可以阻止水体中病原菌的增殖，在感染实验中，应用该浓度的微生态制剂甚至可以抑制 $1 \times 10^7$ cfu/mL 的病原菌的生长。Maedahan 将 1 株土壤细菌 PM-4 和硅藻、轮虫一起加入斑节对虾无节幼体的养殖水槽，13 天之后幼体的成活率为 57%，而没添加菌的槽中所有的幼体 5 天之后全部死光；Moirarty 在印度尼西亚虾场的研究表明，在没有使用芽孢杆菌的虾池中，80 天之内虾因发光弧菌病而死亡，而使用几株芽孢杆菌培养物的虾池，160 天之后虾没有任何问题；Reng 等以添加芽孢杆菌 511 的饵料饲育斑节对虾后期幼体 100 天之后，以病原菌哈氏弧菌 *Vibrio harveyi* 浸浴感染，10 天之后所有芽孢杆菌 Sn 处理组的对虾 100% 存活，而对照组的成活率只有 26%。印度尼西亚将芽孢杆菌制剂应用于成虾养殖，成功地改善了水体和底泥中的细菌组成，发光弧菌的数目明显减少，有效地控制了弧菌病的发生。

(2) 微生态制剂在蟹类养殖中的应用　Maeda 从海水中分离得到 1 株细菌，以 $1 \times 10^6$ 个细胞/mL 的浓度应用于蓝蟹育苗中，实验组的存活率为 27.2%，而对照组的存活率仅为 6.8%。他们同时指出 PM-4 可以抑制鳗弧菌的生长，并且可以抑制育苗池中其他弧菌和产色素菌的生长，还能抑制真菌的生长。Maeda 还指出尽管多次往育苗池中添加 PM-4，但细菌的浓度始终超不过 $1 \times 10^6$ 个细胞/mL，他们认为这是由于处于快速生长期的幼苗有捕食的习性，一部分细菌被他们捕食掉了，从而使水体中的细菌浓度维持在 $1 \times 10^6$ 个细胞/mL 左右。另一个可能的原因是水体中的营养物质缺乏，Maeda 指出在水产养殖生态系中细菌的浓度不能超过 $1 \times 10^6$ 个细胞/mL，用 $1 \times 10^6$ 个细胞/mL 浓度的细菌接种于无菌海水中，海水中细菌的浓度很少能超过 $1 \times 10^7$ 个细胞/mL，72h 后细菌的浓度开始下降。

(3) 微生态制剂在双壳类中的应用　细菌尤其是弧菌是扇贝和牡蛎幼体的重要的病原菌，Douiilet 报道将 1 株细菌 2A 应用于太平洋牡蛎幼体养殖中控制弧菌，投喂藻类加细菌的实验组比单独投喂藻类的对照组存活率和生长率分别提高了 21%~22% 和 16%~21%，在幼体养殖中细菌的浓度以 $1 \times 10^5$ 个细胞/mL 为最佳。实验结果表明，该细菌能提供一些藻类中不含的营养物质或者促进幼体消化的酶类，他们认为应该将微生态制剂和添加剂区分开来。若一种微生物的作用是仅仅能提供营养物质，那么它不应该看作是微生态制剂。Lequeilne 等证明，1 株体外对鳗弧菌相关病原菌有抑制作用的弧菌在感染试验中，能保护扇贝免于鳗弧菌相关病原菌的感染；Gbson 等分离到 1 株能产生类细菌素抑菌物质的中间气单胞菌 Aeorm。Ruiznte 等指出在扇贝育苗中应用 1 株微生态制剂，只有在将细菌的细胞提取物加入到幼苗池才能产生保护性，加入纯粹的细胞不能产生保护作用。

(4) 微生态制剂在鱼类中的应用　鱼类的消化道中比周围环境中含有更多的微生物，多达 $1 \times 10^5$ 个细胞/mL。细菌依靠其黏附性定植在鱼的肠黏膜上，鱼体肠道特有的微生物群落是在稚鱼阶段或变态之后建立起来的。为了使微生态制剂有效地定居于仔鱼的肠道，应在孵化之后尽早加入。Dolsson 等报道大菱鲆和黄盖鲽成体肠道中的具有抑制鳗弧菌生长活性的细菌可以作为微生态制剂的筛选菌株。Smiht 和 Dvaey 将大西洋蛙幼鱼用荧光假单胞菌悬液浸浴，能排除应急性诱导疖病感染的杀鲑气单胞菌；Gaetsoupe 加乳酸细菌于轮虫的培养基中，并用该轮虫作为大菱鲆仔鱼的饵料，能有效降低仔鱼被病原弧菌感染引起的死亡率；Ausitn 等报道了一株溶藻胶弧菌能减少由杀鲑气单胞菌和致病弧菌引起的大西洋蛙的疾病；吴垠等给杂交鲤投喂由节杆菌 *Arthmobacetr. sp* 和干酪乳杆菌 *Lacotbacillus casie* 制成的活菌制剂，在低温条件下感染迟钝爱德华菌，结果表明，试验组死亡率明显低于对照组。Gildbesr 等报道，将含有广布肉杆菌（分离于大西洋鳕的消化道）的冻干饵料投喂鳕鱼幼苗提高了其对鳗弧菌的抗感染能力。

Gatesoupe 研究表明，使用 1 株产生铁载体（siderophore）的弧菌强化的轮虫可增加大菱鲆仔鱼被一致病弧菌感染后的成活率；Kennedy 等报道，添加革兰氏阳性菌可以提高海水鱼幼体（锯盖鱼、石首鱼、鳕鱼）的成活率，并且指出鱼体内外环境中的细菌使鱼体中先前占优势的弧菌被其他革兰氏阳性和革兰氏阴性细菌所取代。Gram 等报道，将 1 株细菌应用于虹鳟鱼幼体减少了由鳗弧菌感染引起的死亡率，实验 7 天后对照组累计死亡率达 47%，而实验组的死亡率为 32%。Rberson 等用含肉杆菌菌株 K1 的饵料投喂大西洋的鱼种和鱼苗，然后进行感染试验，结果表明，可减少由杀鲑气单胞菌、病海鱼弧菌和鲁氏耶尔森氏菌引起的疾病，但对鳗弧菌无效；有研究以引起疖病的杀鲑气单胞菌感染用含鼠李糖乳杆菌的饵料饲育的虹鳟，结果鱼的死亡率明显降低。

(5) 微生态制剂在饵料生物中的应用　据 Gaetsoupe 报道，偶然出现在轮虫培养物中的杀鲑气单胞菌被作为添加剂存在的植物乳球菌 *Lacotcoccus planatrum* 抑制；Moar 等筛选到能够在营养贫乏的条件下生长的菌株，将其接种于硅藻培养物中，当所有培养物都达到指数后期时，加入污染指示菌——溶藻胶弧菌，经 4h 后能阻止溶藻胶弧菌繁殖；Vesrilueer 等用分离的 1 株菌分别对卤虫幼体进行了体内拮抗试验，结果表明，该菌株可保护卤虫幼体免于解蛋白弧菌 *Brioporetolyticus* 的感染，尽管各菌株的作用程度不同，无菌对照组所有的卤虫于感染 2 天后死亡，而接种了菌株 VLS58 或 9 株菌的混合物的卤虫，4 天后其存活率超过 80%。

## 五、渔用微生态制剂在应用中所存在的问题

渔用微生态制剂虽然具有纯天然性、无残留、无抗药性等诸多优点，但由于在我国水产养殖上的应用时间较短，尚存在以下问题。

### 1. 菌种筛选没有针对性

微生态制剂的筛选应有科学的方法，须遵从一定的步骤，很多微生态制剂研究的失败多是因为筛选了不合适的菌株，筛选微生态制剂时首先要明白微生态制剂的作用机制和潜在微生态制剂的筛选标准。总的来说，筛选标准包括生物安全性、加工过程、给药方法、微生态制剂在宿主体内的增殖能力。

目前虽然许多商品微生态制剂也用于水产养殖，但其原本是为陆生动物设计的，其菌株并不适合在水产动物消化道和养殖水体中增殖。一般认为，从养殖生物或其周围环境筛选微生态制剂能产生有益效果，如鱼肠道黏液中定居的主要菌株被认为是能从肠壁附着位点排斥病原菌的良好的候选微生态制剂。同样，养殖水域中一株高密度的优势菌株表明它在有利的条件下具有良好的生长能力，可以期望这株菌能和有害的菌株有效地竞争营养。所以应首先考虑水中的优势菌和动物肠道中的土著菌。在筛选微生态制剂时，人们往往偏重于菌株体外抑菌物质的产生，这种菌株有可能使致病菌产生抗性。因此，在选择微生态制剂时更应注重那些具有占位竞争与营养竞争能力的菌株。同时应注意，同一菌株在不同实验条件下可能有不同的抑菌能力，而且有时抑制作用可由初级代谢产物或 pH 值的变化所引起。

尽管根据体外拮抗试验预筛候选的微生态制剂有时可发现有效的微生态制剂，然而 Gaetsoupe 认为体外试验的正负结果都不可能预测其在体内的真实效果。Rbertson 等证明肉杆菌菌株 K1 的体外拮抗试验结果与体内微生态制剂效果不吻合。Gr 等用体外对杀鲑气单胞菌有拮抗作用的荧光假单胞菌 AHZ，对可由杀鲑气单胞菌引起疖病的大西洋鲑进行了体内效果试验，结果表明，AHZ 可降低虹缚由弧菌病引起的死亡率，但对由杀鲑气单胞菌引起疖病感染的大西洋鲑没有任何效果。因此，在筛选和应用微生态制剂培养物时，必须对每一养殖动物和病原菌组合进行试验，不能根据体外试验结果预测其体内活力，而且不应把在体外实验中是否具有拮抗能力作为最主要指标而把那些体外条件下不具有此种特性的菌株排除在外。在一种培养物被用作微生态制剂之前，应对菌株和其代谢产物进行安全性检验，方法可采用注射、浸浴或添加到养殖生物的饵料中。在确定其无致病性之后，还应对入选的微生态制剂进行体内效果试验。还应注意对其进行长期监测，以确保不发生致病突变。最后应对养殖生物有良好作用效果的微生态制剂菌株，在育苗场或养殖场条件下进行中试，以估计其应用的经济效益，尤其

是微生态制剂大量生产的成本估计。因此，应用于水产养殖微生态制剂的筛选，既需要经验，又需要基础研究、全面试验及其使用的经济评价等多步骤、多学科的合作。

水产动物幼体培育池中应用的微生态制剂的筛选应遵从以下步骤：①背景资料的收集；②微生态制剂的获取；③微生态制剂和病原菌的竞争能力；④微生态制剂的病原性评价；⑤微生态制剂对幼体的影响；⑥经济成本和利益分析。

### 2. 保存方法不得当

大量试验表明，随着时间的推移，菌剂中活菌数量不断地消减，且其速度因微生物种类的不同而异，以芽孢杆菌最为稳定。对此，有学者认为脆弱的菌种不应作为微生态制剂，因其很难进行工业化生产，但完全使用保存时间较长的菌类，则品种过于单一。因此，除了选育稳定性较强的菌株外，还需对保存技术做进一步研究。菌剂中的细菌以休眠状态存在，一旦在某种情况下复活会消耗掉本身储存的养分而死亡，变成无作用的菌体蛋白，不能发挥其应有的作用。目前微生态制剂都以液体或固体两种形式储存。在保存中所受到的影响因素主要有温度、光照、湿度、氧环境等。为了生产实践的需要，应主要针对常温、避光、干燥等条件下的菌剂保存技术进行研究，选择合适的介质与包装材料。

### 3. 使用方法不合适

为了使微生态制剂发挥其最大作用，有必要研究合适的施用技术和剂量。目前，水产养殖中微生态制剂的使用方式主要有 3 种：①生物体注射或浸浴；②作为饵料添加剂被生物体摄食；③直接加入水环境。这几种方式各有利弊，在实际使用中可根据情况选择合适的方式。

注射或浸浴的方法可以使微生态制剂直接与动物接触，刺激动物的免疫系统，尽快发挥作用。应注意选择合适的使用剂量和浓度，以求最大幅度地刺激动物的免疫机制。此法适宜于较大的动物，而对体型小的动物不好掌握剂量且操作不便，同时注射造成的机械损伤会使病原菌有机可乘。微生态制剂作为饵料添加剂可被动物直接吞食而发挥作用，但同时也受许多因素影响，如饵料制粒过程中微生物死亡或其活力和稳定性受到破坏，使得菌剂在实际应用中的效果不佳或不稳定。在临用前即时混合微生态制剂和饵料可部分解决这一问题，但所需菌剂量较大且操作不便。将微生态制剂直接加入养殖水体可避免上述不足，但抗生素、消毒剂等化学物质的使用会降低微生态制剂的效力；使用过程中尽可能减少换水次数；在养殖过程中应定期加入一定量的微生态制剂使其能够维持优势，中间如确需换水或使用消毒剂等化学物质，应在换水后或使用消毒剂几天后补加首次使用的剂量。

### 4. 应用效果不稳定

渔用微生态制剂发展至今，广大水产养殖户在其应用效果上一直存在较大分歧。说效果好者有之，说效果不好的亦有之，甚至有的养殖户认为微生态制剂的效果时好时坏。这明显地反映出微生态制剂在使用过程中效果不稳定的现象。造成微生态制剂应用效果不稳定的原因主要有以下几点：

① 渔用微生态制剂针对性较差，在水体或水产动物消化道内定植也存在差异。我国水产养殖品种多，有鱼类、贝类、虾蟹类、龟鳖类等，品种间差异大；即使同一种品种在养殖模式和养殖方式上也有着相应的差别。养殖对象的体内外环境也存在较大差异。此外，渔用微生态制剂与畜禽用微生态制剂在使用方法上也有不同，畜禽微生态制剂主要是用于内服，而渔用微生态制剂多数是泼洒，用于改良水质。我国大部分渔用微生态制剂一直是"不变应万变"，淡水鱼类养殖中效果好，直接用于虾蟹养殖，甚至用于沿海半咸水养殖。此外，目前我国渔用微生态制剂部分菌种均是延用人或兽用微生态制剂菌种，此类菌种并非完全适合水产养殖动物体外环境，应用效果较难得到保证。

② 许多渔用微生态制剂生产工艺过于粗放，缺失严格的质量控制措施。渔用微生态制剂在应用上具有较多优势，使用也较广泛，但目前作为商品使用的微生态制剂因尚缺乏相关的检测标准以及完善的监管措施，从而导致我国微生态生产企业众多，产品良莠不齐，多数企业产品仍处于分装、复配、仿制阶段，缺乏自主研发实力和体系。部分生产企业对微生态制剂菌种在投产前及生产过程中缺乏生物学、遗传学等特征的研究，缺乏有效的检验设施与方法；有关菌种之间的配伍、作用机理、菌种施用方法和条件、菌体保藏以及菌种对环境影响等方面缺乏系统性和深层次的研究，致使微生态制剂在使用上的效果无法保证，同时在使用后对养殖环境和养殖动物均存在着一定的安全隐患。此外，较多企业只是作坊式生产，生产工艺粗放，无菌条件控制不严格，质量控制措施、产品检验措施缺失；不同厂家即使菌株来源相同，质量也不同，甚至即使同一厂家，不同批次产品质量也差异显著。这样，渔用微生态制剂效果时好时坏也就不足为奇了。

③ 渔用微生态制剂使用不当。渔用微生态制剂并非万能，不根据用途合理施用，使用效果则难以保证。仅以 EM 为例，水产上常用 EM 分为 4 种，EM1 包含所有 5 大菌群，EM2 以放线菌群为主，EM3 以光合细菌菌群为主，EM4 以酵母菌、乳酸菌菌群为主。如若添加于饲料中提高饲料利用率，一般多选用 EM1、EM4；而强调净化水质则应主要使用 EM3；强调杀菌抗菌则应选用 EM2。目前国内渔用微生态制剂大部分不具备抗生素的属性，如与抗生素在内的杀菌剂共用，制剂内有益微生物也会被杀死；另外，国内用于改良水质的微生态制剂多为好氧细菌，如在施用后不增加水体溶氧量，制剂内有益微生物繁殖缓慢，效果自然不佳。

**5. 渔用微生态制剂产业监管缺失**

微生态制剂行业游走于渔药、生物制品的边缘，尚无相应的管理措施，渔用微生态制剂目前是以"非药品"的名义在市场上流通。渔用微生态制剂的特殊情况使得我国渔用微生态制剂行业管理和使用指导工作较为滞后，目前还没有建立起适合渔业生产特点和要求的管理体系，致使渔用微生态制剂的质量监管水平低下和行业发展不健全。主要表现在以下几个方面：一是渔用微生态制剂管理部门职能划分不明确，缺乏完善的管理规章，导致渔用微生态制剂监督管理混乱；二是由于缺乏完善的行业标准，产品的合格标准和检测方法很混乱，渔用微生态制剂不标识主要成分，难以进行质量监督和检验。

### 6. 渔用微生态制剂缺乏完善的安全性评价

我国目前大部分渔用微生态制剂仅初步做了对水产动物的急性毒性试验即投入生产应用，微生态制剂对水产动物的慢性毒性、对环境的潜在生态影响却极少涉及。另外，目前国内微生态制剂菌种筛选过程中，对菌株缺乏深入的研究，忽视了益生菌对水产动物甚至对人类的致病性影响。据骆艺文报道，其分离得到的一株蜡样芽孢杆菌能导致刺参腐皮综合征；而李爱军报道，蜡样芽孢杆菌能引起人类食物中毒。蜡样芽孢杆菌是一种广泛用于水产养殖的益生菌，但其部分种类却能导致如此大的危害，如未做完善的安全性评价即用于水产养殖生产，其后果不亚于给我国水产养殖业和水产品的安全埋下一颗定时炸弹，因此，渔用微生态制剂的安全性评价体系亟待建立。

## 六、渔用微生态制剂的发展对策

### 1. 加强微生态制剂基础理论研究

加强渔用微生态制剂菌种生物学特性包括细菌生活史、生理反应和信号传导等生理代谢作用规律，分子生物学有关功能基因的蛋白质表达，细菌功能特性的作用规律和作用机制，微生态制剂急性毒性、慢性毒性、环境毒性以及微生态制剂在养殖水体中的作用规律变化及其影响因素方面的基础理论研究，为渔用微生态制剂的研发与生产提供技术支持和理论依据。

### 2. 建立健全的市场监督管理机制

应尽快建立关于渔用微生态制剂的国家标准或行业标准，明确职能部门权责分配，完善相关规章制度建设，加强政府对企业微生态制剂产品的审批制度。加强对微生态制剂产品质量的监督管理和渔药市场微生态制剂产品的抽检，加强渔用微生态制剂的安全使用宣传、教育和相关专业人员的培训工作，从制度层面使我国渔用微生态制剂的使用进入可控的局面。

### 3. 加强企业自主研发能力，提高产品质量

企业应加强在微生态制剂产品中的相关投入，加强企业自主产品研发投入和研发队伍的建设，筛选出适合不同水产养殖环境和养殖动物特点、性能稳定、高效的微生物菌种，提高产品的针对性；重视菌种保藏技术、施用技术的研究，加强菌种安全性能的评价，推进微生态制剂新产品的上市速度，改善微生态制剂的生产工艺，加强产品质量检测。

#### 4. 深入研究微生态制剂保存技术

大量试验表明，随着时间的推移，菌剂中活菌数量不断地消减，且其速度因微生物种类的不同而异，以芽孢杆菌最为稳定。对此，有学者认为脆弱的菌种不应作为微生态制剂，因其很难进行工业化生产，但完全使用保存时间较长的菌类，则品种过于单一。因此，除了选育稳定性较强的菌株外，还需对保存技术做进一步研究。菌剂中的细菌以休眠状态存在，一旦在某种情况下复活会消耗掉本身储存的养分而死亡，变成无作用的菌体蛋白，不能发挥其应有的作用。目前微生态制剂都以液体或固体两种形式储存。在保存中所受到的影响因素主要有温度、光照、湿度、氧环境等。为了生产实践的需要，应主要针对常温、避光、干燥等条件下的菌剂保存技术进行研究，选择合适的介质与包装材料。

#### 5. 加强新剂型研发，拓宽产品类型

加强微生态制剂新剂型的研究，推进微生物固定化技术、真空冷冻干燥技术、微胶囊技术等与企业规模化生产的结合，改善微生物水剂、粉剂、颗粒剂、片剂等制剂的品质，增加产品中活菌数目，提高菌种对不良环境的耐受力，延长产品保存期；加强微生物工程菌的研究，运用基因工程技术构建更易于生产、具有特殊功能的工程菌菌剂；拓宽微生态制剂产品应用类型，在加强水质微生态改良剂和饲用添加剂的基础之上，开展微生物无机-有机鱼肥、生物絮团等新产品的研发与应用，以促进微生态制剂在我国水产养殖中的进一步推广与应用。随着水产科技的进步及相关研究的深入，微生态制剂正以其独特的理念，日益推进着我国水产养殖业的健康发展，微生态制剂也迎来了前所未有的发展机遇和强势的发展势头，所获得的成果必将带来巨大的经济和社会效益，微生态制剂的研究与应用将会展现出广阔的前景。

### 七、渔用微生态制剂的发展趋势和展望

在养殖中给幼体提供一个包含有益菌群的健康的养殖环境是很重要的。应用抗生素控制或杀灭水体中微生物种群会使生态平衡遭到破坏。微生态制剂的开发和应用为解决这一问题提供了新的途径，但有许多问题有待解决。微生态制剂的作用机理方式还不是十分清楚，尤其是菌株体外抑菌物质的产生或是竞争营养与其体内微生态制剂效果的关系。当处于胁迫环境下幼体体质弱时，微生态制剂如何发生作用，会不会变成病原菌；微生态制剂和潜在的病原菌如何区分，目前仍不清楚。微生态制剂在水生动物体内与其他菌群的相互作用仍然需要阐明，微生态制剂的免疫刺激效果也值得进一步研究。目前有许多细菌应用于水产养殖中，但是这些菌株的筛选多依靠经验观察而没有科学的依据。而且为了微生态制剂能应用于水产养殖，必须对其大规模生产条件下的生产工艺流程、多种菌的生产、保藏及确保其质量方面进行深入的研究。

渔用微生态制剂的发展趋势：用基因工程技术获取耐高温的菌株，从根本上

来解决微生态制剂活菌失活的问题；使用荧光、酶标记技术，对微生态制剂菌株做标记，便于对微生态制剂在水产动物机体内混合的微生物群落中的定位、定量分析，明确微生态制剂在水产动物机体内的作用机理；应用基因重组技术，将外源基因转入，构建新菌株等等。

# 第六节　微生态制剂在改善养殖环境上的应用

微生态制剂饲喂畜禽，不仅可以发挥促生长、抗疾病、增加动物机体免疫力的功能，还具有发酵处理畜禽粪便、减轻畜禽粪便臭味、减少饲料中的氮和磷排放、修复养殖场环境的作用。

## 一、畜禽养殖环境存在的问题及改善措施

### 1. 畜禽养殖环境存在的问题

随着规模化畜禽养殖业的发展，畜禽养殖场向大气中排放的恶臭气体量也大量增加，危害着饲养人员及周围居民的身体健康，同时，养殖场内臭气浓度超标，也会影响畜禽的正常生长和发育。养殖场产生的大量恶臭气体主要有氨、硫化物、甲烷等有毒有害成分。粪便对空气的污染主要是粪便有机物分解产生的恶臭以及有害气体和携带病原微生物的粉尘。养殖场恶臭除直接或间接危害人畜健康外，还会引起畜禽生产力降低，使养殖场周围生态环境恶化。畜禽舍中常不断地产生氨、硫化氢等对畜禽有害的气体。在规模养殖生产中，这些有害气体严重污染畜禽舍环境，常引发畜禽出现呼吸道等疾病，甚至会造成畜禽死亡，导致畜禽生产性能下降，养殖效益降低。有效消除和控制畜禽舍内的有害气体是规模化养殖管理中的重要环节。如何消除已产生的有害气体和如何控制有害气体的产生则是该环节的两个方面。

### 2. 畜禽养殖环境的改善措施

目前生产中常用以下几种方法对养殖场有害气体进行控制。

一是合理建造畜禽舍。畜禽舍必须建在地势高燥、排水方便、通风良好的地方，舍内要留有充分的排风口，以保证有害气体能及时被排除。

二是保持清洁干燥。经常清洁舍内粪便等有机物，并清理周围环境以保证卫生，畜舍周围要防止污水积留，避免粪便随处堆积，以最大限度地减少有害气体的产生源。

三是搞好畜禽舍周围绿化。充分利用绿色植物吸收动物排出的二氧化碳气体，以净化周围环境。

四是控制动物饲养密度。

五是优化日粮结构。按照畜禽营养需求配制全价日粮，避免日粮中营养物质的缺乏、不足或过剩，特别要注意日粮中粗蛋白水平不应过高，否则会造成蛋白质消化不全而排出产生过多的氮。

六是添加生物制剂。在饲料中适量添加益生素或复合酶制剂，可提高饲料蛋白质的消化利用率，减少蛋白质向氨及胺的转化，使粪便中氮的排泄量大大减少，即可改善舍内的空气质量。

### 3. 微生态制剂改善畜禽养殖环境的机理

正常动物体内的胃肠道内栖息着大约 300 种微生物群落，它们彼此依存，互相制约，共同维系着胃肠道微生物生态平衡和维护机体健康。在饲料中添加适当微生态制剂，可以促进肠道有益菌的繁殖与生长，抑制有害菌生长，调节肠道生态平衡，促进动物消化，增强机体免疫力及改善环境污染。饲喂芽孢杆菌能显著降低肠道内病原菌数量，促进肠道内有益微生物增加，因而排泄物、分泌物中的有益微生物增多，致病及有害微生物减少，净化养殖体内外环境，减少动物发病及降低畜禽粪便对环境的有害作用。畜禽饲料中含有大量的矿物质，由于机体对饲料营养物质消化吸收不全，使畜禽粪便中残留了相当数量的有机物与无机物，特别是氮、磷极易被腐败菌分解产生 $NH_3$ 和 $H_2S$ 等恶臭物，不仅降低了畜禽生产性能，而且极易污染养殖环境。粪便污染通常为矿物质、氮、磷污染，恶臭物污染与病原微生物污染等方面。微生态制剂具有减轻粪便污染、保护生态环境的重要作用。微生态制剂通过调整畜禽肠道菌群平衡的微生态环境影响矿物质的代谢；微生物在肠道中产生一种有机酶整合物，降低肠道环境的 pH 值及氧化还原电势，有利于 Ca、Mg、Fe、Zn 等矿物元素吸收。植物性饲料原料中有 2/3 的磷难以被动物消化吸收而随粪尿排出体外污染环境，而蛋白质的降解通常需要蛋白酶与肽酶的协同作用，而动物体内这两种酶分泌不足，造成动物体蛋白质的吸收不良，使蛋白质含氧物从粪便中大量排出，被养殖环境中的腐败菌分解成 $NH_3$ 和 $H_2S$ 等恶臭物质污染环境，形成臭味。而微生态制剂中的芽孢杆菌不仅能产生碱、中性或酸性蛋白酶、淀粉酶与脂肪酶等，而且还可产生降解植物饲料中复杂碳水化合物的有机酶。通过补充动物体内消化道益菌群，增加机体内源酶而直接参与含氮物质的代谢，对降低粪便中含氮物质有显著作用。

## 二、微生态制剂在改善畜禽养殖环境中的作用

饲料是畜禽生产成本的主要部分，因此，如何使用更为有效的饲料和最大限度地利用饲料中营养成分是饲料工业发展的关键。人们怀疑只靠发现新的营养元素或进一步修正畜禽的营养需要量会在畜禽营养上产生新的突破；相反，提高现有饲料的利用率以及利用尽可能多的劣质饲料，可能会在畜禽饲养上产生巨大的影响。微生态技术将成为实现此目标的主要手段之一。

微生态饲料添加剂在饲草保存中的应用，为反刍动物常年提供了优质饲料，减少了饲料的损失，还在除去大麦和黑麦中的营养抑制因子或改善粗饲料的纤维消化、提高饲料的利用率等方面取得了较为理想的效果。微生态制剂作为抗生素的反义词由此而产生，Fuller 和 Cole 在 1988 年进一步定义为"能够通过增进肠

道内微生物群落的平衡而对家畜产生有益效应的活的微生物饲料添加剂"。

微生态制剂中的各种细菌与肠道内的有益菌协同作用,有效增强胃肠活动功能,加速含氮化合物向氨基酸方向转化,提高蛋白质的利用率;同时,EM及肠道内的有益菌大量增殖,抑制大肠杆菌的活动,减少蛋白质向氨和胺的转化;肠内粪便中还含有大量EM的活菌体,可以继续利用剩余的氨,使肠内及血液中氨的浓度下降,从而减轻粪尿恶臭,改善环境卫生。

## 三、微生态制剂在改善禽舍环境中的应用

### 1. 微生态制剂对肉鸡舍内空气质量的影响

吴亨进的研究显示,分别在肉鸡日粮中添加500倍EM稀释液和2%的酵母复合制剂,通过21天饲养,测得试验组鸡舍内$NH_3$、$H_2S$含量显著降低,同时也可降低圈舍内$CO_2$的含量,这与EM中的活菌剂与肠道内的各种有益菌协同作用有效增强胃肠道活动功能、使含氮化合物向氨基酸方向转化、提高饲料中蛋白质的利用率有关,同时EM与肠道内的有益菌大量增殖,抑制大肠杆菌的活动,从而减少蛋白质向氨和胺的转化,肠道内还含有大量EM的活菌体,可继续利用剩余的氨,因此可有效降低粪便中的氨。从而减轻粪尿恶臭,改善环境卫生。宋良敏在白羽肉鸡规模化养殖场中研究复合微生态制剂在改善鸡舍环境方面的应用效果,同时空气中喷洒生物净化剂。结果显示,日粮中添加0.02%复合微生态制剂可以显著降低肉鸡舍氨气浓度、总悬浮颗粒物、硫化氢浓度等,且气载微生物中,沙门氏菌和大肠杆菌浓度显著下降33.83%和31.05%,乳酸杆菌和酵母菌浓度显著升高。说明喷洒生物净化剂能有效降低鸡舍内气载病原菌如沙门氏菌和大肠杆菌浓度,增加有益菌如乳酸杆菌和酵母菌浓度,从而提高鸡舍内空气质量。结果表明,使用复合微生态制剂可以有效降低鸡舍内有害气体和粉尘浓度,对改善鸡舍环境具有积极的作用。王恩玲等报道,在鸡舍按每$1m^3$空间投放20gEM,能防止产生大量的有害气体,使各种有害气体的浓度达到卫生标准,使用EM制剂1个月后,其恶臭浓度下降了97.7%,臭气强度降低到2.5级以下。

### 2. 微生态制剂对蛋鸡舍环境质量的影响

乳酸菌是禽类孵化后最先在肠道内出现的菌群,当禽类开始进食时,乳酸菌可在嗉囊和肠道中迅速定植,从而维持动物肠道微生态平衡,通过外源补充乳酸菌可有效保护动物肠道健康,减少疾病发生。乳酸菌制剂作为一种新型的绿色饲料添加剂,因其天然、无抗药性、无残留和无任何不良反应而备受关注,使用乳酸菌制剂可提升产蛋性能、改善蛋品质、减少有害气体排放及提升畜产品安全性,在未来的绿色养殖业中必将发挥越来越重要的作用。

蛋鸡在产蛋后期,肠道吸收功能下降,蛋壳变薄,破蛋率增加,通过微生态制剂进行调控是提高蛋鸡产蛋质量的措施之一。刘爱君在海兰褐产蛋鸡日粮中添

加禽用微生态制剂100g/t，试验结果显示乳酸菌制剂可以显著提高鸡蛋质量，包括蛋壳厚度、蛋壳强度和蛋白质量哈氏单位、蛋黄颜色等；且添加乳酸菌制剂可以显著降低鸡舍内氨气浓度22.66%～52.45%。

### 3. 微生态制剂对肉鸭舍环境质量的影响

畜禽粪便的污染分为矿物元素污染、氮磷污染、恶臭物质污染和生物病原污染4个方面。微生态制剂一方面可以优化肠道的多酶消化体系，提高饲料转化率，促进机体对Ca、Mg、Fe和Zn等矿物元素的吸收，降低矿物元素和氮磷污染，另一方面抑制了肠道内腐败菌的生长，降低了脲酶活性，进一步减少了硫化氢、氨、吲哚、组胺等恶臭物质的生成；此外，随粪便排出的活性有益菌对改善饲养环境和预防疾病发生起到了重要的作用。席磊研究饲喂微生态制剂对肉鸭舍内空气质量和粪便中N、P含量的影响，基础日粮中分别按照5g/kg的比例添加芽孢杆菌菌粉和乳酸菌、芽孢杆菌、酵母菌混合制剂，结果表明：添加微生态制剂肉鸭舍内$NH_3$平均浓度降低了33.25%～36.00%（$P < 0.05$），舍内环境中平均活菌数减少14.59%～21.68%（$P < 0.05$）；粪便中氮含量降低33.24%～51.33%（$P < 0.05$）；磷含量降低39.57%～47.59%（$P < 0.05$），说明在樱桃谷肉鸭日粮中添加微生态制剂，可以改善鸭舍的环境质量，降低鸭粪中N、P含量，并且复合菌种微生态制剂效果优于单一菌种微生态制剂。

## 四、微生态制剂在改善猪舍环境中的应用

近年来，我国养猪业取得了巨大的发展，但是其排污与臭味对环境造成的污染一直为人们所诟病，因此，寻求既可改善养殖环境又可提升猪生产性能、经济效益的饲料添加剂和养殖技术成为研究热点。

### 1. 微生态制剂对猪舍环境质量的影响

研究发现，猪饲喂微生态制剂后，其中的益生菌可以竞争性地抑制病原菌在猪肠道的吸附，减少腹泻发生率，并能提高猪消化道蛋白质、脂肪和淀粉消化酶的活性，提高饲料转化率和猪的生产性能。同时，由于微生态制剂提高饲料中营养物质利用率，减少了其在肠道内容物和粪便中的残留，降低微生物对其的继续利用所产生的腐败物质，减少粪便臭味，从而有效改善养殖环境。饲喂微生态制剂可以提高猪日粮养分的消化率，使其粪便残余养分减少，从而微生物分解产生的氨气、硫化氢等有害气体含量增加。Chen报道饲喂嗜酸乳杆菌、酿酒酵母菌和枯草芽孢杆菌组成的混合微生态制剂，显著降低猪粪便中的氨氮含量，相似的研究结果还见于Jung等和Jang等的报道。倪永珍等在生猪养殖过程中全面使用EM技术后，处理组的氨气浓度一直低于对照组，其降低幅度为17.01%～21.97%，平均降低19.55%。猪场外25m和50m处氨气浓度分别为猪舍内的13.2%和14.5%；硫化氢在猪舍外均未检出。由此可见，猪场全面使用EM技术后，猪场对周围环境的空气污染状况得到了明显的改善。张博等采用枯草芽孢

杆菌制剂饲喂断奶仔猪，结果显示添加芽孢杆菌微生态制剂对腹泻率有显著改善效果，且可显著降低圈舍氨气浓度，对猪舍环境具有明显改善作用。

## 2. 微生态制剂结合发酵床饲养对猪舍环境质量的影响

发酵床技术是一种以微生物发酵为基础的粪尿免清理的新兴环保养猪技术。研究表明，发酵床技术可以降低猪养殖环境中氨气、硫化氢、臭味物质等有害气体的浓度，对猪的生产性能也有一定的提升作用。李学莉等采用发酵床结合微生态制剂模式养猪。饲用微生态制剂，是由动物体内正常的有益微生物经特殊工艺而制成的活菌制剂，其中代表性微生物有酵母菌、乳酸菌等，总数＞$1 \times 10^8$ cfu/mL，通过饮水添加占基础日粮 0.1% 的微生态制剂。发酵床发酵菌剂为枯草芽孢杆菌、地衣芽孢杆菌、沼泽红假单胞菌、酵母菌和乳酸菌等组成的混合菌群，活菌数达 $1 \times 10^9$ cfu/g 以上；发酵床垫料为锯末、稻壳、陶粒，按 3∶4∶3 的比例充分搅拌混匀，在搅拌过程中不断喷洒经活化的发酵菌剂，使垫料水分保持在 40% 左右，堆积发酵 10 天，发酵完成后铺开垫料厚 30cm，次日进猪，发酵床饲养密度为每头占 $2.0 m^2$ 左右。结果表明，单独饲喂微生态制剂对于传统水泥地圈栏养殖，能一定程度地降低舍区氨气和硫化氢的浓度，但是对于不清理粪便的干清粪圈栏养殖则作用效果微弱，而饲喂微生态制剂结合发酵床养殖较之干清粪圈栏养殖，能极显著降低氨气、硫化氢、悬浮颗粒的浓度和空气中细菌总数，使环境质量接近水冲洗清理粪便的对照组。章红兵等的研究表明，发酵床饲养方式的猪舍，其空气中的氨气和硫化氢浓度较常规水泥地饲养方式极显著降低，相似的研究结果还见于郭彤等和盛清凯等的报道中。

发酵床养猪技术利用有益菌对垫床和粪尿进行生物发酵，使猪粪尿的有机物充分分解和转化，减少了有毒有害气体的排放。猪舍区氨气、硫化氢、悬浮颗粒的浓度和细菌总数较显著降低，空气环境质量提高，证明微生态制剂结合发酵床养殖模式可改善猪舍环境，提高经济效益。饲喂微生态制剂结合发酵床养殖模式显著降低料重比，提高猪的生产性能，提高饲料粗蛋白、粗脂肪和磷的表观消化率，有效降低舍区空气中的氨气、硫化氢和悬浮颗粒浓度，减少空气中的细菌总量，在冬季广东地区应用能提高舍区温度，对猪起保暖作用，并提高猪头均利润，降低饲料、兽药、水电和人工成本，省去污水费用，增加养殖经济效益和改善养殖环境质量。生产实践应用验证了上述效果，因此，推广和运用该种技术对实现我国养猪生产的安全、优质、高效目标，保障养猪生产可持续发展和推动环境友好型社会建设具有重要作用。

# 五、微生态制剂在改善水产养殖环境中的应用

随着水产养殖的迅速发展，抗生素等药物的使用和氮磷等的富集引发了大量的环境问题。水产养殖的生态系统与自然界生态系统相比，更简单而脆弱，在这个系统中水产品被设定为生物链的顶端。水产养殖规模不断扩大，尤其是渔用药

物和饵料的过量使用，人为地引入人工饵料，削弱了其他因子，因而系统中容易造成物质和能量循环的不畅通，从而导致生态失衡和环境污染，可能致使养殖水环境中氮、磷等元素富集、有害微生物繁衍、养殖生态环境失衡，进而影响养殖对象的生长速度和品质，甚至对自然环境造成严重危害。如何调整这个简单的养殖环境、防治水体的富营养化、保持水域生态环境的可持续发展成为亟待解决的问题。

目前，养殖生态环境修复技术主要为物理修复、化学修复与生物修复。物理修复主要是疏浚、换水、曝气等，方法传统，但是无法从根本上解决问题，同时也会污染其他水环境。化学修复是利用一些氧化、还原反应，加入化学物质来调节水环境，存在药物残留、污染等问题。生物修复与二者相比，具有费用低、耗时短、净化彻底、不产生二次污染、不破坏生态平衡等优点，因此在养殖环境修复问题上，首选应该是生物修复。用于生物修复的微生物主要包括细菌、真菌以及原生动物三大类，已经被养殖者应用于水产养殖中的有光合细菌、芽孢杆菌、EM菌、硝化细菌等。曾广泛应用于水产养殖的抗生素被证明存在弊端，具高效、无不良反应等优点的微生态制剂，或许能促进水产养殖的健康发展。Moriarty 将微生态制剂的概念延伸到水产养殖，之后 Irianto 等将其定义为对动物健康有益的微生物或微生物的某一/某些组成部分。在美国、泰国、马来西亚等国家，微生态制剂广泛应用于水产养殖，并取得显著的经济效益。我国规模化水产养殖虽然起步较晚，但早已是产量第一的国家，对世界水产养殖产量贡献率超过 60%。在广东等养殖发达区域，微生态制剂已有广泛的应用。

为了加深人们对微生态制剂的认识，促进微生态制剂的研究和发展，学者们从不同角度对应用于水产养殖的微生态制剂做了综合报道。Kesarcodi 等对微生态制剂在软体动物养殖中的应用原理和作用机制等进行了详细的叙述。Wang 等以消化道为视角，阐述了微生态制剂在水产养殖中应用的基本原理，并强调需要从安全性和有效性两方面对微生态制剂进行评估。Qi 等总结了中国水产养殖中微生态制剂的应用状况。应用微生态制剂的一个重要目的是为了维持或者促进养殖水生态系统的健康。

20 世纪 80 年代，微生态制剂首次应用于水产养殖，并有效地减少了致病菌导致的鱼类死亡率。自此，关于微生态制剂在水产养殖中的应用研究迅速发展。微生态制剂在水产养殖中的应用现已被广泛接受。微生态制剂对养殖水环境的修复研究主要体现在下述几个方面。

### 1. 微生态制剂对养殖水生态系统中环境因子的调节

国外较早开展微生态制剂在水质改善方面的研究工作。Porubcan 的研究显示，芽孢杆菌对水中化学需氧量（COD）有良好的降低作用。Suhendra 等的研究结果表明，微生态制剂可以减少有机物的积累、改善水质。Verschuere 等认

为在环境中 $NH_4^+$-N 和 $NO_2^-$-N 突然增加时，可以添加培养的亚硝化菌。不少学者进行了氨氧化微生物的富集培养研究，以提高氨氧化菌的产率或将有利于水体氨氮污染的控制。目前，国内也有大量学者对这方面的研究进行了报道。谢骏等认为，筛选高转化效率的硝化菌对水质改善和病害减少有重要作用。沈南南等将地衣芽孢杆菌分别与荚膜红假单胞菌、乳酸杆菌混合，施用于工厂化养殖水体中，极显著地降低了 $NH_4^+$-N 含量，对 $NO_2^-$-N 也有良好的去除效果。曹煜成等发现地衣芽孢杆菌 De 株对养殖水中的 $NH_4^+$-N、$NO_2^-$-N 和 $PO_4^{3-}$-P 等有显著去除效果。陈尚智等的调查显示，在合适的条件下，施用一定量的枯草芽孢杆菌对微污染水中 COD、$NH_4^+$-N 和 $NO_2^-$-N 去除效果显著，对 $NO_3^-$-N 也有一定的去除效果。李卓佳等根据其研究结果：乳酸杆菌对硝态氮（$NO_2^-$-N 和 $NO_3^-$-N）有显著降解作用、使 $NH_4^+$-N 增加、对 COD 的作用不明显，提出乳酸杆菌与光合细菌、芽孢杆菌联合使用的建议。芽孢杆菌对氨氮有显著降低作用；另外，它属于革兰氏阳性细菌，而革兰氏阳性细菌能有效地将有机物转化为二氧化碳。光合细菌可以将有机物被异养菌降解的产物（包括有机酸、硫化氢及氨等）作为基质合成菌体而增殖，因而可以使水体得到净化，已经广泛应用于被氨氮污染的养殖水体的生物修复中。综合这些研究，若能调整乳酸杆菌、光合细菌、芽孢杆菌的浓度比例，合理搭配，将它们制成复合微生态制剂，结合调试使用浓度、调节养殖水环境的某些理化因子等，或许可以充分发挥各种菌的功能，对养殖水体有较强的综合处理能力。也有不少研究显示微生态制剂对水质影响不大，可能是因为没有达到微生态制剂作用的适宜环境。Matias 等的研究结果表明 2 组微生态制剂对 $NH_4^+$-N、活性磷酸盐等理化因子的影响都不显著，但是经其中一组微生态制剂处理后的池塘水质相对较好，提示可能存在某些微生态制剂可以改善池塘环境。

## 2. 微生态制剂对养殖水生态系统中生物群落的影响

浮游生物是某些水产动物或者动物某一时期（大部分水产动物的苗期）的天然饵料。浮游植物一方面可以增加水中溶解氧，利用 $NO_3^-$-N 合成叶绿素，产生大量的有机物质，为细菌、浮游动物、鱼虾等水产动物的生长繁殖提供有利条件；另一方面，某些浮游植物可能产生对水产品甚至人类有害的物质。浮游生物通过上行效应影响鱼类等营养级较高的水产动物，合适的浮游生物群落结构对水产养殖有重要意义。细菌可以将有机物质降解和转化为藻类生长所需要的营养盐和生长因子等，并可促进藻类的生长，某些细菌（如光合细菌）甚至可以溶解有毒藻类或者具有控制藻类暴发的潜力。这些特性或许有助于开发改善水环境或者饲养水产动物的微生态制剂。李卓佳等认为施放芽孢杆菌能明显抑制蓝藻繁殖。赵巧玲等的研究结果提示，施用光合细菌可以降低藻类生物量，尤其是降低蓝藻的数量。张汉华等发现使用益生菌后，海水虾池中有害蓝藻减少，有益藻类增加，浮游植物数量随着试验时间的增加而稳定增加；到试验后期，浮游动物数量也呈稳定增加趋势。微生态制剂可影响浮游生物群落结构和多样性，对维持藻类多样性和调节微生态平衡有重要意义。研究者通过分析藻类与细菌之间的关系，试图将它们间的关系（如竞争、拮抗、共生）应用于水产养殖，以净化水质和增加基础饵料。

细菌是碳、氮等元素的生物地球化学循环的主要参与者。微生态制剂添加，一方面直接导致养殖水环境中细菌生物量增加；另一方面，在微生态制剂适应环境后，通过促进或者抑制某些细菌的生长繁殖，从而可能对养殖环境中细菌群落产生显著影响，改善养殖环境。例如，张梁等认为施用噬菌蛭弧菌可以使致病菌减少。而吴伟等的研究显示，在添加了复合微生态制剂（含有具有氨化作用的枯草芽孢杆菌和具有反硝化功能的施氏假单胞菌）后，驱动氮循环的大多数细菌数量明显增加，且促进了水体中的氮循环。$NH_4^+$-N 或 $NO_2^-$-N 在水环境中积累到一定浓度时，对鱼和某些无脊椎动物有毒害作用。$NH_4^+$-N 污染已经是制约集约化水产养殖环境的主要胁迫因子。有研究表明硝化-反硝化是水环境中 N 去除的主要途径。但驱动硝化的微生物生长缓慢，大多数尚难纯培养，且不同微生物拥有各自的生态位。这些因素阻碍了硝化细菌作为微生态制剂的应用研究，不利于养殖水体中氮污染物的去除。一些扎根于沉积物的水生植物通过释放氧气等途径，使得其根际和叶面可为大量微生物提供生态位，从而加强耦合的硝化-反硝化过程，促进氮素去除。吴伟等发现，在适宜的水生植物覆盖率和合适的微生物添加浓度的前提下，水生植物-微生物强化系统较单一水生植物能更有效地降低 $NH_4^+$-N、$NO_2^-$-N 和 $NO_3^-$-N 等含量，良好地净化了日本沼虾养殖水体。水生植物修复和微生态制剂的结合，或许可以应用到不同类型的养殖水体中。

### 3. 微生态制剂在水产养殖中的使用方法

（1）作为饲料添加剂　作为饲料添加剂，随同饲料一起进入机体内发生作用。这一方法目前应用较多，其优点是操作简单、劳动强度小、效果显著。但作为添加剂的微生态制剂，其成分必须具有较好的稳定性和耐受性，要求在饲料制粒过程中不使其生理活性丧失。

（2）直接加入水环境　将微生态制剂直接加入养殖池要注意环境是否适合有益菌的生存和繁殖。如水体加入了抗生素等化学物质，就会降低微生态制剂的作用效果。微生态制剂的加入量要求使有益菌成为优势菌，在养殖水体中才能发挥最大的作用，因此如果中间换水和使用消毒剂，应在换水后或使用消毒剂几天后补加首次使用的剂量。

将微生态制剂与其他修复方法结合，如上述的高等水生植物-微生物强化系统、复合藻-菌系统，或许能更好地对养殖水环境进行修复。微生态制剂在水产养殖中的应用效果，还表现在影响水产动物的肠道菌群、成活率、生长速度、饵料利用率、商品性能等方面。微生态制剂是以直接从自然界中分离的有益菌为主体开发出来的新型产品，无残留、无不良反应，对改善水产养殖环境和健康养殖具有极其重要的意义。

# 参 考 文 献

［1］ Akinbowale O L，Peng H，Barton M D. Antimicrobial resistance in bacteria isolated from aquaculturesources in australia ［J］. Journal of Applied Microbiology，2006，100（5）：1103-1113.

［2］ Akinbowale O L，Peng H，Barton M D. Diversity of tetracycline resistance genes in bacteria from aquaculture sources in australia ［J］. Journal of Applied Microbiology，2007，103（5）：2016-2025.

［3］ Antonio T，Carlos M，Manuel P M. Environmental impacts of intensive aquaculture in marine waters ［J］. Water Research，2000，34（1）：334-342.

［4］ Degnan B A，Macfarlane G T. Anaerobe ［J］. 1995，1：25-33.

［5］ Bergman E N. Energy contributions of volatile fatty aids from the gastrointestinal tract in various species ［J］. PHysiological Reviews，1990，70；567.

［6］ Bodelier P L E，Libochant J A，Blom C，et al. Dynamics of nitrification and denitrification in root-oxygenated sediments and adaptation of ammonia-oxidizing bacteria to low-oxygen or anoxic habitats ［J］. Applied and Environmental Microbiology，1996，62（11）：4100-4107.

［7］ Bondad R M，Subasinghe R P，Arthur J R，et al. Disease and health management in asian aquaculture ［J］. Veterinary Parasitology，2005，132：249-272.

［8］ Boyd C D，Hollerman W D，Plum J A，et al. Effect of treatment with a commercial bacterial suspension on water quality of channel catfish pond ［J］. Progressive Fish Culturist，1984，46：36-40.

［9］ Cera K R. Effect of age，weaning and post～weaning diet on a small intestinal growth and jejunat morp Hology in young swine ［J］. Journal of Animal Science，1988，66：514-584.

［10］ Chen Y J，Min B J，Cho J H，et al. Effects of dietary Bacillus～based probiotic on growth performance，nutrients digestibility，blood characteristics and fecal noxious gas content in finishing pigs ［J］. Asian Australasian Journal of Animal Sciences，2006，19（4）：587-592.

［11］ Chen Y J，Son K S，Min B J，et al. Effects of dietary probiotic on growth performance，nutrients digestibility，blood characteristics and fecal noxious gas content in growing pigs ［J］. Asian Australasian Journal of Animal Sciences，2005，18（10）：1464-1468.

［12］ Chiayvareesajja S，Boyd C E. Effect of zeolite，formalin，bacterial augmentation and aeration on total ammonia nitrogen concentrations ［J］. Aquaculture，1993，116（1）：33-45.

［13］ Cho K H，Salyers A A. Biochemical analysis of interactions between outer membrane proteins that contribute to starch utilization by bacteroides thetaiotaomicron ［J］. The Journal of Bacteriology，2001，183（24）：7224-7230.

［14］ Collado M C，Grze S K，Salminen S. Probiotic strains and their combination inhibit in vitro adhesion of pathogens to pig intestinal mucosa ［J］. Current Microbiology，2007，55（3）：260-265.

［15］ Collington G K，Parker D S，Armstrong D G. The influence of inclusion of either an antibiotic or a probiotic in the diet on the development of digestive enzyme activity in the pig ［J］. British Journal of Nutrition，1990，64（1）：59-70.

［16］ Cynthia L S. A dynamic partnership：celebratingour gut flora ［J］. Anaerobe，2005（11）：247-251.

［17］ Deeseenthum S，Leelavatcharamas V，Brooks J D. Effect of feeding bacillus sp. as probiotic bacteria on growth of giant freshwater prawn（macrobrachium rosenbergii de man）［J］. Pakistan Journal of

Biological Sciences, 2007, 10 (9): 1481-1485.

[18] Devaraja T N, Yusoff F M, Shariff M. Changes in bacterial populations and shrimp production in ponds treated with commercial microbial products [J]. Aquaculture, 2002, 206 (3/4): 245-256.

[19] Dunne C, Murp H I. Demonstration of functionality in animal models of disease and in human clinical trials [J]. Atonie Van Leeuwenhoe, 1999, 76: 279-292.

[20] Edens F W. Princip les of ex ovo competitive exclusion and in ovoadministration of Lactobacillus reuteri [J]. Poultry Sci, 1997, 76 (1): 179-196.

[21] Far H Z, Saad C R B, Daud H M, et al. Effect of Bacillus subtilis on the growth and survival rate of shrimp (Litopenaeus vannamei) [J]. African Journal of Biotechnology, 2009, 8 (14): 3369-3376.

[22] Food and Agriculture Organiz ation of the United Nations (FAO). The state of world fisheries and aquaculture 2010 [R]. Rome: FAO, 2011.

[23] Fooks L J, Fuller R, Gibson G R. Prebiotics, probiotics and human gut microbiology [J]. International Dairy Journal, 1999, 9: 53-61.

[24] Fredrik B, Hao Ding, Jeffrey I Gordon, et al. The Gut Microbiota as An Environmental Factor That Regulates Fat Storage [J]. PNAS, 2004, 101 (44): 15718-15723.

[25] Fredrik Backhed, Ruth E Ley, Justin L Sonnenburg, et al. Host-Bacterial Mutualism in the Human Intestine [J]. Science, 2005, 307: 1915-1921.

[26] Fukami K, Nishijima T, Ishida Y. Stimulative and inhibitory effects of bacteria on the growth of microalgae [J]. Hydrobiologia, 1997, 358: 185-191.

[27] Fuller R. A review: Probiotics man and animals [J]. Appl Bacteroil, 1989, 66: 365.

[28] Fuller R. Probiotics in man and animals [J]. Journal of Applied Bacteriology, 1989, 66: 365-378.

[29] Guarner F, Schaafsma G J. Probiotics [J]. International Journal of Food Microbiology, 1998, 39: 237-238.

[30] Hooper L V, Xu J, Falk P G, Midtvedt T, Gordon J I. A Molecular Sensor That Allows A Gut Commensal to Control Its Nutrient Foundation in A Competitive Ecosystem [J]. Proceedings of the National Academy of Sciences, 1999, 96: 9833-9838.

[31] Hooper L V, Midtvedt T, Gordon J I. How host-microbial interactions shape the nutrient environment of the mammalian intestine [J]. Annual Review of Nutrition, 2002, 22: 282.

[32] Irianto A, Austin B. Probiotics in aquaculture [J]. Journal of Fish Diseases, 2002, 25: 1-10.

[33] Jacobson L D, Schmidt D R, Lake J K, et al. Ammonia, hydrogen sulfide, odor, and $PM_{10}$ emissions from deep-bedded hoop and curtain-sided pig finishing barns in Minnesota [C]. 3rd International Symposium on Air Pollution from Agricultural Operations, Raleigh: Air Pollution From Agricultural Operations III, Proceedings, 2003: 283-291.

[34] Jang H D, Kim H J, Cho J H, et al. Effects of dietary probiotic complex on growth performance, blood immunological parameters and fecal malodor gas emission in growing pigs [J]. Journal of Animal Science and Technology, 2007, 49 (4): 501-508.

[35] Jenoghy, Kim J S, Ahn B S, et al. Effect of directfed microbials (DFM) on milk yield, rumen fermentation and microbial growth in lactating dairy cows [J]. Korean J Dairy Sci, 1998, 20: 247-252.

[36] Jesen M S, Jesen S K, Jacogsen K. Development of digestive enrymes in pigs with emp Hasis on lipolytic activity in the stomach and pancreas [J]. Journal of Animal Science, 1997, 75: 437-445.

[37] Jung J H, Lee J H, Wang J P, et al. Effects of probiotics (Agarie) supplementation on growth performance, nutrient digestibility, fecal microbial, fecal noxious gas emission and blood characteristics of finishing pigs [J]. Journal of Animal Science, 2010 (88): 651-655.

[38] Jung J，Hong S，Kim H，et al. Effect of probiotics in diet on growth performance，nutrient digesti-bility，fecal microbial count，noxious gases emission from the feces，and blood profile in early-fin-ishing pigs [J]. Journal of Animal Science and Technology，2010，52 (1)：23-28.

[39] Kesarcodi W A，Kaspar H，Lategan M J，et al. Probiotics in aquaculture：the need，principles and mechanisms of action and screening processes [J]. Aquaculture，2008，274 (1)：1-14.

[40] Kozasa M. Toyocerin (bacillus toyoi) as growth promotor for animal feeding [J]. Microbiology Ali-ment Nutrition，1986，4：121-135.

[41] Krishnaprakash R，Saravanan R，Murugesan P，et al. Usefulness of probiotics in the production of high quality shrimp (penaeus monodon) seeds in hatcheries [J]. World Journal of Zoology，2009，4 (2)：144-147.

[42] Lilly D M，Stillwell R H. Probiotics：growth-promoting factors produced by microorganisms [J]. Science，1965，147：747-748.

[43] Lin H Z，Gu Z X，YangY Y. Effect of dietary probiotics on apparent digestibility efficient of nutrients of white shrimp litopenaeusvannamei [J]. Aquaeulture Researeh，2004，35 (5)：1441-1447.

[44] Lindemann M D，Cornelius S E，Kandelgy S M，et al. Effect of ageweaning and diet on digestive en-ryme level in the piglet [J]. Journal of Animal Science，1986，62：1298-1307.

[45] Hooper L V，Wong M H，Thelin A，et al. Molecular Analysis of Commensal Host-Microbial Rela-tionships in the Intestine [J]. Science，2001，291 (2)：881-885.

[46] Hooper L V. Bacterial Contributions to Mammalian Gut Development [J]. Trends in Microbiology，2004，12 (3)：129-134.

[47] Lovejoy C，Bowman J，Hallegraeff G. Algicidal effects of a novel marine pseudoalteromonas isolate (class proteobacteria，gamma subdivision) on harmful algal bloom species of the genera chattonella，gymnodinium，and heterosigma [J]. Applied and Environmental Microbiology，1998，64 (8)：2806-2813.

[48] Matias H B，Yusoff F M，Shariff M，et al. Effects of commercial microbial products on water quality in tropical shrimp culture ponds [J]. Asian Fisheries Science，2002，15：239-248.

[49] Moriarty D J W. Control of luminous Vibrio species in penaeid aquaculture ponds [J]. Aquaculture，1998，164：351-358.

[50] Moriarty D J W. Control of luminous Vibrio species in penaeid aquaculture ponds [J].J Fish Dis，1997，20：383-392.

[51] Mun T K. Effect of phototrophic bacteria on water blooming [J]. Water Resources，2003，30 (3)：325-332.

[52] Ouwehand A C，Kirjavinen P V. Probiotics：mechanisms and estabalished [J]. International Dairy Journal，1999，9：43-52.

[53] Owsley W F，Orr D E，Tribble L R. Effect of age and diet on the development of the pancreas and the synthesis and secretion of pancreatic enzymes in the young pigs [J]. Journal of Animal Science，1986，63：497-504.

[54] Perdigon G，Alvarez S，Rachid M. Immune system stimulation by probiotics [J]. Dairy Sci，1995，78：1597-1606.

[55] Peterson S B，Teal J M. The role of plants in ecologically engineered wastewater treatment systems [J]. Mesocosms and Ecological Engineering，1996，6 (1/3)：137-148.

[56] Porubcan R S. Reduction in ch emical oxygen demand and improvement in Penaeus monodon yield in ponds inoculated with aerobic Bacillus bacteria [C]. Program and Abstracts of the 22nd Annual Con-

ference and Exposition. SanJuan, Puerto Rico: World Aquaculture Society, 1991: 16-20.

[57] Qi Z Z, Zhang X H, Boon N, et al. Probiotics in aquaculture of china-current state, problems and prospect [J]. Aquaculture, 2009, 290 (1/2): 15-21.

[58] Wang R F, Kim S J, Robertson L H, et al. Molecular and cellula probes [J]. 2002, 16: 341-350.

[59] Sand J K, Prahl C, Stokholm H. Oxygen release from roots of submerged aquatic macrophytes [J]. OIKOS, 1982, 38: 349-354.

[60] Santoro A E, Casciotti K L. Enrichment and characterization of ammonia-oxidizing archaea from the open ocean: phylogeny, physiology and stable isotope fractionation [J]. The ISME Journal, 2011, 5: 1796-1808.

[61] Schiffrin E J, Rochat F, Link-Amster H, et al. Immunomodulation of human blood cells following the ingestion of lactic acid bacteria [J]. Dairy Sci, 1995, 78: 491-497.

[62] Sissons J W. Potential of probiotic organisms to prevent diarrhoea and promote digestion in fatanimals [J]. Journal of Agricultural Food Science, 1989, 49: 1-3.

[63] Smajs D, Bures J, Smarda J, et al. Experimental administration of the probiotic Escherichia coli strain Nissle 1917 results in decreased diversity of Escherichia coli strains in pigs [J]. Current Microbiology, 2012, 64 (3): 205-210.

[64] Starvic H. Microbial probiotics for pigs and poultry [J]. Inbiotechnology in Animal Feeds and Animal Feeding, 1999: 205-231.

[65] Suhendra T, Handoko J, Octaviano D, et al. Management with bacterial probiotics for Vibrio and virus control in an Indonesian prawn farm [M]. Proceedings IV Central American Aquaculture Symposium: Sustainable Culture of shrimp and tilapia, 1997: 201-202.

[66] Suminto, Hirayama K. Application of a growth-promoting bacteria for stable mass culture of three marine microalgae [J]. Hydrobiologia, 1997, 358: 223-230.

[67] Suminto, Hirayama K. Effects of bacterial coexistence on the growth of a marine diatom chaetoceros gracilis [J]. Fisheries Science, 1996, 62 (1): 40-43.

[68] Tannock G W. Studies of the intestinal microflora: a prerequisite for the development of probiotics [J]. International Dairy Journal, 1998, 8: 527-533.

[69] Tappe W. Cultivation of nitrifying bacteria in the retentostat, a simple fermenter with internal biomass retention [J]. FEMS Microbiology, 1996, 19 (1): 47-52.

[70] Thaddeus S S, Hooper L V, Gordon J I. Developmental regulation of intestinal angiogenesis by indigenous microbes via paneth cells [J]. PNAS, 2002, 99 (24): 15451-15455.

[71] Verschuere L, Rombaut G, Sorgeloos P, et al. Probiotic bacteria as biological control agents in aquaculture [J]. Microbiology and Molecular Biology Reviews, 2000, 64 (4): 655-671.

[72] Vossenberg J, Rattray J E, Geerts W, et al. Enrichment and characterization of marine anammox bacteria associated with global nitrogen gas production [J]. Environmental Microbiology, 2008, 10 (11): 3120-3129.

[73] Wang K, Wei B, Zhu S, et al. Ammonia and odour emitted from deep litter and fully slatted floor systems for growing-finishing pigs [J]. Biosystems Engineering, 2011, 109 (3): 203-210.

[74] Wang Y B, Li J R, Lin J D. Probiotics in aquaculture: challenges and outlook [J]. Aquaculture, 2008, 281 (1/4): 1-4.

[75] Xu J, Chiang H C, Bjursell M K, et al. Message from a human gut symbiont: sensitivity: is a prerequisite for sharing [J]. Trends in Microbiology, 2004, 12 (1): 21-28.

[76] Xu J, Gordon J I. Honor thy symbionts [J]. PNAS, 2003, 100 (18): 10452-10459.

[77] Xu J, Bjursell M K, Himrod J, et al. A genomic view of the human bacteroides thetaiotaomicron symbiosis [J]. Science, 2003, 299: 2074-2077.

[78] Zani J L, Cruz F W, Santos A F, et al. Effect of probiotic CenBiot on the control of diarrhoea and feed efficiency in pigs [J]. Journal of Applied Microbiology, 1998, 84 (1): 68-71.

[79] 白林, 李学伟. 普百克对仔猪腹泻的预防和治疗效果试验 [J]. 2002, 21 (2): 3-4.

[80] 白维东, 刘根奇. EM 舌性微生物水产专用肥在成鱼池塘养殖中的使用效果分析 [J]. 渔业现代化, 2002, (1): 22-24.

[81] 白子金, 宋良敏, 高林. 复合微生态制剂对产蛋鸡生产性能和蛋品质的影响 [J]. 安徽农业科学, 2013, 41 (8): 3424-3425, 3518.

[82] 班慧, 杜雅楠. 微生态制剂研究进展 [J]. 现代农业, 2010 (2): 102-103.

[83] 蔡辉益, 霍启光. 饲用微生物添加剂研究与应用进展 [J]. 饲料工业, 1993, 14: 7-12.

[84] 曹国文, 姜永康. 动物微生态制剂及其在畜禽生产中的应用 [J]. 畜禽业, 2002 (4): 22-23.

[85] 曹建国, 潘正伟, 程丽红. 产酶复合微生物制剂对生长育肥猪的生产和消化性能的影响 [J]. 上海畜牧兽医通讯, 2004 (3): 34-36.

[86] 曹建民, 胡玫. 益生素在欧鳗养殖中的应用试验 [J]. 兽药与饲料添加剂, 1999, 4: 6-7

[87] 曹廷富. 微生态制剂对生长猪生产指标和粪中微生物影响的研究 [D]. 长沙: 湖南农业大学, 2011: 12-14.

[88] 曹煜成, 李卓佳, 杨莺莺. 地衣芽孢杆菌 De 株对黄鳍鲷生长及其养殖池塘主要环境因子的影响 [J]. 南方水产, 2010, 6 (3): 1-6.

[89] 陈春林, 曹国文, 徐登峰. 微生态饲料添加剂对仔猪血液生理生化指标的影响 [J]. 黑龙江畜牧兽医, 2006 (12): 62-63.

[90] 陈桂银. 益生菌在兔营养中的应用 [J]. 中国养兔杂志, 2007, 3: 31-34.

[91] 陈红平, 严寒等. 微生态制剂及其在动物生产上的作用研究进展 [J]. 广东饲料, 2002, 11 (1): 35-36.

[92] 陈宏, 李海峰, 龚启斌. 微生态制剂对蛋鸡部分血液生化指标的影响 [J]. 福建畜牧兽医, 1999 (5): 6.

[93] 陈静, 徐海燕, 谷巍. 枯草芽孢杆菌 B7 的分离和净化水质的初步研究 [J]. 河北渔业, 2008, 11: 10-11, 29.

[94] 陈祈磊, 宋芹. 动物微生态制剂研究应用进展 [J]. 成都大学学报, 2010, 29 (1): 10-13.

[95] 陈尚智, 胡勇. 枯草芽孢杆菌对微污染水体的净化作用 [J]. 环境科学学报, 2011, 31 (8): 1594-1601.

[96] 陈天游, 董思国, 袁佩娜. 1 株枯草芽孢杆菌体外拮抗 6 种肠道致病菌的研究 [J]. 中国微生态学杂志, 2005, 17 (1): 10-12.

[97] 陈应江, 尹金来. 光合细菌对暂养蟹苗生长发育的影响 [J]. 水产养殖, 1997 (5): 24.

[98] 陈永锋, 郑春生. 益生素防治仔猪腹泻试验 [J]. 福建畜牧兽医, 2001, 2: 6-7.

[99] 陈勇, 黄权. 溢康素对鲤鱼肠道菌群生长的影响 [J]. 北华大学学报 (自然科学版), 2001, 2 (5): 441-444.

[100] 程林春. 微生态制剂的应用 [J]. 中国畜牧兽医, 2003, 30 (3): 22-24.

[101] 崔立, 王万彬. 生态宝对断奶仔猪生产性能和养分表观消化率的影响 [J]. 饲料博览, 2000, 4: 6-7.

[102] 崔西勇, 李维炯, 倪永珍. 微生态制剂对商品蛋鸡应用效果的研究 [J]. 畜牧与兽医, 2004, 36 (12): 1-2.

[103] 崔晓琴, 魏建功, 杨志娟. 猪安康口服液对断奶仔猪的饲喂效果 [J]. 黑龙江畜牧兽医, 2002

(4)：9-10.
[104] 董秀梅，张超范，魏萍．复合微生态制剂对肉仔鸡肠道菌群及抗氧化机能的影响［J］．中国家禽，2004，26（l4）：12-13.
[105] 董燕声．微生态制剂对家禽内外环境的调节作用及应用［J］．中国家禽，2012，34（1）：42-45.
[106] 杜冰．痢康灵对仔猪黄白痢及腹泻的治疗试验［J］．广东畜牧兽医科技，2002，27（3）：35-36.
[107] 杜德伟．动物微生态制剂的生产研究现状及发展前景［J］．中国畜牧杂志，2006，42：51-53.
[108] 范先超，秦春娥．益生素对仔猪生产性能影响［J］．江西畜牧兽医杂志，2003（4）：24-25.
[109] 范颖，顾洪娟．微生态制剂的研究与应用［J］．辽宁农业职业技术学院学报，2002，4（2）：18-21.
[110] 冯定远，于旭华．生物技术在动物营养和饲料工业中的应用［J］．饲料工业，2001，22（10）：1-7.
[111] 冯定远，于旭华．生物技术在动物营养和饲料工业中的应用［J］．饲料工业，2001，22：1-7.
[112] 符利辉，贺月林，陈微．益生菌发酵床养殖技术养猪效果研究［J］．家畜生态学报，2010，31（3）：41-45.
[113] 付晓政，史彬林，李倜宇．EM 制剂对牛粪中氨气释放及微生物含量的影响［J］．家畜生态学报，2014，35（1）：71-73.
[114] 郭彤，郭秀山，马建民．发酵床饲养模式对断奶仔猪生长性能、腹泻、肠道菌群及畜舍环境的影响［J］．中国畜牧杂志，2012，48（20）：56-60.
[115] 郭文婷，李健，王群，等．微生态制剂对牙鲆非特异性免疫因子影响的研究［J］．海洋科学进展，2006，24（1）：51-58.
[116] 郭兴华，曹郁生，东秀珠．益生乳酸细菌——分子生物学及生物技术［M］．北京：科学出版社，2008，90-91.
[117] 韩玲，马明颖，孟越．复合微生物制剂对蛋鸡舍内有害气体、养分消化率及肠道菌群的影响［J］．黑龙江畜牧兽医，2015（3）：85-87.
[118] 杭小英，叶雪平．枯草芽孢杆菌制剂对罗氏沼虾养殖池塘水质的影响［J］．浙江海洋学院学报（自然科学版），2008，27（2）：197-200.
[119] 郝建国，梁淑萍．日本学者对体细胞数与乳房炎关系的论述［J］．中国奶牛，2002（1）：52-54.
[120] 何娟，何彩东，穆燕魁．微生态制剂发酵工艺［J］．河北化工，2010，33：38-39.
[121] 何明清，倪学勤．我国动物微生态制剂研究、开发和应用动态［J］．饲料广角，2002（21）：1-8.
[122] 周望平，肖兵南．HM 强效复合微生态制剂防治断奶仔猪下痢效果的观察［J］．湖南畜牧兽医，2001，5：7-8.
[123] 何明清．动物微生态学［M］．北京：农业出版社，1994.
[124] 何明清．益生素技术现状、限制因素分析及对策［J］．饲料广角，2001，21：13-15.
[125] 何义进，黄理．噬菌蛭弧菌防治鱼类细菌性疾病的应用研究［J］．水产科技情报，1996，23（5）：220-224.
[126] 贺普霄．绿色养殖使者——微生态制剂［J］．饲料与兽药，2004，1：48-49.
[127] 洪黎民．微生态学及微生态制剂［J］．水产科技情报，2006，33（5）：208-211.
[128] 胡文锋，曹永长．益生素与免疫刺激作用［J］．饲料研究，2003，4：23-24.
[129] 胡友军，林映才，郑黎，等．活性酵母对早期断奶仔猪生产性能和免疫机能的影响［J］．动物营养学报，2003，15（4）：49-53.
[130] 胡友军，林映才．活性酵母对早期断奶仔猪生产性能和免疫机能的影响［J］．动物营养学报，2003，15（4）：49-53.
[131] 黄冠庆，张延涛，唐锦锋．微生态制剂对黄羽肉鸡生长性能和免疫器官发育的影响［J］．饲料工

业，2004，25（7）：35-36.

[132] 黄宏坤，倪永珍，李维炯.微生态制剂（EM）对育肥猪生产性能及环境质量改善的影响 [J].黑龙江畜牧兽医，1999（11）：7-8.

[133] 黄建华，周发林，马之明.微生物制剂对斑节对虾亲虾池异养细菌的影响 [J].生态学杂志，2007，26（6）：826-830.

[134] 黄俊，韩铭海，陈小娥.新型微生物饲料添加剂的开发及应用效果研究 [J].饲料工业，2003，24（12）：40-43.

[135] 黄科.真空冷冻干燥乳酸菌的研究进展 [J].西安文理学院学报（自然科学版），2009，12：49-52.

[136] 黄庆飞，戴永恒，莫文伟.EM菌技术在奶牛饲养中的应用效果研究 [J].广西畜牧兽医，2004，20（3）：118-119.

[137] 江永明，付天玺，张丽.微生物制剂对奥尼罗非鱼生长及消化酶活性的影响 [J].水生生物学报，2011，35（6）：998-1004.

[138] 蒋小艺，杨得坡，刘朝亮，等.乳酸菌制剂对奶牛泌乳量及乳成分的影响 [J].中国乳品工业，2008（4）：41-43.

[139] 解广勤，覃定奎，王益兵，等.禽用微生态制剂的应用现状及存在问题 [J].饲料工业，2011，32：9-13.

[140] 金礼琴，孙玲.动物微生态制剂存在的问题及改进措施 [J].中国兽药杂志，2004，38（12）：45-47.

[141] 金升藻，金巍，李红梅.微生态制剂研究进展与应用前景 [J].湖北畜牧兽医，2005，3：51-53.

[142] 荆忠良，张海峰，王振平，等.微生态制剂的研究进展及其在畜牧生产中的应用 [J].山东畜牧兽医，2007（30）：50-51.

[143] 康白，袁杰利.微生态大循环是生命发生发展的根本条件 [J].中国微生态学杂志，2005，17（1）：1-4.

[144] 康白.微生态学 [M].大连：大连出版社，1988.

[145] 孔海英，孟宪梅.动物微生态制剂的研究进展及发展应用前景 [J].吉林粮食高等专科学校学报，2006，21（1）：4-7.

[146] 孔宪寿，王文凤，陆立君.分叉双歧杆菌对小鼠腹水瘤的抑制作用 [J].中国微生态学杂志，1992，4（1）：1.

[147] 雷详前，张明海.微生态制剂对断奶仔猪增重和预防腹泻的效果 [J].畜牧兽医杂志，2002，21（5）：8-9.

[148] 李春丽，崔淑贞，惠参军.微生态制剂对哺乳仔猪生长及免疫机能的影响 [J].中国畜牧兽医，2005，32（5）：14-15.

[149] 李芳益，张宝彤.益菌多在治疗和预防仔猪腹泻上的应用 [J].中国饲料，2002，19：13.

[150] 李谷，吴振斌，侯燕松.养殖水体氨氮污染生物修复技术研究 [J].大连水产学院学报，2004，19（4）：281-286.

[151] 李健雄，祁哲师，田兴山.动物微生态制剂的研究与应用进展 [J].广东畜牧兽医科技，2004，29（4）：15-17.

[152] 李明实.乳酸菌制剂在肉鸡和产蛋鸡生产中的应用研究 [D].延边：延边大学，2007.

[153] 李强，路加社，朱大年.微生态制剂对断奶仔猪的应用效果 [J].家畜生态，2003，24（1）：44-45.

[154] 李松彪，秦翠雨.动物微生态制剂的生产及其应用 [J].河南畜牧兽医，2001，22（10）：13-14.

[155] 赵宗蕃.微生态制剂的应用及前景 [J].西北民族大学学报，2003，24（4）：62-66.

[156] 李万军. 微生态制剂对蛋鸡产蛋后期生产性能及粪中氨气产生量的影响 [J]. 中国家禽, 2011, 33 (7): 59-60.

[157] 李旋亮, 吴长德, 龚商羽. 微生态制剂的研究进展及应用 [J]. 饲料研究, 2008, 5: 13-15.

[158] 李延云. 微生态制剂的应用 [J]. 畜禽生产, 2007, 37 (4): 41.

[159] 李研东, 韩雪, 王颖. 动物微生态制剂的研究进展 [J]. 饲料研究, 2008 (2): 22-24.

[160] 李英琪. 微生态制剂——双歧杆菌的生理学和药理学研究及应用进展 [J]. 现代应用药学, 1995, 12 (6): 11.

[161] 李卓佳, 郭志勋, 张汉华. 斑节对虾养殖池塘藻-菌关系初探 [J]. 中国水产科学, 2003, 10 (3): 262-264.

[162] 李卓佳, 林亮, 杨莺莺. 芽孢杆菌制剂对虾池环境微生物群落的影响 [J]. 农业环境科学学报, 2007, 26 (3): 1183-1189.

[163] 李卓佳, 周海平, 杨莺莺. 乳酸杆菌 (Lactobacillus spp) LH 对水产养殖污染物的降解研究 [J]. 农业环境科学学报, 2008, 27 (1): 342-349.

[164] 梁明振, 梁贤威. 动物微生态制剂的研究进展 [J]. 粮食与饲料工业, 2003, 1: 28-29.

[165] 廖晓霞, 叶均安. 早期断奶仔猪的断奶应激与腹泻研究 [J]. 家畜生态学报, 2005, 26 (3): 74-77.

[166] 林继仁. 微生物制剂与饲料预混料 [J]. 科学养鱼, 2007, 7: 34.

[167] 林亮, 李卓佳, 郭志勋. 施用芽孢杆菌对虾池底泥细菌群落的影响 [J]. 生态学杂志, 2005, 24 (1): 26-29.

[168] 刘栋, 朱剑影, 牛钟相. 动物微生态制剂在家禽生产中的应用及其发展前景 [J]. 家禽科学, 2008: 42-43.

[169] 刘克林, 何明清. 益生菌对鲤鱼免疫功能影响的研究 [J]. 饲料工业, 2000, 21 (6): 24-25.

[170] 刘来停, 蔡风英, 周薇. 微量元素对饲料中益生素活性的影响 [J]. 粮食与饲料工业, 2001, 4: 23-24.

[171] 刘淇. 复合型活菌生物净水剂在南美白对虾养殖中的应用试验 [J]. 水产科技情报, 2003, 30 (3): 136-138.

[172] 刘琪, 朱曲波, 罗光建, 等. 生物活性剂对降低奶牛体细胞防治奶牛隐性乳房炎的影响 [J]. 云南畜牧兽医, 2004 (4): 3-5.

[173] 刘让, 崔艳霞, 李宏建. 发酵床养猪模式与传统养殖模式饲养效果比较 [J]. 家畜生态学报, 2011, 32 (6): 88-90.

[174] 刘文佐, 曲湘昆. 双歧杆菌在人工胃液中的存活率考查 [J]. 中国微生态学杂志, 1997, 9 (4): 22.

[175] 刘小刚, 周洪琪, 华雪铭. 微生态制剂对异育银鲫消化酶活性的影响 [J]. 水产学报, 2002, 26 (5): 448-452.

[176] 刘延贺, 苑会珍. 不同营养及铜水平条件下芽孢杆菌微生物添加剂对猪免疫性能的影响 [J]. 饲料工业, 1998, 19 (10): 28-29.

[177] 刘燕, 王静慧. 微生态学理论和我国动物微生态制剂研究现状 [J]. 2002, 36 (8): 35-38.

[178] 刘一尘, 何明清, 倪学勤. 益生菌剂与益生协同剂的协同作用的研究及应用 [J]. 中国微生态学杂志, 2001, 3 (3): 179-180.

[179] 卢显芝, 田秀平, 郝建朝, 姜瑜, 王芳. 解磷芽孢杆菌及其对养殖池塘水体磷组分的转化研究 [J]. 黑龙江八一农垦大学学报, 2008, 20 (6): 19-22.

[180] 吕道俊, 潘康成. 微生态制剂对猪细菌性疾病的防治研究进展 [J]. 饲料工业, 1999, 10 (20): 42-44.

[181] 马春阳,罗正,李鸿博.微生态制剂对蛋鸡生长性能和肠道菌群及抗体效价的影响 [J].中国畜牧杂志,2015,51 (5):60-64.

[182] 马翠芳.早期断奶乳猪料的配制原理 [J].畜牧兽医杂志,2005,24 (1):16-17.

[183] 马志勇,倪学勤,曾东.影响动物微生态制剂应用效果的因素及解决方法 [J].饲料工业,2007,28 (8):60-61.

[184] 闵小梅,孟庆翔.动物胃肠道正常微生物与活菌制剂在猪生产中的应用 [J].养猪,2001 (1):9-12.

[185] 穆燕魁,何娟,周正,等.植物微生态制剂发酵工艺及其质量控制 [J].现代农业科技,2010:44-46.

[186] 倪学勤,吕道俊,何明清.生物兽药之发展及趋势 [J].中国家禽,2001,23 (17):1-4.

[187] 倪耀娣,鲁改如.微生态制剂对肉仔鸡免疫器官及抗病力的影响 [J].河北畜牧兽医,2004,20 (1):20-21.

[188] 潘宝海,张建东.芽孢杆菌对畜禽生产性能的影响 [J].饲料研究,2007,1:55-57.

[189] 潘穗华.饲用微生态制剂在断奶仔猪日粮中的应用效果 [J].广东饲料,1999,5:18.

[190] 潘永康,王喜忠,刘相东.现代干燥技术 [M].第2版.北京:化学工业出版社,2007:10.

[191] 潘志明,张小荣.鸡沙门氏菌弱毒苗与微生态制剂联合应用的效果 [J].中国兽医学报,2003,23 (2):155-156.

[192] 彭伟,黄兴国.微生态制剂的研究与应用 [J].江西饲料,2009 (3):15-18.

[193] 乔利敏,乔富强,张京和.微生态制剂在断奶仔猪中应用效果研究 [J].中国畜牧杂志,2012,48 (20):72-74.

[194] 邱玉玲,张晶,谈曙明,等.干酪乳杆菌 NH-2 固态发酵基质的选择及优化 [J].安徽农业科学,2011,39:12653-12654.

[195] 曲鹏,马明颖,王恩成.复合微生态制剂对蛋鸡生产性能及鸡蛋品质的影响 [J].粮食与饲料工业,2012 (12):51-53.

[196] 茹健强,周国勤.复合微生物制剂改善池塘水环境效果试验 [J].水产养殖,2006,27 (1):25-27.

[197] 沈南南,李纯厚,贾晓平.3 种微生物制剂调控工厂化对虾养殖水质的研究 [J].南方水产,2007,3 (3):20-25.

[198] 沈中艳.猪源益生乳酸菌的筛选及发酵工艺研究 [D].武汉:华中农业大学,2007.

[199] 盛清凯,王诚,武英.冬季发酵床养殖模式对猪舍环境及猪生产性能的影响 [J].家畜生态学报,2009,30 (1):82-85.

[200] 施曼玲,马莉等.纳豆芽孢杆菌对大白鼠肠道菌群的影响 [J].科技通报,2002,18 (5):398-401.

[201] 施杏芬,陆国林,周文海,等.抗生素饲料添加剂的危害及防止对策 [J].中国动物检疫,2005,22:37-38,43.

[202] 石丽军,张丽芳.微生态制剂的研究进展及应用前景 [J].河北畜牧兽医,2005,21 (7):39-40.

[203] 司振书,孟喜龙.微生态制剂对肉鸡免疫器官发育的影响 [J].河南农业科学,2007 (9):104-105.

[204] 苏铁,李丽立,肖定福.生物发酵床对猪生长性能和猪舍环境的影响 [J].中国农学通报,2010,26 (20):18-20.

[205] 孙冬岩,孙鸣,潘宝海.枯草芽孢杆菌水质净化作用的研究 [J].饲料研究,2009,3:58-59.

[206] 陶常义.早期断奶仔猪腹泻的原因分析与营养调控 [J].湖南饲料,2003 (2):18-19.

[207] 滕颖,陈先国.动物微生态制剂的研究进展 [J].中国兽药杂志,2005,39:47-50.

[208] 王恩玲. 养殖场有害气体的防治 [J]. 四川畜牧兽医, 2005 (5): 36-37.

[209] 王芬, 宁志力, 范宪生. 微生态制剂的作用机理、功能及在动物生产中的应用 [J]. 中国动物保健, 2004 (2): 44-46.

[210] 王高学, 姚嘉赟, 王绥标. 复合藻-菌系统水质净化模型建立与净化养殖水体水质的研究 [J]. 西北农业学报, 2006, 15 (2): 22-27.

[211] 王桂瑛, 刘燕. 益生素的研究及应用进展 [J]. 饲料博览, 2004 (6): 4-6.

[212] 王建华, 李桂杰. 安全饲料添加剂——动物微生态制剂研发进展 [M]. 中国首届农业生物技术发展论坛文集, 北京: 中国农业出版社, 2002: 188-195.

[213] 王金全, 蔡辉益. 动物营养微生态饲料添加剂的研究与应用进展 [J]. 饲料广角, 2002 (21): 11-16.

[214] 王丽娟. 益生素的研究及应用进展 [J]. 饲料博览, 1999, 11 (1): 15-18.

[215] 王梦亮, 郭小青, 梁生康. 光合细菌 (PSB) 对鲤鱼肠道菌群及肠消化功能的影响 [J]. 中国微生态学杂志, 1999, 11 (3): 146-147.

[216] 王文梅, 许丽, 马卓. 乳酸菌制剂的作用机理及其在禽类生产中的应用 [J]. 东北农业大学学报, 2013, 44 (3): 146-150.

[217] 王兴龙. 微生态学与微生态制剂的研究进展 [J]. 中国兽医学报, 1997, 17 (1): 101-103.

[218] 维烈, 郭庆华. 新型蛋白饲料 [M]. 北京: 化学工业出版社, 2003.

[219] 魏利平. 生态营养饲料的研究概况 [J]. 养殖与饲料, 2006 (11): 32-34.

[220] 吴亨进. 日粮添加微生态制剂对肉鸡生产性能及其圈舍环境质量的影响 [J]. 养殖与饲料, 2009, 2: 37-41.

[221] 吴买生, 唐国其, 陈斌. 发酵床猪舍对育肥猪生长性能及肉品质的影响 [J]. 家畜生态学报, 2010, 31 (6): 39-43.

[222] 吴伟, 瞿建宏, 王小娟. 水生植物-微生物强化系统对日本沼虾养殖水体的生物净化 [J]. 生态与农村环境学报, 2011, 27 (5): 108-112.

[223] 吴伟, 周国勤, 杜宣. 复合微生态制剂对池塘水体氮循环细菌动态变化的影响 [J]. 农业环境科学学报, 2005, 24 (4): 790-794.

[224] 吴妍妍, 张文举, 胡猛. 乳酸菌在动物生产中应用的研究进展 [J]. 中国畜牧兽医, 2013, 40 (2): 221-224.

[225] 吴彦彬, 李亚丹, 边艳青, 等. 拟杆菌的应用及研究 [J]. 生物技术通报, 2006, 2: 66-69.

[226] 武广, 张超峰. 微生态制剂对观赏鱼常见病的防治试验 [J]. 河南水产, 2006 (3): 30-31.

[227] 武华玉, 乔木, 郭万正. 生物发酵床养猪效果研究 [J]. 湖北农业科学, 2009, 48 (12): 3090-3091.

[228] 谢骏, 方秀珍, 郁桐炳. 池塘氮循环中各种细菌与理化因子的相关性研究 [J]. 水生生物学报, 2002, 26 (2): 181-187.

[229] 谢全喜, 张建梅. 微生态制剂固本康对肉鸡生产性能、盲肠菌群、免疫指标及抗氧化能力的影响 [J]. 中国畜牧杂志, 2014, 50 (1): 58-62.

[230] 谢文艳, 郭凤英. 动物微生态制剂在养殖业中的应用 [J]. 中国动物保健, 2009 (7): 100-102.

[231] 辛娜, 刁其玉, 张乃锋. 蛋鸡饲喂芽孢杆菌制剂对鸡蛋蛋品质及营养成分的影响 [J]. 畜牧与兽医, 2011, 43 (11): 11-15.

[232] 熊德鑫. 现代微生态学 [M]. 北京: 中国科学技术出版社, 2001.

[233] 徐德荣, 赵晓明. 海洋酵母培育中国对虾、太平洋牡蛎幼体的生产试验报告 [J]. 水产科学, 1994, 13 (6): 33-34.

[234] 徐登峰, 曹国文, 戴荣国. 植物乳酸菌对致病性大肠杆菌的抑制试验 [J]. 四川畜牧兽医, 2005,

第二章　微生态制剂在无污染畜牧业上的应用　**115**

9：36-38.

[235] 徐刚，钟乐伦 . 微生态制剂在畜牧生产中的环保作用 [J]. 饲料博览，2005，8：13-15.

[236] 徐怀恕，张晓华 . 海洋微生物技术 [J]. 青岛海洋大学学报，1998，28（4）：573-581.

[237] 许国焕，梁友光 . 酵母葡聚糖对南美白对虾免疫功能的影响 [J]. 饲料工业，2003，24（10）：
53-54.

[238] 薛恒平 . 医用抗生素作为饲料添加剂的负面效应及对策 [J]. 饲料工业，1998，19：23-25.

[239] 薛艳秋 . 益生素对断奶仔猪效果试验 [J]. 养猪，2000（1）：10.

[240] 杨承剑，黄兴国 . 微生态制剂及其在畜牧生产中的应用 [J]. 饲料博览，2006（2）：9.

[241] 杨汉博，潘康成 . 不同剂量益生芽孢杆菌对肉鸡免疫功能的影响 [J]. 兽药与饲料添加剂，2003，
8（4）：8-10.

[242] 杨景云 . 肠道菌群与健康 [M]. 哈尔滨：黑龙江科学技术出版社，1991.

[243] 杨林，霍贵成，杨丽杰 . 微生态制剂对仔猪肠道非特异性免疫机能的影响 [J]. 黑龙江畜牧兽医，
2003，7：13-15.

[244] 杨汝德，肖仔君，陈惠音 . 采用微型包囊技术研制活性双歧杆菌微囊微生态制剂 [J]. 广州食品工
业科技，2003，77：38-40.

[245] 杨玉荣，姜义宝，郑世昆 . 益生素对雏鸡肠道黏膜体液免疫与细胞免疫的影响 [J]. 西北农林科技
大学学报（自然科学版），2007，35（12）：27-29.

[246] 叶成远，张惠云 . 微生态制剂在水产养殖中的应用 [J]. 饲料工业，2000（3）：25-27.

[247] 禹慧明，林勇 . 益生乳杆菌的筛选及特性研究 [J]. 微生物学通报，2003，29（9）：53-55.

[248] 袁杰利，赵恕 . 微生态制剂应用与展望 [J]. 沈阳药学院学报，1993，10（4）：279.

[249] 詹凯，王恬，李吕木 . 生菌素、维吉尼霉素对哺乳仔猪生长和血清代谢物的影响 [J]. 畜禽业，
2001，12：20-21.

[250] 张朝 . 青春型双歧杆菌生态制品对鼠肝癌抑制作用初步研究 [J]. 中国微生态学杂志，1993，5
（1）：12.

[251] 张峰峰，谢凤行 . 枯草芽孢杆菌水质净化作用的研究 [J]. 华北农学报，2009，24（4）：218-221.

[252] 张凤林，全男，于立业 . 益生素的应用 [J]. 吉林畜牧兽医，2006（1）：54-56.

[253] 张汉华，李卓佳，郭志勋 . 益生菌对海水虾池浮游生物的生态调控效果研究 [J]. 海洋科学，
2009，33（1）：12-20.

[254] 张凯，方热军 . 动物微生态制剂在无污染畜牧业上的研究与应用 . 江西饲料，2011，2：22-24.

[255] 张梁，沈建忠，陈佳毅 . 噬菌蛭弧菌对草鱼池水质及细菌群落的影响 [J]. 水生态学杂志，2009，
2（1）：6-10.

[256] 张民，刁其玉 . 微生态制剂在饲料工业中的应用 [J]. 动物科学与动物医学，2002，19（9）：
50-53.

[257] 张民 . 益生菌的营养和免疫特性及其应用 [J]. 营养研究，2003（2）：9-11.

[258] 张庆，李卓佳，陈德康 . 活性微生物对斑节对虾生长和品质的影响 [J]. 华南师范大学学报（自然
科学版），1998（8）：19-22.

[259] 张日俊 . 动物微生态系统的生物防治和营养免疫作用 [J]. 饲料与畜牧，2007，7：5-7.

[260] 张日俊 . 微生物饲料添加剂的科学使用 [J]. 饲料与畜牧，2007，6：5-8.

[261] 张爽，纪术远，周海柱 . 冬季发酵床养猪舍内环境状况评价 [J]. 中国农学通报，2013，29（11）：
11-15.

[262] 张西雷，付道领，孔祥磊 . 芽孢杆菌微生态制剂的作用机制及应用 [J]. 动物保健，2006，9：
39-40.

[263] 张晓梅 . 饲喂不同类型微生态制剂对雏鸡消化酶活性的影响 [J]. 饲料研究，1999（7）：46.

[264] 张雅萍，史政荣．益生菌对烧伤大鼠肠道膜菌群和 SIgA 的影响 [J]．中国微生态学杂志，2004，16 (5)：257-259.

[265] 章红兵，楼月琴，徐玉花．发酵床饲养方式对猪舍环境的影响 [J]．家畜生态学报，2012，33 (3)：96-99.

[266] 赵京杨，张金洲．加酶益生素对哺乳及断奶仔猪生产性能和腹泻率的影响 [J]．华中农业大学学报，2001，20 (2)：148-150.

[267] 赵明军．动物微生态制剂研究进展 [J]．山东家禽，2002，6：42-44.

[268] 赵明森．噬菌蛭弧菌（*Bdellovibrio bacteriovorus*）在虾蟹病害防治上的作用及其使用方法 [J]．现代渔业信息，2002，17 (12)：14-16.

[269] 赵巧玲，李谷，陶玲．光合细菌强化对精养鱼塘藻类群落结构的影响 [J]．淡水渔业，2010，40 (6)：61-65.

[270] 赵书广．有益菌制剂对提高仔猪成活率和断奶重的研究 [J]．中国畜牧兽医，2003，13 (4)：10-13.

[271] 郑虹，施巧琴，施碧红．芽孢杆菌对养殖水体净化作用的比较研究 [J]．微生物学杂志，2005，25 (6)：41-44.

[272] 郑耀通，胡开辉．高效净化水产养殖水域紫色非硫光合细菌的分离和筛选 [J]．福建农业大学学报，1998，27 (3)：342-346.

[273] 周德庆，郭杰炎．我国微生态制剂的现状和发展设想 [J]．工业微生物，1999，29 (1)：34-43.

[274] 周德庆．微生物学教程 [M]．第 2 版．北京：高等教育出版社，1993：256-258.

[275] 周海平，李卓佳．环境因子对乳酸杆菌 LH 生长的影响 [J]．南方水产，2006，2 (4)：65-67.

[276] 周庆安，刘文刚，邓留．动物微生态制剂及其应用 [J]．饲料博览，2003 (4)：11-13.

[277] 周庆安，刘文刚，任建存．抗生素及其替代品的研究、应用及发展方向 [J]．饲料广角，2001 (16)：18-21.

# 第三章
# 微生态制剂菌类概述

**C**hapter 03

微生态制剂中所用的益生菌有共同特征，这些有益菌一般都是源于宿主并对宿主健康有一定的促进作用；对宿主的胃酸、各种消化酶等物质有一定的抵抗力从而能有效地定植于动物胃肠道中，抑制肠内病原菌的黏附、定植、复制及其活性；并能产生抗菌的代谢产物或细菌素，选择性地调节微生物区系的组成，对食物中的病原体起一定的抑制作用；这些有益菌在微生态制剂产品制备及储存期间内能保持活性及稳定性，并能用于大量生产，具有经济价值。其中常用的菌种有乳酸菌、酵母菌和芽孢杆菌等。

## 第一节　乳酸菌类概述

### 一、乳酸菌的一般概念

乳酸菌是指一类能发酵碳水化合物（主要是葡萄糖）产生大量乳酸的无芽孢革兰氏阳性细菌的通称。在厌氧或兼性厌氧环境下生长，在 pH 值为 3.0～4.5 的酸性条件下仍能生存。乳酸菌作为家畜消化道内正常的微生物菌落，可防止病原微生物的繁殖，维持或增进家畜健康。乳酸菌广泛分布在自然界中，并且是一种对动物机体有益的微生物群。目前在自然界中已发现的这类细菌在分类学上至少有 23 个属。而在食品、医药领域应用较多的乳酸菌主要有 7 个属，包括乳杆菌属、链球菌属、肠球菌属、乳球菌属、片球菌属、明串珠菌属和双歧杆菌属。

### 二、乳酸菌的一般特性

乳酸菌的基本特性是革兰氏阳性、不形成芽孢、不形成色素、有氧耐受性；不能还原硝酸盐；分解蛋白质，但不产生腐败产物，厌氧生长但脂肪分解能力较弱。乳酸菌对营养要求复杂，一般需要氨基酸类化合物、维生素和其他类生长因子才能很好地生长繁殖，但不能利用复杂的碳水化合物。另外，乳酸菌具有大部分微生物所没有的利用乳糖的能力。乳酸菌的乳酸发酵类型有两种，一种为分解糖类只产生乳酸的发酵类型，称为同型乳酸发酵，此类乳酸菌被称为同型发酵乳酸；另一种为分解糖类产生乳酸的同时，还可以产生其他物质的发酵（如乙酸、乙醇等），称为异型乳酸发酵，此类乳酸菌称为异型发酵乳酸菌。

乳酸菌是动物微生态制剂使用最多的益生菌，属肠道正常菌群，是可分解糖类产生乳酸的革兰氏阳性菌，厌氧或兼性厌氧，不耐高温，经80℃处理5min损失70%～80%，但较耐酸，在pH值为3.0～4.5时仍可生长。能够产生各种维生素如维生素$B_1$、维生素$B_2$、维生素$B_6$、维生素$B_{12}$、烟酸和叶酸等以供机体所需，还能通过抑制某些维生素分解菌来保障维生素的供应；还可以降低血氨从而改善肝脏功能。肠道内腐生菌产生的大量吲哚、硫化氢、胺等代谢产物需在肝脏中由酸分解，随后以葡萄糖醛酸盐和硫酸盐等形式排除，若不及时分解将导致肝功能紊乱和循环系统失常。乳酸杆菌在肠道内可吸收利用这些含氮有害物质，抑制产胺的腐败菌，降低肠道内的pH值，使氨变为难于吸收的离子型，达到降低血氨的功效。

## 三、乳酸菌的一般功能与作用

### 1. 改善制品的风味，提高制品的营养价值

乳酸菌利用可发酵糖，在发酵过程中不仅产生酸味柔和的乳酸，还可产生乙酸、丙酸等有机酸及醇、醛、酮等多种风味物质。食品原料经乳酸菌发酵后，能使蛋白质、脂肪和糖类改性或分解为动物体更易消化吸收的状态，同时还能增加可溶性钙、磷、铁和某些B族维生素的含量，提高原料的消化吸收性能和营养价值。

### 2. 抗菌和整肠作用

动物消化道在正常情况下都寄生有大量微生物菌群。微生物群的平衡对机体的健康十分重要，而乳酸菌能够调节这种微生态平衡，保障宿主正常生理状态。乳酸菌对肠道病原菌有拮抗作用，能够阻碍特定病原菌的黏附和定植。乳酸菌进入消化道后，在肠道内繁殖，产生乳酸、乙酸和一些抗菌物质，使肠道的pH值和氧化还原电位降低，从而抑制致病菌和有害于动物体健康菌的生长繁殖，起到抗菌防病的作用。同时，乳酸菌的生长繁殖也维持了肠道菌群的平衡，起到了整肠作用。

### 3. 产生有益代谢产物，促进营养消化吸收

乳酸菌可以产生一些特殊的酶系，赋予它特殊的生理功能，如产生有机酸的酶系、合成多糖的酶系、分解脂肪的酶系、合成各种维生素的酶系等，这些酶不仅能加速乳酸菌的生长，而且能维持肠道微生态平衡，此外，还可产生细菌素、过氧化氢等。乳酸菌能分解饲料中的蛋白质、糖类，合成维生素，对脂肪也有微弱的分解能力，能显著提高饲料的消化率和生物学效价，促进消化吸收。结构复杂、分子质量较大的蛋白质在乳酸菌酶的作用下，部分降解为小分子肽和游离氨基酸，利于胃肠消化吸收。

#### 4．增强机体免疫力和抗病能力

乳酸菌在肠道内的繁殖可改善肠道菌群的组成，促进肠道的蠕动，从而减少了有害物质在肠道内的停留时间；乳酸菌及其代谢产物能诱导干扰素和促细胞分裂剂的产生，活化自然杀伤细胞（NK）并产生免疫球蛋白抗体，从而具有活化巨噬细胞的功能，增强动物体的免疫能力，提高对疾病的抵抗力。乳酸杆菌一方面能明显激活巨噬细胞的吞噬作用，另一方面由于它能在肠道内定植，是形成生理屏障的主要组成部分，相当于天然自动免疫。目前主要应用的菌种有乳酸杆菌、肠球菌、双歧杆菌等几大类。

#### 5．降低胆固醇作用

乳酸菌菌体成分或菌体外代谢物有抗胆固醇因子。乳酸菌的代谢能显著减少肠管对胆固醇的吸收，同时，乳酸菌吸收部分胆固醇并将其转变为胆酸盐排出体外。试验证明，用乳酸菌发酵的乳清饲养老鼠 6 周后，与对照组相比，血清胆固醇值最低，且有较高的 GSHPX 活性。红细胞中的抗氧化酶（SOD）活性最高。

### 四、乳酸菌的作用机理

#### 1．乳酸菌的抑菌作用机理

乳酸菌除了物理排除不良性微生物外，还可以通过其代谢产物进一步抑制病原菌。乳酸菌能够产生大量的细菌素、乳酸、乙酸、过氧化氢等代谢产物，抑制病原菌的生长和繁殖，以维持自身的生长优势。同时产生的乳酸和乙酸等有机酸能显著降低环境 pH 值和 Eh（氧化还原电位）值，使肠内处于酸性环境，抑制致病菌的生长。

（1）产生细菌素　产生类似细菌素的细小蛋白质或肽类，如各种乳酸杆菌素和双歧菌素，对葡萄球菌、梭状芽孢杆菌以及沙门氏菌和志贺氏菌有拮抗作用。早在 20 世纪 40 年代就已经发现某些乳酸菌能产生细菌素，体外试验发现，这些专一的细菌素具有抑制沙门氏菌属（*Salmonella*）、志贺氏菌属（*Shigella*）、葡萄球菌属（*Staphylococcus*）、变形菌属（*Proteus*）、假单胞菌属（*Pseudomonas*）和大肠杆菌（*Eschericha Coli*）生长的功能。

（2）产生有机酸　所有乳酸菌在代谢过程中产生的有机酸如乳酸和乙酸，这些酸可降低乳酸菌生长周围的 pH 值，因而对其他微生物（不需酸的革兰氏阴性菌）产生直接或间接的影响。根据早期研究，由糖发酵产生的有机酸赋予了产品良好的保藏效果。产品 pH 值的降低和产生的有机酸（乳酸和乙酸）起主要的抑制作用，很少有细菌能在低 pH 值的条件下增殖。

（3）产生过氧化氢　在某些情况下，一些乳酸菌还可以产生过氧化氢，过氧化氢对很多细菌尤其是病原性革兰氏阴性细菌产生明显抑制作用。乳酸菌还产生一些含量较低的其他抑制物质，包括丁二酮以及乳过氧化物酶，作用于过氧化氢和硫氰酸后生成的亚硫氰酸。

### 2. 乳酸菌的附着占位作用机理

乳酸菌能产生胞外糖苷酶，可降解肠黏膜上皮细胞的复杂多糖，而这些糖是潜在致病菌和结合细菌毒素的受体。乳酸菌通过黏附菌体外的多糖、蛋白质及脂壁酸与肠黏膜细胞紧密结合，在肠黏膜表面定植占位，成为生理屏障的主要组成部分，从而达到恢复宿主抵抗力、修复肠道菌群屏障、治愈肠道相关疾病的目的。病原菌和乳酸菌一样，生长需要碳源和氮源及肠道其他营养物质，在健康机体内乳酸菌优势生长，抑制了病原菌生长。

Sissons 在 1989 年指出，乳酸菌可定植在胃壁未分泌的部分和肠道表皮细胞膜上，从而减少了酵母菌和革兰氏阴性细菌的附着机会。乳酸菌的这种附着作用是通过酸性多聚碳水化合物和磷脂酸质或碳水化合物和蛋白质因子实现的。

### 3. 乳酸菌促进消化作用机理

乳酸菌促进消化可能与改变消化道内酶的活性有关。以鼠为试验动物，发现补饲嗜酸乳芽孢杆菌的动物消化道内葡萄糖普酸酶和 $\beta$-葡萄糖普酶的含量明显减少。用混合乳酸菌制剂补饲仔猪，观察到其小肠道内蔗糖酶和乳糖酶含量比未补饲仔猪显著。

此外，还有人提出某些乳酸杆菌可与胆汁发生相互作用，在肠道内释放出游离的胆酸，从而减弱胆汁阻碍活微生物通过的能力而影响消化道内细菌平衡。乳酸菌还能降低肠道内胆固醇的含量，刺激肠纤毛的发育，从而促进营养的吸收，还能刺激某些细菌的活性，而产生的营养为动物所利用。

### 4. 乳酸菌提高动物免疫的作用机理

乳酸菌可以提高动物免疫能力，一方面可能与乳酸菌刺激动物肠道免疫能力有关。有试验报道，正常的带有完整消化道菌落的动物，其吞噬的活性和免疫蛋白质的含量要比无菌动物高。Roach 在 1980 年接种一种尿链球菌于无菌的试验鼠内，发现在其脾脏内的 $S. typhimurium$ 的数量显著减少，并指出此效应是通过提高免疫体系而实现的。Perdigon 在 1986 年报道，嗜酸乳芽孢杆菌和嗜热链球菌单独或一起均可提高试验动物腹膜巨噬细胞的吞噬活性，并且加速网状内皮系统的吞噬细胞效应。Lxssard 和 Brisson 在 1987 年用杆菌补饲猪，观察到其血清球蛋白明显增多，有人曾提出乳酸菌能够对免疫起到如此影响，必须能够从消化道内转入体内的循环系统中。Berg 在 1983 年报道乳酸杆菌可以穿过肠膜，而且 Bloksma 等在 1981 年还证实乳酸杆菌能在脾脏、肝和肺中生存几天。最近的研究指出，乳酸菌作为抗原进入体内与小肠黏膜淋巴结细胞相互反应，使其释放细胞质素（cytokins），由此产生对身体免疫系统的刺激。这包括周围吞噬细胞的增加、抗体产生。关于乳酸菌提高动物免疫功能的机制仍在进一步的研究中。

另一方面，乳酸菌可以产生中和毒素产物，减少毒物作用，提高动物免疫力。肠道内大肠菌类细菌和其他代谢产生胺类物质和氨，这些胺类物质与断奶后动物的拉稀有密切关系。乳酸菌能防止这些有害微生物的繁殖，从而避免胺类物质的产生。乳酸菌还具有中和肠毒素和防止有毒胺产生作用。Mitchell 和 Kenworthy 研究发现保加利亚乳芽孢杆菌在猪消化道内产生一代谢产物，此产物可中和大肠菌类细菌释放的肠毒素，补饲此细菌的仔猪生长快，下痢少。同样的结果也在犊牛的试验中发现。

## 五、乳酸菌制剂的研究技术

2008 年饲料添加剂目录中允许添加的乳酸菌为两歧双歧杆菌、粪肠球菌、屎肠球菌、乳酸肠球菌、嗜酸乳杆菌、干酪乳杆菌、乳酸乳杆菌、植物乳杆菌、乳酸片球菌和戊糖片球菌。这些菌种多数为厌氧菌或兼性厌氧菌，在生长过程中不形成芽孢，抗逆性差，液体状态不易保存。另外，动物胃环境 pH 值很低，乳酸菌的活菌数在此大量下降。为了使乳酸菌发挥生理保健功能，需要其活菌数超过 $1×10^7$ cfu/mL。乳酸菌冻干技术和乳酸菌的微胶囊技术是目前应用于乳酸菌制剂的两种重要技术。

### 1. 乳酸菌冻干技术

真空冷冻干燥即是把含水量大的物质预先冷冻，然后在真空条件下使物质中的冰晶升华，待冰晶升华后再除去物质中的部分吸附水，最终得到残水量很少（常为 1%～4%）的干制品。真空冷冻干燥（简称冻干）是目前制备和保藏菌粉最有效的方法之一。冻干是冷冻和干燥技术的有机结合。乳酸菌在冷冻干燥过程中，会造成细胞膜通透性改变、蛋白质变性失活、pH 的动态平衡被破坏、DNA 损伤和膜脂肪酸组成发生改变等。为了提高真空冷冻干燥后微生物的存活率，人们进行了大量的研究。影响乳酸菌冻干效果的因素有很多，如菌株、细胞大小及形状、生长阶段及速率、初始细胞浓度、pH 值、保护剂系统、预冻温度、降温速率、冷冻干燥条件、细胞含水量、细胞膜成分和复水条件等。绝大多数乳酸菌冷冻干燥成功的关键在于有效保护剂的使用，保护剂可以减轻冷冻干燥过程中对菌体的损害，尽可能保护其生理生化特性和生物活性。不同保护剂对不同菌种的保护效果不尽相同，单一保护剂并不能满足冷冻干燥以及菌体抵抗外界恶劣条件的要求，因此保护剂一般按一定配方混合使用。如果复配保护剂中各保护剂的比例及浓度达到协调时，将会加速干燥且能在干燥和保存期间维持较高的细胞存活率，达到最佳保护效果。

### 2. 乳酸菌微胶囊技术

微胶囊技术是当今世界发展迅速、用途广泛的一种技术，它能较好地提高细菌存活率。目前，微胶囊技术是保护菌体活力最为有效和实用的方法之一。乳酸菌进行微胶囊化的优点：第一，可以将乳酸菌与外界环境分开，使其免受不良环境的损害；第二，乳酸菌微胶囊后形成固体微颗粒，利于在预混料中的均匀分布，也有利于运输和保藏；第三，定点释放。采用肠溶性包材后，能防止胃液的破坏，使其到达肠道后遇到肠液才能溶解，使更多的活菌体到达肠道并定植于肠黏膜上，真正发挥乳酸菌的保健和促生长作用。

### 3. 外源基因表达系统

随着基因工程技术的发展，国内外学者开始致力于乳酸菌分子生物学及其作用机制的研究。乳酸菌作为基因工程受体菌，应用现代基因工程技术有目的、有选择地表达有价值的酶类、抑菌素及次级代谢产物等。利用乳酸菌作为表达系统的优势表现在乳酸菌安全和不含内毒素，表达的外源蛋白无需经过纯化，可以直接连同菌体一起服用。由于乳酸菌应用的特殊性，这就要求其载体系统必须具有十分安全的特性。大部分乳酸菌含有丰富的质粒，科学工作者已开发出乳酸菌自身质粒，作为基因表达和蛋白质分泌的载体，乳酸菌表达体系不断被组建。其中最有前景的应用就是将乳酸菌作为安全的疫苗载体，分泌表达多种治疗性蛋白质和免疫抗原，刺激机体的免疫应答。一些乳酸菌由于其在胃肠道、黏膜部位黏附存活且无病原性的特点，已经用于活菌口服疫苗的研究，受到了广泛重视。研究表明，乳酸菌是良好的口服疫苗载体，可有效引起机体的免疫应答和免疫耐受。

## 六、乳酸菌基因组学的研究热点

### 1. 益生菌基因组分析

基因组（genome）是指单倍体细胞中包括编码序列和非编码序列在内的全部 DNA 分子。而基因组学是研究生物基因组和如何利用基因的一门学问，它包括两方面的内容：以全基因组测序为目标的结构基因组学（structural genomics）和以基因功能鉴定为目标的功能基因组学（functional genomics），又被称为后基因组（postgenome）研究。基因组学通过提供基因组信息以及相关数据系统利用，试图解决生物、医学和工业领域的重大问题。

益生菌基因组分析近年来成为益生菌进化、系统与代谢生物学研究的研究热点。通过基因组测序，可以进行不同益生菌之间的基因组比较、发现功能基因、验证代谢途径，进一步了解益生的作用机理。以乳酸菌为主题的 LAB（The symposium on Lactic Acid Bacteria）会议是目前全球最高水平的乳酸菌综合技术会议，该会议每 3 年举办一次，主旨是为该领域的研究人员及产业化单位提供一个可以互相交流的平台，沟通近 3 年来完成的工作、生物技术新进展与应用研发新成果。在 2011 年的第十届 LAB 会议上，乳酸菌基因组分析成为一个研究讨论的热点，除了各国学者进行此方面的研究外，也有如科汉森等实力雄厚的乳酸菌发酵剂企业，从基因组的角度来分析发酵剂菌种，比较不同菌种间的相似度，预测菌种功能（如对乳制品的发酵效果、对其他细菌污染的抵抗能力），以便了解菌种未知的秘密、更快地开发新产品。

我国内蒙古农业大学"乳品生物技术与工程"教育部重点实验室自2008年开始至今，已宣布完成对两株具有自主知识产权的益生菌 *L. casei Zhang* 和 *Bifidobacterium animalis subsp. lactis* V9 的全基因组图谱绘制。对这两株益生菌基因组学的研究不仅有利于进一步深入研究该菌株的益生作用机理、安全性评价等，而且对生产实际的指导也极有应用价值，为菌株的产业化提供了有力的科学保证。

### 2. 乳酸菌作为载体表达功能基因

近年来，随着医学和分子生物学技术的发展，口服疫苗在黏膜抗原递呈方面的研究取得了很大进步，能有效地诱导机体产生免疫应答和免疫耐受。在对疫苗传递系统的研究过程中，人们期待找到一种能够在体内较长时间存在且对机体既安全又能产生持续免疫力的传递载体。乳酸菌是人和大多数动物肠道内的常见益生细菌，在工业、农业和医药等与人类生活密切相关的重要领域应用价值很高，被公认为安全级（generally recognized as safe，GRAS）微生物。乳酸菌乳链菌肽诱导表达载体（Nisin controlled expression system，NICE）是近几年发展起来的一种表达系统，目前国内外学者利用乳酸菌 NICE 为载体来表达抗原蛋白研制黏膜免疫疫苗，刺激动物机体黏膜免疫系统产生高效的应答反应，试验证明抗原蛋白能在乳酸菌中正确表达，并能诱导机体产生分泌性抗体 IgA（sIgA），同时激活机体系统免疫功能，具有广阔的开发前景。

同时，乳酸菌遗传学方面的研究近10年间取得了显著的进展，这导致了一系列关于乳酸菌的基因工程技术、转化流程、载体系统、整合及扩增系统的快速发展，并已用作宿主菌成功表达了多种外源基因。近年来在 *L. lactis* 中已成功表达了多肽抗生素（apidaecin）、人谷胱甘肽转移酶、人 HPV-16 E7 蛋白（Human Papillomavims TYPE 16 E7 Protein）、牛轮状病毒非结构蛋白4（Bovine Rotavims Nonstructural Protein 4，NSP4）、内溶菌素（Bacteriop Hage Lysins）等多种外源基因；在 *Lactobacillus casie* 中也已成功表达了绿荧光蛋白（Green Fluorescent Protein，GFP）、胶原结合黏层蛋白（Collagen-Binding S layer Protein）等外源基因。乳酸菌表达外源基因一般包括三个基本步骤：外源基因插入表达载体；携带外源基因的表达载体转化进入 LAB；转化子的筛选和鉴定。

## 七、乳酸菌发酵食品的研究

经乳酸菌的发酵作用而制成的产品称为乳酸菌发酵食品。随着乳酸菌对人体健康有益作用机理的不断深入研究和揭示，乳酸菌发酵食品更加受到人们的重视。近年来，国内外都加强了有关乳酸菌发酵食品的研究和开发。

### 1. 乳酸菌发酵食品的特点

（1）提高食品的营养价值　　未经发酵的原食品（乳类、蔬菜、谷物、肉类等），在经过乳酸菌发酵后，其中维生素、氨基酸、矿质微量元素等养分的含量和种类都增加了，从而使食品的营养价值大大提高，这是因为乳酸菌在代谢过程中能产生多种维生素、氨基酸和酶类。

（2）改善食品的风味　乳酸菌在发酵中产生的乳酸、乙酸、丙酸等有机酸，赋予食品以柔和的酸味，同时还可与发酵中产生的醇、醛、酮等物质相互作用，形成多种新的呈味物质。此外，乳酸发酵还能消除某些原料带来的异味和怪味。因而经乳酸发酵的食品都具有其独特的风味。

（3）增强食品的保健作用　以双歧杆菌为首的活性乳酸菌菌体及其在发酵过程中产生的某些生理活性物质，能提高人体免疫力，增强机体内巨噬细胞的吞噬力，提高人体对病原菌的抵抗力，从而增强了食品的保健功效。

（4）延长食品的保存期　乳酸菌发酵的主要代谢产物——乳酸，在防止食品腐败变质中有重要作用。此外，在发酵过程中还产生一些抑菌物质（如乳链球菌肽、乳杆菌素、嗜酸菌素等），可抑制引起食品腐败的微生物的生长，因而提高了产品的保存性，延长了货架期。

**2. 乳酸菌发酵食品的主要品种**

（1）发酵酸乳制品　以牛乳为原料，添加适量蔗糖，经巴氏杀菌后冷却，接种纯乳酸菌发酵剂，经保温发酵而制成的产品。主要品种有：传统的凝固型酸牛乳、搅拌型酸牛乳、果味型酸牛乳、浓缩或干燥型酸牛乳、发酵酸羊乳等。

（2）发酵干酪制品　在乳中加入适量的乳酸菌发酵剂和凝乳酶，使酪蛋白质凝固，排除乳清，将凝乳压成块状而制成的产品。发酵干酪品种繁多，可分别按原料乳、脂肪含量、凝乳剂、成品处理和硬度等的不同进行分类。

（3）其他乳酸发酵乳制品

① 酸乳饮料：原料乳经乳酸菌发酵后所制成的饮料，有浓缩型、稀释型、活菌型、杀菌型等品种。

② 酸奶油：把牛乳中的稀奶油分离出来，通过添加乳酸菌发酵剂而制成的酸性奶油。

③ 酒精性发酵乳饮料：乳饮料的发酵剂中除以乳酸菌为主外，还有酵母菌，产品中有少量酒精存在，如克菲尔（kefir）。

（4）乳酸发酵肉制品　肉制品经乳酸菌发酵后，使基质酸化，对改善其风味、延长保存期、提高卫生稳定性、提高质量等都有良好的作用。如乳酸发酵香肠、乳酸肉等。

（5）果蔬乳酸发酵制品

① 乳酸发酵蔬菜：将蔬菜（如甘蓝、芥菜、黄瓜、油橄榄等）放于容器中并加入配料，使乳酸菌利用蔬菜中的可溶性养分进行乳酸发酵，既起防腐作用，又可提高蔬菜营养价值和改善风味。

② 果蔬汁乳酸饮料：以果汁（如苹果汁、西瓜汁等）和蔬菜汁（如番茄汁、胡萝卜汁等）为原料，经乳酸菌发酵并调制而成的新型饮料。该类饮料综合了乳酸发酵和果蔬汁的优点，使发酵风味与原料风味浑然一体，而且营养丰富。

（6）豆类乳酸发酵制品　综合了乳酸菌对人体的有益作用和豆类营养合理的优点，是较理想的保健食品。

① 大豆乳酸发酵制品：如大豆乳酸发酵饮料、豆乳牛乳发酵饮料、果味乳酸发酵豆乳、豆芽酸乳等。

② 绿豆乳酸发酵制品：主要有乳酸发酵绿豆乳、绿豆乳酸发酵饮料等。

（7）乳酸发酵谷物制品　经乳酸发酵的谷物（小麦、大麦、稻米、小米、玉米等），赖氨酸、色氨酸、硫胺素、核黄素、钙和铁等的含量增加，营养价值和消化率大大提高。主要制品有酸面包、谷物乳酸发酵饮料、乳酸发酵糕点等。

**3. 乳酸菌发酵食品的研究方向**

乳酸菌发酵食品属于营养保健食品，不仅具有一般食品所具有的营养和色、香、味，而且还具有调节人体生理功能的作用。因此，发展乳酸发酵食品符合时代的要求，具有强大的生命力和广阔的前景。

（1）研究开发更多新型品种　我国目前生产的乳酸菌发酵食品，无论在质量上，还是在品种和产量上，与一些发达国家相比还有较大的差距。在国外，酸奶的品种与日俱增，数量也成倍增加。如强化酸奶、低钠酸奶、易消化酸奶、蜜酒酸奶、蒲公英酸奶、蔬菜酸奶等。

近年来，由于微生态学的发展，对双歧杆菌等有益肠道菌的培养技术、在消化道中的分布、内在关系以及对人体健康作用等的深入研究，在生产上已使用直接由人体肠道分离的双歧杆菌、嗜酸乳杆菌和肠球菌等，再配合从自然界分离的风味好的传统菌种进行发酵生产，产品被称为"21世纪发酵奶"。我国幅员辽阔，可用于制作乳酸菌发酵食品的原料资源和乳酸菌资源非常丰富，而且又有传统食品制作的丰富经验。随着消费者对乳酸菌有益生理功能的认识和生活质量的进一步提高，乳酸菌发酵食品的销售市场将会进一步扩大。所以，研究开发多种新型乳酸发酵食品的潜力很大。

（2）大力研发双歧杆菌发酵乳制品　医学界普遍认为，通过双歧杆菌发酵乳制品来调节人体消化道的功能是发展功能性食品中最重要、最有前景的部分。随着对双歧杆菌有益于人体健康研究的不断积累，随着现代人追求健康饮食需求的不断扩大，各种利用活性双歧杆菌的食品相继推出并日渐普及。目前国外已有70种以上的产品问世，其中大多数为乳制品。在日本，双歧杆菌制品占总酸乳量的1/3。日本健康食品协会将含双歧杆菌的功能食品列为健康食品，并指明双歧杆菌可用于产妇食品及幼儿特殊营养食品中。在欧洲，双歧杆菌制品也已成为发酵乳制品中发展最快的部分。

（3）重视新型食品的功能评价　在发达国家，对这类新型乳酸菌发酵食品的功能评价十分重视，不仅要求必须经过严格的动物和人体实验，证明该产品具有某项生理调节功能，还要明确其功能因子的化学结构及其含量，这种高水准的产品被称为第三代功能食品。我国的营养保健食品多数属于第一代或第二代产品，其功能大多未经实验验证，仅根据产品中的某些成分来推测其功能。

## 八、乳酸菌制剂在畜牧生产中的应用

乳酸菌作为最早应用于微生态制剂的菌种，其在畜牧生产上的益生作用得到了广泛研究，畜禽服用乳酸菌后，可以增强抗病能力，提高成活率和日增重，改善饲料利用率，促进生长。

### 1. 乳酸菌制剂在猪生产中的应用

索成等在 2012 年的试验结果表明，饲喂植物乳杆菌 ZJ316 发酵液后能显著提高仔猪的日增重和饲料转化率，降低料肉比、腹泻率和死亡率，且对猪肉品质如滴水损失、嫩度等方面也有明显改善。刘辉等在 2011 年研究植物乳杆菌和粪肠球菌对断奶仔猪生产性能和血液生化指标的影响发现，乳酸菌制剂组能提高平均日增重；降低料肉比和腹泻率；减少粪便中的大肠杆菌数量，增加乳酸菌数量；提高血液中的白蛋白，降低尿素氮。乳酸杆菌能促进机体的免疫反应，是由于这些细菌在代谢过程中产生如蛋白质和多肽类等代谢产物，能激活机体免疫系统。吕利军等在 2009 年研究添加乳酸菌微胶囊和合生素对断奶仔猪免疫力的影响，结果表明，乳酸菌的添加显著提高了 $CD_4^+/CD_8^+$、单核巨噬细胞数，证实了乳酸菌制剂能提高断奶仔猪的免疫功能。

### 2. 乳酸菌制剂在家禽生产中的应用

乳酸菌在肉鸡饲养上的益生作用得到了广泛研究，肉鸡服用乳酸菌后，可以增强抗病能力，提高成活率和日增重，改善饲料利用率，促进生长。石峰等在 2011 年研究乳酸菌微生态制剂对肉鸡生产性能及免疫机能的影响，结果表明，肉鸡饲喂微生态制剂后可明显增加体重，促进免疫器官的发育，提高肉鸡血液中的抗体水平，同时促进盲肠内容物中乳酸菌的数量，同时降低大肠杆菌的数量，对肉鸡的生长和免疫功能有明显的促进作用。徐基利在 2011 年试验结果表明，同源乳酸菌对肉仔鸡生长性能、盲肠菌群及免疫机能都有不同程度的促进作用，且同一菌种 1.0% 添加水平的作用效果优于 0.2% 添加水平。

### 3. 乳酸菌制剂在奶牛生产中的应用

乳酸菌制剂在反刍生产中应用也很广泛，主要用于青贮饲料的发酵及治疗奶牛繁殖障碍等疾病。添加乳酸菌青贮能有效提高青贮饲料的品质，减少了饲料因霉变、产生霉菌毒素而引起的一系列奶牛疾病。添加乳酸菌的青贮饲料中含有大量的活性乳酸菌、菌体蛋白、小肽、细菌素等，能强化奶牛的免疫系统，预防疾病的发生。长期饲喂乳酸菌青贮饲料还可以改善养殖场菌相，使养殖场处在健康的益菌环境中，减少疾病的发生。黄介鑫在 2011 年研究表明，乳酸菌泡腾片可促进患病奶牛子宫内的菌群结构向趋于非致病的菌群结构转变。结合临床上观察到，用药患病奶牛逐渐趋于健康，表明乳酸菌泡腾片能够迅速补充患病奶牛子宫内乳酸菌的数量，从而抑制子宫内致病菌的增殖并促使正常菌群结构的形成。李炳志研究结果表明，乳酸细菌的减少引起生殖道内菌群紊乱是奶牛子宫内膜炎发病的主要原因。通过采用微生态制剂乳酸菌发酵液对杨凌周边地区 21 头患子宫内膜炎奶牛子宫内灌注进行治疗，结果表明，对奶牛子宫内膜炎治疗效率为95.23%（20/21），治愈率为 85.71%（18/21），说明微生态制剂可作为奶牛子宫内膜炎治疗药物使用，为解决生产中奶牛子宫内膜炎高发、奶中抗生素残留的难题提供了新途径。

抗生素滥用引起的耐药性问题和畜产品药物残留问题日益严重，引起人们对动物性食品的广泛关注。目前，乳酸菌制剂在其作用机理、冻干技术、微胶囊技术、生物技术及畜牧生产中应用的研究已经取得了可喜成绩。乳酸菌制剂作为新型饲料添加剂可以预防消化道疾病、增强机体免疫机能、提高饲料利用率、提高生产性能，是绿色、安全、高效的抗生素替代品。目前，乳酸菌制剂在人类医学上已经辅助治疗腹泻、便秘、泌尿生殖等疾病，畜牧生产中这方面的研究还存在一定欠缺，相信随着微生态学和乳酸菌的进一步研究和发展，乳酸菌制剂在畜牧中的应用会越来越广泛。

# 第二节　酵母菌类概述

真菌中应用最多的就是酵母制剂，由于酵母细胞具有蛋白质含量高的特性，可以用来发酵生产饲用单细胞蛋白，也可以将其与其他真菌如根霉、木霉或曲霉等混合培养在一些工业副产物基料上，可使表观粗蛋白质含量增加 15.39%～28.14%，同时由于菌种代谢的作用使基料中的氨基酸水平和维生素水平得到极大的改善和提高。产品可有效地促进饲料的消化吸收，提高增重率 5%～15%。此外，酵母菌可以和乳酸菌、芽孢杆菌进行共生培养，按比例复合效果，可用于治疗消化系统疾病。除酵母菌外，一些不产生毒素的根霉、木霉、毛霉和曲霉都可以用来生产饲用蛋白源，同时发酵过程中可产生大量的消化酶和有机酸，提高饲料的利用率，促进动物生长。

## 一、酵母菌的一般特性

酵母在分类上属于真菌门，是单细胞真菌，酵母菌属于兼性厌氧微生物，在有氧和无氧状态下都能够生存和繁衍，具有氧化和发酵两种代谢方式，能够特征性地发酵一系列碳水化合物。

有机物经酵母菌发酵后，蛋白质、维生素、氨基酸生物活性大幅度提高，所产生的单细胞蛋白是动物的有效养分。饲用酵母的种类主要有热带假丝酵母、产朊假丝酵母、啤酒酵母、红色酵母等，目前国内外饲用的有产朊假丝酵母和酿酒酵母。

## 二、酵母菌的益生作用

### 1. 促进动物生长

酵母菌是一种来源广、价格低、氨基酸比较全面的单细胞蛋白，酵母菌体蛋白高达 $32\%\sim75\%$，其中含有 20 多种氨基酸，包括 8 种生命活动所必需的氨基酸，可消化率高，具有和鱼粉相近的氨基酸含量。酵母添加剂还含有多种维生素，能合成动物体所需要的多种维生素，如维生素 $B_1$、维生素 $B_2$、维生素 $B_6$、维生素 $B_{12}$、烟酸、泛酸、叶酸等，含量远远高于鱼粉和肉粉。此外，酵母细胞壁上含有促进动物免疫功能的多糖类物质，主要成分为甘露寡糖、葡聚糖和明胶。这些物质可以促进动物免疫器官的发育，刺激动物机体包括巨噬细胞在内的免疫系统，从而增强动物机体的免疫功能。研究发现，甘露聚糖可增强巨噬细胞的活性，促进动物体免疫功能，同时可与肠道病原菌的纤毛结合，阻止病原菌在肠道黏膜中的定植，中和肠道中毒素。酵母活菌添加剂及其培养物，作为微生态饲料添加剂，能使动物体胃肠道有益微生物特别是益生菌之一的乳酸菌占据种群优势，通过竞争或者吸附特性抑制有害微生物的增殖，调节肠道微生态平衡，从而抑制胃肠道疾病，保障动物的健康。

当某些因素造成肠道菌群失调时，动物会表现出维生素缺乏症，而酵母含有丰富的 B 族维生素，添加后可以提供动物所必需的多种维生素和微量元素，如烟酸、叶酸、维生素 B 和胆碱等；同时酵母菌作为优良的蛋白供体也为饲料配方的品质升级提供了蛋白原。且一些酵母菌体内含有多种酶类，如蛋白酶、淀粉酶、纤维素酶、几丁质酶、核糖核酸酶以及葡聚糖酶等，这些酶补充了动物特别是幼龄和处于病理或应激状态动物的内源酶不足，具有提供养分、增加饲料适口性、加强消化吸收等功能，并可提高动物对磷的利用率，促进养分的分解，提高了动物的消化能力，从而提高了饲料的营养价值，增加了经济效益。同时，酵母菌可以促进胃肠道中纤维素分解菌等有益菌的繁殖，提高其数量和活力，从而提高动物对纤维素和矿物质的消化、吸收和利用；能增强动物机体免疫力，提高抗病力，对防治畜禽消化道系统疾病起到有益作用。研究表明，酵母菌细胞壁的成分——葡聚糖和甘露聚糖对免疫有增强作用。目前主要应用的有酿酒酵母和石油酵母等。

### 2. 提高动物免疫力

酵母添加剂可以提高动物的生产性能、降低腹泻率和提高动物的机体免疫力。胡友军等研究了活性酵母对早期断奶仔猪免疫机能和生产性能的影响，结果表明，添加活性酵母组断奶仔猪的试验末重、日增重、饲料转化率、腹泻率和 T 淋巴细胞极显著优于（$P<0.01$）添加金霉素的对照组。在早期断奶仔猪的日粮中，添加酵母添加剂能够显著降低肠道内容物大肠杆菌数量和调节肠道微生物菌群平衡，显著提高断奶仔猪肠绒毛高度，在一定程度上克服了断奶应激对肠道造成的损伤和降低断奶仔猪结肠挥发性盐基氮的趋势，可以在一定程度上降低蛋白质在大肠内的腐败产物。酵母添加剂添加到家禽的日粮中，对其生产性能也有明显的促进作用。洪奇华以岭南黄肉鸡为研究对象，研究了活性酵母对其生长性能的影响，结果表明，以 3％活性酵母代替等量豆粕的试验组 0～49 日龄的平均末重、平均日增重和成活率分别比对照组提高 8.74％、8.91％和 5.00％，料重比下降 11.25％，差异均显著。酵母添加剂在蛋鸡上应用，可以提高产蛋率、降低破蛋率和饲料成本。酵母添加剂还可以改善家禽肠道微生态环境，提高免疫器官重量和免疫机能，降低家禽养殖中出现的亚病理状态。

### 三、酿酒酵母菌制剂在畜牧业中的应用进展

酵母菌属于兼性厌氧的一类真菌，可以耐受一定剂量的抗生素，而大多微生态制剂是细菌制剂，对抗生素敏感，所以酵母菌能在含有抗生素的机体或环境中应用，并逐渐取代抗生素的使用。

酿酒酵母菌有很长的应用历史，尤其在面包制作和酿酒中。近几年，在微生态制剂方面的应用逐渐增多。酿酒酵母菌生物制品成为许多商业部门的重要支柱，包括功能性食品（动物、鱼和人类）、保健品、添加剂和医药品，甚至用作含重金属废水的净化剂等。酿酒酵母菌体含有丰富的营养物质，包括 40.6％～58.0％蛋白质、20 多种氨基酸和多种维生素（尤其 B 族维生素），还可分泌多种酶类、糖类和脂类等。

**1. 酿酒酵母菌制剂的作用机制**

（1）维持肠道菌群平衡　酿酒酵母菌制剂含有活酵母菌，进入肠道后繁殖能力和活力增强，能抑制致病微生物生长繁殖。该制剂通过以下三种途径来维持肠道菌群平衡：①优势菌群理论；②抗黏附作用；③对病原微生物的杀灭作用。

（2）改善肠道结构　酿酒酵母菌制剂可以提高断奶仔猪肠绒毛高度，促进营养物质吸收，提高机体生长性能。

（3）对肠黏膜发挥营养效应　酿酒酵母菌制剂可以提高肠道内刷状缘酶活性，刺激肠细胞成熟分化，提高营养物质吸收利用率。

（4）产生有益代谢产物　酿酒酵母菌制剂可以产生多种有益代谢产物，促进机体生长。比如：产生有机酸，降低肠道内 pH 值，有利于矿物质吸收；产生酶类，降解致病菌毒素，还可降解饲料中蛋白质和脂类等复杂的碳水化合物，提高

饲料利用率；产生糖类，为机体提供充足能量。

（5）增强机体免疫反应 酿酒酵母菌细胞壁含有葡聚糖，可以增强巨噬细胞活性；促进免疫器官发育，增加 IgG 分泌量，从而增强机体免疫力。

（6）改善机体内外生态环境，减少有害物排出 酿酒酵母菌制剂含有植酸酶，可有效利用植物中的有机磷，减少粪便中有机磷排放，从而减少对环境的污染。

**2. 酿酒酵母菌制剂的应用**

在一个世纪之前，Max Delbrück 等首次将酿酒酵母菌残渣用作动物饲料添加剂，发挥其作用价值。继之，酿酒酵母菌及其培养物应用于畜牧业，可以补充谷物日粮中缺乏的氨基酸和维生素等。酿酒酵母菌以多种形式用于动物日粮中，取得了不同程度的效益。

（1）养猪业应用 在养猪业中，酿酒酵母菌以湿浆、干燥酵母菌或与其他物混合的副产品形式饲用。干燥酵母菌制剂含有甘露聚糖，可以提高猪的生长性能和肠道健康水平。尤其对哺乳和断乳仔猪，效果更为显著。众多研究表明，酿酒酵母菌制剂可以提高仔猪生长性能，改善消化道微生物区系，降低腹泻率，增强机体免疫力等。

（2）反刍动物应用 酿酒酵母菌制剂在反刍动物中应用相对较多，其可以调节瘤胃内菌群，从而调节瘤胃内环境，提高采食量以及肉牛的肉产量或奶牛的奶产量。据报道，酿酒酵母菌制剂可以刺激厌氧菌、分解纤维素菌和乳酸菌，促进瘤胃发酵。另外，其还可以提供维生素和双羧基酸，减少原生生物的数量，从而促进日粮中纤维消化，增加机体日食量，提高日粮利用率和生长性能。

（3）禽业应用 在禽业生产中，酿酒酵母菌制剂可提供大量必需氨基酸和微量营养素，促进肉禽生长，提高经济效益。尤其对育种火鸡和产蛋鸡，酿酒酵母菌制剂作用更显著。与无机硒日粮组相比，添加酵母菌制剂日粮组可以提高机体生殖能力。同时，还有助于预防生物素缺乏症，提高饲料利用率、产蛋量和孵化率。酿酒酵母菌制剂还含有丰富的叶酸，作为火鸡的一种重要维生素。

## 四、干酵母饲喂的研究进展

目前，反刍动物养殖中直接饲喂活性酵母应用越来越广泛，它不仅能够提高饲粮利用率和生产性能，同时还对维持机体健康起到一定作用。尤其适用于那些由于饲喂高能量饲料从而改变了消化道内微生物平衡的高产个体中。酵母可以存活在机体消化道内，并保持代谢活性，它们能分泌一些益生素作用于消化道内的固有菌群来提高食物的消化效率。目前，已经有很多研究报道酵母对瘤胃内微生物起到非常积极的作用，例如维持瘤胃 pH 稳定、预防酸中毒、促进生长和提高纤维素消化菌的活性等。酵母的应用效果不仅取决于自身生物特性，如菌株状况和活性，还受到饲喂条件和生产管理的限制。选择新一代酵母菌株可以使我们更好地了解酵母菌的使用剂型及如何作用于瘤胃微生物。本节的目的是阐述近期关于酵母对瘤胃影响的重要发现，确定其作用模式，并提供进一步进行菌种选育和应用的想法。

## 1. 干酵母产品的简介

众所周知，活性干酵母产品（ADYs）在畜牧生产中已被广泛且成熟地应用。这些产品一般具有高浓度活细胞（$>1\times10^{10}$ cfu/g）的特性，最常见的种类为酿酒酵母。酵母干燥制粉是保持细胞存活力和代谢活性，并且在一些产品中将酵母与其发酵培养基混合在一起制粉。其他一些产品不含有活细胞，并用来作为一种营养成分添加剂，在此我们将不进行讨论，仅着重分析活性酵母对反刍动物的作用模式和影响，重点对这些外来微生物和瘤胃固有微生物之间可能发生的相互作用进行阐述。从监管角度来看，有些活性酵母已经在欧洲正式注册为饲料添加剂。在北美，酿酒酵母物种已经在 GRAS 列表登记注册，是认可安全的饲料添加剂。近年来，随着消费者对于食品安全关注的提高，动物产品质量和引起的环境问题也进入了大家的视线，使用当前这些"天然"添加剂不仅可以提高生产效率，同时也可减少动物产品中潜在的人类病原体，降低抗生素负载和抗生素抗性基因转移的风险，并限制污染物的排泄。在泌乳反刍动物中，ADYs已经被证明可以改善生产性能，主要是增加了干物质（DM）的摄入量和牛奶产量。

另外，已经有相关研究报道，在肉牛或幼龄动物中，生长参数（平均日增重、最终体重、干物质采食量和饲料摄入比）可以通过每日 ADYs 的补充来提高。然而，酵母的使用效果取决于酵母的菌株条件、饲喂的方式以及动物的生理状态。因此，了解 ADYs 在瘤胃中对微生物的作用机制是非常重要的，以便可以更好地优化 ADYs 对营养物质的利用率。在此主要揭示这些微生物相互作用的研究，尤其是它们在瘤胃功能方面的作用。还强调如何根据现有研究去选择新一代微生物添加剂，从而达到更好的营养利用效率，提高动物机体健康状况，减少污染排放，在全球环境改变中起到关键作用。

在过去 15 年中，日粮中酵母添加剂对瘤胃微生物的作用模式及影响已经被广泛地研究。几种作用机制已经被研究验证，其中大部分来自于体外研究，也有一部分是建立了动物模型。研究方向大致分为以下几种情况：第一，通过建立瘤胃内有利菌群促进瘤胃发育成熟；第二，稳定瘤胃内 pH 值和酵母与乳酸利用菌相互作用情况；第三，增加纤维素的降解，研究具有降解植物细胞壁功能微生物的相互作用。

（1）活性酵母对瘤胃发育的影响　刚出生时，新生犊牛的瘤胃处于无菌状态，但它会非常迅速地被复杂和丰富的微生物群落拓植。事实上，母体或其他动物的唾液和粪便会附着在周围环境以及饲粮上，这可以提供给幼龄动物瘤胃微生物连续接种的环境，对其自身瘤胃菌群发展起到良好的促进作用。如果在瘤胃内菌群完全定植下来之前完成由乳汁到正常固体日粮的转变，这可能引起瘤胃内菌群失调，进而造成消化紊乱和增加外来致病微生物的感染，从而引起死亡数增高，造成巨大的经济损失。事实上，建立一个复杂的微生物生态系统对于瘤胃的功能（例如，吸收能力和饲料的消化效率）以及免疫系统发展是非常重要的，同时对整个肠道的健康也是至关重要的。

每日给小羊供给酿酒酵母制剂，可以快速地建立纤维素分解菌菌群，而且这样的菌群较未补充酵母的羔羊菌群更加稳定。瘤胃纤毛虫属于原生动物，独自不能定植在瘤胃中，需要细菌群落先在瘤胃内形成，但是 ADYs 可以使它们更快地定植在瘤胃中。这支持了酵母可以加速瘤胃微生物生态系统成熟的假说。最近有研究报道 ADYs 可提高缺少初乳喂养而提前摄入饲粮犊牛的生长性能，特别是对于断奶前动物使用，可使它们达到更好的生理状态，而且能减少幼龄动物腹泻的天数。这是生产上使用 ADYs 很好的例子，通过其促进瘤胃早日建立微生物群落，对动物生产性能和健康产生积极的影响。另外一个在小牛体内的研究表明，饲喂 ADYs 后，表现出对小牛的生产性能积极的影响（即增加干物质采食量和日增重，臀部重量与宽度的变化），这可能会与瘤胃发育等参数有一定关联，如改善瘤胃乳头的长度和宽度以及瘤胃壁厚度。

（2）维持瘤胃内 pH 值恒定　由于瘤胃内碳水化合物的发酵，饲喂日粮后瘤胃液 pH 值通常会有明显的降低。事实上，瘤胃内微生物快速发酵可产生大量挥发性脂肪酸（VFA），这导致了瘤胃内 pH 值降低。当瘤胃内 pH 值下降时，乳酸生成菌的数量如牛链球菌可能多于乳酸利用菌如埃氏巨型球菌和反刍月形单胞菌，从而导致乳酸在瘤胃内的蓄积。由于乳酸的 pH 值（3.7）比 VFAs 的 $pK_a$（乙酸、丙酸和丁酸的 pH 值是 4.8～4.9）低，所以急性酸中毒时，乳酸通常起着主要作用。当瘤胃内 pH 值降低时，微生物群落多样性降低，比如原虫的数量可能急剧下降，同时细菌的种群也被改变。已经有报道称，瘤胃主要纤维降解菌如产琥珀酸丝状杆菌、白色瘤胃球菌和 R. 球菌对低 pH 值环境尤其敏感。如果瘤胃内 pH 值持续下降，乳酸杆菌会取代链球菌，启动乳酸过量堆积的循环效应，从而引起代谢性酸中毒。

酸中毒对于生产性能是不利的，同时也会对动物的健康状况产生影响。例如，已明确了瘤胃酸中毒是蹄叶炎的病因之一，蹄叶炎的严重程度与系统性酸中毒的频率、强度和持续时间有关，这个机制主要是由于酸中毒时机体会释放血管活性物质，如内毒素和组胺。亚急性瘤胃酸中毒时，由于革兰氏阴性细菌对低 pH 值环境敏感，进而裂解释放脂多糖，它能够转移到血液中并触发炎症反应。此外，最近发现的耐酸性瘤胃细菌与蹄叶炎有关，因为它会通过其代谢产物组氨酸脱羧作用产生组胺。酸中毒也经常会引起瘤胃胀气，因为低 pH 值环境下瘤胃的运动性降低，同时耐酸性瘤胃菌牛链球菌释放的糖胺聚糖可引起瘤胃内容物黏度增加。此外，瘤胃内食糜低 pH 值环境可能对瘤胃壁的完整性有负面影响。发酵后的酸性物质反复侵袭可以导致瘤胃乳头萎缩，急性或慢性损伤的区域扩散；严重的局部瘤胃炎症会引起疼痛、不适以及采食量下降和瘤胃功能的改变，也可导致愈后不良。

一些动物实验已经表明酵母菌具有稳定瘤胃 pH 值的作用。装有瘤胃瘘的羊体内实验表明，高浓缩日粮饲喂期间向瘤胃内投喂 ADYs 可以使瘤胃 pH 值保持稳定，比对照组的瘤胃功能更加具有效率。一项装有奶牛瘤胃瘘的实验结果也表明，饲喂 ADYs 对瘤胃内 pH 值具有稳定作用。在这些研究中，瘤胃内出现高 pH 值的同时伴随较低浓度的乳酸。酵母与瘤胃微生物体外混合培养也会造成乳酸浓度的降低，这可能是由酵母细胞和乳酸降解菌之间的相互作用导致的。事实上，体外实验表明，一株酿酒酵母对糖的利用率可能会超过牛自身的利用能力，因为这种细菌可以限制乳酸的产生。当酵母细胞具有活性时有这些效果，但当热灭活它们后就失效了。此外，已经观察到，在各种活酵母存在的体外环境中，酵母会通过供给生长因子如氨基酸、多肽、维生素和有机酸来刺激乳酸利用菌如埃氏巨型球菌和反刍动物月形单胞菌的生长和代谢。这些结果都证明了活酵母有控制 pH 值下降的潜力，可以限制乳酸在瘤胃中的积累。如果情况恶化，亚急性酸中毒会迅速发展为急性酸中毒。此外，原生动物发酵淀粉比淀粉分解菌发酵的速度慢，但其主要的最终代谢产物是挥发性脂肪酸而不是乳酸，这就是为什么纤毛虫对瘤胃发酵延迟有稳定作用的原因。

此外，纤毛虫也能够吸收一部分乳酸，从而可以防止其在瘤胃中的积累。此外，反刍动物补充活酵母可以增加瘤胃内细菌的数量。Newbold 等人报道饲喂酿酒酵母可以增加活菌数量从而促进瘤胃的恢复。Bach 在最近的一项研究中表明，在散养奶牛瘤胃中补充活的酵母（酿酒酵母）增加了平均瘤胃 pH 值 0.3～0.5 个单位。此外，Bach 描述了奶牛的饮食行为，其中奶牛补充活酵母后饲喂的间隔时间（3.32h）与未添加牛（4.32h）相比变短，因此有人推测，饲喂时间的变化也可能影响瘤胃 pH 值的变化。

（3）活性酵母提高瘤胃内纤维素降解率的方式　大多数反刍动物饲料半纤维素和纤维素降解量约为 300g/kg。这些植物细胞壁聚合物是不溶于水的，且结构复杂不能被完全物理消化，这就解释了为什么瘤胃有时对它们的消化是有限的。此外，宿主酶无法水解这种分子。在一定条件下，活酵母对瘤胃内纤维降解菌的生长和活性有一定的影响，但大多为体外实验结果。有研究表明，当瘤胃瘘管羊饲喂高浓缩饲料时，灌服两个不同的 ADYs 后，此时对多糖的降解能力加强。后者的研究中报道了在绵羊瘤胃中添加酵母后三种主要纤维分解菌 16S 核糖体 RNA 的比例，确认了这些细菌数量的增加，DM 中添加酵母后饲喂会增加对纤维的消化率等有益作用。活酵母对纤维降解菌有益作用的主要因素之一是酵母细胞能够消耗瘤胃内的氧气。尽管众所周知瘤胃环境是严格缺氧的，但溶解氧仍是可检测到的，通过每日饲料和水的摄入以及反刍和流涎，多达 16L 的氧气可以进入羊的瘤胃。大多数瘤胃微生物对氧极为敏感，Newbold 等人报道说，在模拟瘤胃发酵过程中，酿酒酵母呼吸缺陷型突变体无法刺激细菌数量增长，而野生型亲本菌株能够消耗氧气并对细菌活性进行有效促进。其他研究也显示，饲喂活酵母后羊瘤胃内氧化还原电位较低，这表明活酵母细胞为厌氧微生物的生长和活动创造了更有利的生态条件。因为活酵母可以释放与细菌密切相关的维生素或其他生长因子，所以其对氧化还原电位的影响可被微生物所介导，而不仅仅是直接影响耗氧。

### 2. 活性干酵母菌株的选择

（1）新菌株的选择　洞察确切的作用模式以及探索体内添加 ADYs 的方式及其对瘤胃发酵产生的影响，确定在特定关键目标领域发生作用的瘤胃发酵微生物，这将有助于筛选出新的瘤胃添加酵母菌株。菌株的选择是至关重要的，不仅是出于安全性方面的考虑，而且是由于不同的菌株可能表现出对瘤胃微生物种群明显不同的影响，更重要的是会在发酵和动物群体生产方面产生关键性的影响。在选择新 ADYs 的初期，会有大量不同的酵母菌株在筛选范围内。最初的筛选步骤将检测活酵母细胞对纯培养物中目标微生物生长和代谢活性的影响。合适的候选菌株将在体外进行批处理和发酵罐培养测定，然后在瘤胃内进一步研究，进而减少候选菌株的范围。

新选择的酵母菌株除了对瘤胃发酵具有促进作用以外，其在瘤胃内的稳定性也是一个重要的考虑因素。因为许多已知的酵母菌株不能有效地在瘤胃内生长繁殖，而有些菌株却可以在瘤胃液内保持长达 48h 的代谢活性。如果一种酵母灌喂后在瘤胃中发酵的代谢活性只能维持很短的时间，那么只有重复饲喂才能保持有效的水平，此时实际成本就会超出预期的计算。此外，我们对新酵母菌株会对肠道活力产生什么样的影响以及他们通过后肠时产生的作用知之甚少，因此在选择新菌株时这些因素都应该被考虑。

（2）新的潜在作用靶点　潜在的作用靶点包括灌喂 ADYs 后机体机能增强如纤维降解增加，保持 pH 值稳定，增加氧耗量和促进瘤胃发育等。此外，新的潜在作用靶点仍有待进一步确定，其中包括使用 ADYs 能否作为降低养殖对环境影响的一种手段，无论是在减少甲烷还是氮污染方面。然而，得出结论前仍需要更多的研究。例如减少甲烷在体内的产量，这可能涉及筛选一个新的酵母菌株，它可以替代目前现有的氢利用细菌，如产乙酸菌株或者是纤维利用菌（如产琥珀酸丝状杆菌），发酵终产物不含有氢。如果瘤胃利用氨的活性降低，剩下的氨将形成更多的氮被宿主排出体外。减少氨的形成可以针对一些参与蛋白水解级联反应的关键瘤胃细菌。普氏菌属在蛋白质降解方面发挥一定作用，它们已经被确定为控制生物降解氮的潜在靶标生物。它们不仅是参与每一步蛋白水解级联反应的少数微生物之一，而且是在降解过程中涉及了寡肽和三肽的微生物。普氏菌属在瘤胃内的数量很多，在一些饲喂条件下，数量可占细菌种群总数的 60%。因此，任何对于这类微生物生长产生抑制或者黏肽作用的因素都应该对于减少氮排放具有积极的作用。体外混合培养普氏菌菌株和活酵母菌株，检测到蛋白质和肽分解的活动降低。蛋白质降解的最后一步也可以影响超产氨菌（HAPB）的生长或活性。虽然这些生物在瘤胃内的数量很少，但它们表现出的较高脱氨活性被认为是形成氨的重要因素。因此，任何影响蛋白降解的活性微生物饲喂后都可能对瘤胃氮排放进行调控。

在饲料中添加 ADYs，最大的受益者是消费者，它在反刍动物营养方向的应用是具有发展性的。有研究表明，它们有助于平衡消化道微生物区系，并可以改善动物生产和健康。当消化道内菌群活性受到严重影响如在饲料过渡期、断奶和放牧，或者产生应激如高温运输时，饲喂 ADYs 对于瘤胃菌群的恢复具有很好的促进作用。然而，不同个体瘤胃内的微生物对酵母添加剂的反应差异很大，所以酵母菌株的选择尤为重要。未来对于瘤胃内酵母添加的研究将会使我们更加了解它们的特性，这将有助于选择在改善反刍动物营养方面更具有针对性的添加剂。

# 第三节  芽孢杆菌类概述

芽孢杆菌是一类需氧生长、可形成芽孢的革兰氏阳性菌。在芽孢杆菌属中除炭疽杆菌和个别蜡样芽孢杆菌有致病性外，其余皆为非致病菌。用于畜禽生产中的芽孢杆菌种类主要有枯草芽孢杆菌、凝结芽孢杆菌、地衣芽孢杆菌、环状芽孢杆菌、纳豆芽孢杆菌等，在使用时多制成休眠状态的活菌制剂，或与乳酸菌混合使用。

## 一、芽孢杆菌的一般特性

芽孢杆菌是好氧菌，在一定条件下产生芽孢，耐高温，其芽孢能迅速发芽，发芽率为 20%～70%，具有高稳定性，易培养。以耐酸、耐碱、耐高温的良好稳定性和优良的产酸、产酶、产维生素性能目前被广泛应用。芽孢杆菌在其生长繁殖过程中能够产生乙酸、丙酸、丁酸等挥发性脂肪酸，这些酸类能够降低动物肠道的 pH 值，可有效抑制病原菌的生长，为乳酸菌的生长创造了条件，其中丙酸还能够参与三羧酸循环，为动物新陈代谢提供能量；芽孢杆菌在生长繁殖过程中还能够产生很高的维生素 $B_1$、维生素 $B_2$、维生素 $B_6$ 等 B 族维生素和维生素 C，为动物提供维生素营养，从而促进动物生产性能的提高；芽孢杆菌在生长繁殖过程中还能够产生植酸酶，促进动物对植酸磷的利用和对脂肪的消化吸收，产生的氨基氧化酶及分解硫化氢的酶类，可将吲哚类氧化成无毒、无害的物质，从而降低畜禽舍内氨气、硫化氢的浓度和臭味，减少环境污染。芽孢杆菌在动物肠道内可迅速繁殖，消耗肠内氧气，使局部氧分子浓度下降，从而恢复肠道内厌氧性正常微生物间的微生态平衡。主要应用的有短小芽孢杆菌、枯草芽孢杆菌、蜡样芽孢杆菌等。

## 二、芽孢杆菌的作用及机理

### 1. 芽孢杆菌的益生作用

芽孢杆菌具有以下优势：①属于好氧菌，进入机体后消耗大量的游离氧，利于厌氧微生物生长，从而保持肠道微生态系统平衡；②某些芽孢杆菌在代谢过程中产生蛋白酶、淀粉酶等孢外酶参与饲料的降解和消化；③增强机体免疫功能；④在动物肠道内生长繁殖能产生各种营养物质，如 B 族维生素，同时可产生有机酸和某些抗菌物质（如枯草菌素），对有害菌有抑制或杀灭作用；⑤在肠道内可产生氨基氧化酶及分解硫化物的酶类，从而降低血液和肠道中氨的浓度；⑥有耐高温、耐酸碱、耐挤压等特点，能够经受颗粒饲料加工的影响，满足饲料加工的要求。

芽孢杆菌产品以内生孢子形式存在，是健壮而处于休眠状态的细胞，作为微生态制剂它能耐高温、耐酸碱、耐挤压。在储藏过程中，孢子处于休眠期，不消耗饲料的营养成分，不影响饲料品质。芽孢杆菌具有很强的蛋白酶、脂肪酶、淀粉酶活性，能降解植物性饲料中某些复杂的碳水化合物，产生具有拮抗肠道致病菌的多肽类物质。

芽孢杆菌在产品中是以芽孢形式存在，其在动物机体内能否发挥有益的作用，主要取决于是否能在动物消化道前部萌发具有代谢活性的营养细胞。Henderikx 报道，瘘管猪食用含 $1 \times 10^6$ cfu/g 芽孢的饲料后发现，空肠内容物中的芽孢杆菌数为 $1.26 \times 10^6$ cfu/g，萌发率为 $50\% \sim 70\%$，每克粪便的芽孢杆菌数为 $1.5 \times 10^6$ cfu/g，萌发率为 $85\% \sim 90\%$。Ozawa 等通过给断奶仔猪饲喂枯草芽孢杆菌发现，饲喂的芽孢杆菌具有能稳定动物肠道微生物区系的能力，消化道中枯草芽孢杆菌数量不断增加。Inooka 等用纳豆芽孢杆菌饲喂仔鸡，当停喂 5 天后仍能从肠内容物中分离出大量的活芽孢杆菌。Jiraphocakul 等用枯草芽孢杆菌饲喂火鸡进行试验，嗉囊和盲肠中的芽孢杆菌数量显著增加。上述研究说明，饲用芽孢杆菌，芽孢不但能在动物消化道中萌发，而且有自身增殖的能力。

### 2. 芽孢杆菌的耐热作用

在某种环境条件刺激下，芽孢杆菌体内的结构会发生变化，经过前孢子阶段，可以形成一个完整的芽孢。芽孢对热、放射线和化学物质等有很强的抵抗力。芽孢抗热性极强的机理主要有两种解释：

① 芽孢中含有独特的（2,6-吡啶二羧酸钙盐）DPA-Ca，占芽孢干重的 $5\% \sim 15\%$。$Ca^{2+}$ 与（2,6-吡啶二羧酸）DPA 的螯合作用使芽孢中的生物大分子形成

稳定的耐热凝胶。营养细胞和其他生物细胞中均未发现 DPA 存在。芽孢形成过程中，随着 DPA 的形成而具抗热性。当芽孢萌发 DPA 释放到培养基后，抗热性丧失。但研究发现，有些抗热的芽孢却不含 DPA-Ca 的复合物。

② 渗透调节皮层膨胀学说认为，芽孢的抗热性在于芽孢衣（疏水性的角蛋白）对多价阳离子和水分的透性差及皮层的离子强度高，使皮层具有极高的渗透压去夺取核心部分的水分，造成皮层的充分膨胀，而核心部分的生命物质却形成高度失水状态，因而具有极强的抗热性。后一种解释综合了不少新的成果研究，因此有一定的说服力。

Elchior 认为耐热细菌的细胞膜具有特殊的组成，一般含有异型脂肪酸、稳定型脂肪酸和环烷型脂肪酸，而无不稳定的不饱和脂肪酸。增加磷脂酰烷基链的长度，增加异构化支链比率，或增加脂肪酸饱和度，均可以维持细胞膜的整齐状态——液晶态。细菌耐热的另一个可能机制是其蛋白质具有热稳定性，Rosvita 发现喜热嗜油芽孢杆菌中的儿茶酚 2,3-双加氧酶是不稳定的，但这种酶在高温条件下却维持较高的活性。因此他认为耐热菌耐热可能与细菌本身酶系统迅速更新用来维持细菌酶正常功能有关。Julie 认为细菌耐热可能与细胞膜蛋白质个别氨基酸的改变从而增加细胞膜的疏水作用和离子间相互作用有关。而 Rainer 认为细菌耐热可能与构成蛋白质高级结构的非共价力、结构域的包装、亚基与辅基的聚集以及糖基化作用、磷酸化作用有关。

### 3. 芽孢杆菌的其他作用机理

（1）生物夺氧　早在 1996 年，研究动物微生态的科学家 MarutaK 等就发现猪采食含 $1 \times 10^7$ cfu/g 枯草芽孢杆菌的饲粮 3 周后，粪中双歧杆菌数量显著上升，而链球菌和梭菌的数量显著下降，并且这种趋势在仔猪中较母猪更明显。他们的研究表明，幼龄畜禽出生时，其消化道内通常是无菌的，出生后 3h 在胃肠道中可发现入侵的细菌，12h 后可在大肠中检测到。按需氧菌、兼性厌氧菌、严格厌氧菌的演替顺序，最终形成以乳酸杆菌、双歧杆菌等厌氧菌为全的优势菌群。芽孢杆菌为需氧菌，在生长过程中需要大量的氧气，进入动物肠道内，消耗大量的游离氧，降低了肠内氧浓度和氧化还原电势，改善了乳酸杆菌、双歧杆菌等厌氧菌的生长环境，有利于厌氧菌的生长，保持肠道微生态系统的稳衡，同时使肠道中原本存在的需氧菌肠杆菌等的生长因缺氧受到抑制，提高动物机体抗病能力，减小胃肠道疾病发生概率。

（2）拮抗致病微生物，改善体内外生态环境　很多学者的研究证明动物饲喂芽孢杆菌后，能显著降低肠道大肠杆菌、产气荚膜梭菌、沙门氏菌的数量，使机体内的有益菌增加而潜在的致病菌减少，因而排泄物、分泌物中的有益菌数量增多，致病性微生物减少，从而净化了体内外环境，减少疾病的发生。氨、胺、吲哚、硫化氢等物质在肠道黏膜上对细胞有明显的毒害作用，芽孢杆菌抑制了有害微生物，进而减少有害物质产生，有利于动物健康和生长。陈兵在 2002 年研究

SD 大白鼠口服芽孢杆菌（枯草杆菌）1 周后粪便中厌氧菌群和需氧菌群的变化，结果表明肠道厌氧菌群中的双歧杆菌、乳酸杆菌、梭菌和拟杆菌数量均有不同程度的增多，其中双歧杆菌从 $8.510\pm0.449$ 增加至 $9.278\pm0.244$（lg cfu/g）；而肠杆菌、肠球菌等需氧菌群数量则明显减少，肠杆菌从 $8.213\pm0.426$ 减少到 $7.709\pm0.372$（lg cfu/g）。

（3）增强动物体的免疫功能　近年的研究表明，芽孢杆菌能促进动物肠道相关淋巴组织处于高度的"免疫准备状态"，同时使免疫器官发育加快，免疫系统成熟快而早，T、B 淋巴细胞数量增多，动物体液和细胞免疫水平提高。Inooka 等在 1986 年和 1988 年的研究表明以 $1\times10^7$ cfu/g 剂量的枯草芽孢杆菌饲喂雏鸡时，将显著增加其脾脏中 T、B 淋巴细胞数量，但对脾脏中巨噬细胞活性没有影响。目前有学者认为：芽孢杆菌作为非特异性免疫因子，通过细菌本身或细胞壁成分刺激机体免疫细胞，使其激活，产生促分裂因子，促进细胞活力或作为佐剂发挥作用；此外，还可发挥特异性免疫功能，促进 B 细胞产生抗体的能力。大多数学者认同的观点是动物口服饲用芽孢杆菌后，调整肠道菌群，使肠道微生态系统处于最佳的平衡状态，同时各正常菌群包括口服的芽孢杆菌在肠道具有抗原识别部位的淋巴组织集合上发挥免疫佐剂作用，活化肠黏膜内的相关淋巴组织，使 sIgA 抗体分泌增强，提高免疫识别力，并诱导 T、B 淋巴细胞和巨噬细胞产生细胞因子，通过淋巴细胞再循环而活化全身免疫系统，从而增强机体的非特异性和特异性免疫功能。

（4）产生多种消化酶　芽孢杆菌能提高动物生产性能是其产生多种消化酶的一个重要体现，在这一点上枯草芽孢杆菌显得尤为突出。枯草芽孢杆菌具有较强的蛋白酶、淀粉酶和脂肪酶活性，同时还具有降解饲料中复杂碳水化合物的酶，如降解果胶、葡聚糖、纤维素等的酶，其中很多是动物本身不具有的酶。Popova 等研究发现分离得到两株枯草芽孢杆菌具有能分泌大量的细胞外酶如蛋白酶、淀粉酶、纤维素酶、脂肪酶及卵磷脂酶。Kerovuo 等在 2000 年成功地从枯草芽孢杆菌中分离出植酸酶基因，并将其在胚芽乳杆菌中进行表达。

（5）产生多种营养物质　芽孢杆菌在动物肠道内生长繁殖，能产生多种营养物质如维生素、氨基酸、有机酸、促生长因子等，参与动物机体新陈代谢，为机体提供营养物质。Ozols 等在 1996 年对从肠道中分离的 106 株菌研究后认为芽孢杆菌是动物体内维生素 $B_1$ 和维生素 $B_6$ 的主要生产者。倪学勤等在 1998 年对 30 株饲用芽孢杆菌进行研究发现，分泌赖氨酸超过 70mg/L 的菌株达 21 株。

### 三、乳酸芽孢杆菌概述

#### 1. 乳酸芽孢杆菌的一般特性

芽孢杆菌菌属是最理想的活菌添加剂，其可以产生多种对动物机体有益的物质，如高活性的淀粉酶、蛋白酶和脂肪酶等，可以提高机体的代谢能力，促进机体的生长发育。可以产生乳酸的芽孢杆菌主要有凝结芽孢杆菌、嗜热芽孢杆菌和乳酸芽孢杆菌等，乳酸芽孢杆菌是一种可以发酵利用糖类物质而产生乳酸的一类杆菌，既具有芽孢杆菌的优势，又可以产生乳酸，维持肠道优势菌群，杀灭有害菌，提高机体免疫力，促进生长，还可以形成芽孢，抵抗各种不利条件，相对于其他的益生菌，在微生态制剂方面具有明显优势。在我国，早在1993年，就有学者对乳酸芽孢杆菌制剂进行了研究，并成功分离到了一株同型乳酸发酵的芽孢杆菌。随着科学技术的发展，我国对乳酸芽孢杆菌的研究逐渐深入，但与发达国家相比还存在较大差距。

### 2. 乳酸芽孢杆菌的作用机制

（1）调节动物机体肠道微生态平衡　乳酸芽孢杆菌可以通过消化道，定植于肠道中，成为有益菌体。由于其具有兼性厌氧的特性，在定植的过程中消耗肠道中的游离氧，减弱肠道中的氧化还原反应，促进肠道中的双歧杆菌等益生菌的增殖，从而调节肠道微生态平衡，降低肠道疾病的发生概率。

（2）提高机体消化能力　乳酸芽孢杆菌可以通过多种形式来调节动物机体的消化代谢能力，从而提高机体的消化能力。首先，乳酸芽孢杆菌产生的乳酸可以降低肠道内的 pH 值，提高肠道中多种消化酶的活性，促进动物机体对营养物质的消化吸收。其次，由于乳酸芽孢杆菌在动物肠道中的增殖，其产生的多种代谢产物可以直接被机体利用，如维生素、氨基酸、脂肪酸等，可以补充机体营养成分的不足，促进肠道蠕动，提高机体消化吸收的能力。同时，其合成的多种维生素，可以促进动物机体对多种营养物质的吸收利用，降低病原菌对营养物质的消耗，促进机体的生长发育。

（3）提高机体免疫力　大量研究表明，乳酸芽孢杆菌具有降低动物血脂和血糖水平的作用，同时，可以提高机体巨噬细胞的吞噬能力，增强 NK 细胞（自然杀伤细胞）的杀伤活性，促进动物机体免疫器官的生长发育，促进 T、B 淋巴细胞的增殖，从而达到提高动物机体免疫力的作用。

### 3. 乳酸芽孢杆菌制剂的制备工艺

乳酸芽孢杆菌在工业生产中的制备工艺主要包括大罐液体发酵法和固体表面发酵法两种，大罐液体发酵在工业生产中最为常用，其具有操作简便、不易污染的特点，但投资成本较高，其生产工艺主要流程包括：菌种的扩大培养、种子罐培养、生产罐培养、浓缩、培养液的排放及与载体的混合、干燥、过滤、质检、成品的分装和出售。固体表面发酵法是将固体发酵培养的乳酸芽孢杆菌菌泥与相应的载体按比例混合均匀，经过干燥处理制备而成，该方法的特点是低成本，但其产量有限、耗时耗力，若操作不当，易受霉菌等杂菌污染，不适用于大规模的工业化生产。

#### 4. 乳酸芽孢杆菌在畜牧业上的应用

（1）乳酸芽孢杆菌的优良特性研究现状  乳酸芽孢杆菌最大的优势就是既可以发挥乳酸杆菌的益生菌作用，又可以具有芽孢杆菌抵抗不利环境的特点，使其成为当前益生菌的研究热点。与普通的益生菌相比，乳酸芽孢杆菌的抗胃酸、抗热和抗干燥的能力较强，因此，其可以经历饲料的加工制粒和消化道的消化吸收过程，到达动物肠道发挥益生菌的作用。乳酸芽孢杆菌的优良特性主要体现在：首先，其具有兼性厌氧的特点，可以同型乳酸发酵，产生 L-乳酸；其次，乳酸芽孢杆菌可以耐高温和耐酸，芽孢可以在不利条件下存活较长时间；同时，其可以在肠道中定植，形成的芽孢可以在肠道内形成营养体，增加肠道菌群数量，维持肠道菌群的平衡；另外，乳酸芽孢杆菌产生的乳酸可以抑制大肠杆菌和沙门氏菌等多种有害的菌增殖，保护肠道优势菌群。

（2）乳酸芽孢杆菌在畜牧业中的应用现状  随着现代畜牧业科技水平的发展，乳酸芽孢杆菌也越来越多地被应用于畜牧业的实际生产中，其菌制剂已成为一种最常见的饲料添加剂。吴建忠等研究了乳酸芽孢杆菌制剂对肉鸡生产性能的影响，发现饲喂了乳酸芽孢杆菌制剂的肉鸡在日增重和料肉比方面具有明显优势，且降低了肉鸡的发病率。曲立春的研究表明乳酸芽孢杆菌制剂对仔猪黄白痢具有一定预防作用，并且对断奶仔猪的增重效果较为明显。张忠武等对乳酸芽孢杆菌进行了筛选、鉴定和应用方面的研究，发现乳酸芽孢杆菌制剂可以明显改善猪群的健康状况，其增重和保健效果较为理想，同时，可以提高黄羽肉鸡的总体重、平均日增重、采食量和饲料转化率，促进肉鸡的生长发育。王晓翠等对乳酸芽孢杆菌进行了分离鉴定和对菌制剂的制备工艺进行了探讨，对其优良特性进行了进一步研究，肯定了其菌制剂在畜牧业生产应用上的巨大潜力。

#### 5. 乳酸芽孢杆菌制剂在畜牧业上的应用前景展望

乳酸芽孢杆菌作为一种理想的饲料添加剂，已经在畜牧业中得到了广泛应用，大量研究表明，乳酸芽孢杆菌制剂的开发与应用，给畜牧业的发展带来了积极的促进作用。目前，乳酸芽孢杆菌制剂的研究方向主要包括 4 个方面：

① 高效、专一制剂的研发。微生态制剂的专用性，对其功能的发挥有着重要作用，研究表明，针对特定阶段的动物或特定疾病的专用微生态制剂，在临床上的应用效果更明显。

② 开发新的优势菌群。虽然，目前可用于微生态制剂的菌种较多，但能够高效地发挥功能的菌株相对较少，仍然有很多优势土著菌群有待开发。

③ 工程菌的研发。利用基因工程技术对优势菌群进行改造，构建可以发挥特殊功能和易于生产的工程菌制剂，生物技术在乳酸芽孢杆菌制剂方面的应用，受到越来越多学者的关注。

④ 复合菌制剂的研制。相对单一菌种的微生态制剂，复合制剂有着显著

的优势。乳酸芽孢杆菌的复合菌制剂一般都存在协同作用，在畜牧业生产中，能够更好地发挥益生菌的功效，菌制剂已经朝着复合微生态制剂的方向进行发展。

## 四、枯草芽孢杆菌在动物生产上的应用效果

枯草芽孢杆菌制剂是一种无不良反应、无残留的绿色饲料添加剂。其产品中含有的活菌是以内生孢子的形式存在的，能耐酸、耐盐、耐高温及耐挤压，在配合饲料制粒过程中以及通过酸性胃环境时比较稳定。研究证明枯草芽孢杆菌进入动物肠道上段能够迅速萌发成具有新陈代谢作用的营养型细菌。这种营养型细菌在动物体内发挥诸多有益作用，能够提高动物的健康水平和生产性能。通过分泌多种消化酶，芽孢杆菌能够促进动物对饲料中营养物质的消化；通过分泌维生素及氨基酸等营养物质供动物利用，可以促进动物的生长；通过抑制动物体内的有害菌，可以起到预防动物疾病、优化养殖环境的作用。

### 1. 在禽类养殖中的效果

四川农业大学何明清教授主持国家"八五"科技攻关项目——饲用微生物添加剂研究的验收报告中指出，芽孢杆菌8901（家禽用枯草芽孢杆菌）添加剂经1993～1994年3次结果进行统计分析，在中等营养水平的情况下，分别用0.1％、0.15％和0.2％的8901添加剂饲喂时间分别为5、6、7三种周龄的肉鸡，结果显示日增重较空白对照组分别提高8.9％、14.5％、21.6％，饲料利用率分别提高19.1％、17.9％、10.1％。安琪酵母集团动物营养研究室近期做的枯草芽孢杆菌在蛋鸡上的应用试验结果表明，添加0.03％福邦枯草芽孢杆菌制剂（活菌总数200亿个/g）可使产蛋率提高4.8％，破蛋率有很大改善，同时对产蛋高峰有一定的延长作用。

### 2. 在畜类养殖中的效果

仔猪断奶应激造成的消化吸收功能和机体免疫力下降是养猪业饲养过程中的普遍现象，尽管目前饲料厂家在饲料配制过程中添加了抗生素，但断奶仔猪的发病死亡率仍居高不下。四川农业大学潘康成教授的研究证明，在仔猪基础日粮中添加枯草芽孢杆菌制剂，使试验组比对照组的头均日增重提高3.92％，饲料转化率提高5.96％，腹泻率降低5％，净增重耗料成本降低4.61％。表明枯草芽孢杆菌制剂能促进仔猪消化，提高物质同化速度，提高饲料利用率，促进仔猪的生长速度，降低生产成本，提高猪的抗病能力，减少腹泻。在奶牛生产过程中，添加枯草芽孢杆菌制剂能通过生物夺氧促进瘤胃内厌氧菌生长，维持瘤胃内微生态平衡、减少腹泻和预防疾病。目前在实际生产过程中常常根据有益菌的生物学作用及微生态特性，将芽孢杆菌与其他有益菌进行合理搭配，优化组合进行混合发酵制成复合菌种制剂，并对不同种类的反刍动物、不同的生长阶段、不同的日粮水平应用不同的微生态制剂。四川农业大学王振华

的试验研究结果表明枯草芽孢杆菌微生态制剂对奶牛的产奶量及奶成分均有一定的影响，在添加的初期阶段效果明显。反刍动物由于其瘤胃的特殊发酵方式，只有在有效活菌数量适宜时才能发挥最佳作用。王振华的试验结果也表明，在奶牛产奶量提高，脂肪、蛋白质及非脂固形物也相应提高的情况下，饲喂奶牛枯草芽孢杆菌制剂的最佳活菌数为每头 $2 \times 10^{10}$ cfu/d，而且在泌乳时开始添加效果较好。

### 3. 在水产生产上的应用效果

在水产生产上，常常利用枯草芽孢杆菌对水产养殖环境进行修复，来达到优化养殖环境、预防疾病和提高生产性能的目的。将枯草芽孢杆菌（*Bacillus subtilis*）投放到水产养殖池中，作用菌沉于池底后，快速繁殖并分解或转化残饵、粪便等有机污染物，修复水产养殖环境，为养殖动物营造一个良好的生长栖息环境。淮海工学院海洋学院闫斌伦教授在全海水河蟹育苗阶段，使用活菌制剂的池水比对照池水中氨氮降低 39.44%，亚硝酸氮降低 37.5%，提高幼体变态率 10 个百分点，换水量减少 80%，减少用药量 50% 以上。黄海水产研究所刘淇教授采用半静水药浴法对南美白对虾养殖水体投放活菌制剂后，结果显示：①试验组平均体重略大于对照组；②枯草芽孢杆菌对养殖水体细菌总数无明显影响；③试验组透明度比对照组高 38.21%；④COD 试验组低于对照组 24.5%；⑤$NH_4^+$-N 试验组低于对照组 28.15%。此外，枯草芽孢杆菌制剂在河鲀、黄鳝、甲鱼生产上的应用也有很多研究都表明，养殖水体中使用枯草芽孢杆菌活菌制剂后，可明显降低富营养化程度，改善水质，因而可以降低病害的发生概率，提高水产品品质，而且降低能耗和成本。

综上可见，枯草芽孢杆菌在动物养殖中的作用机理已经越来越明晰，其作用效果也逐步得到了确证。因而可以预见，随着枯草芽孢杆菌制剂等绿色安全添加剂在动物生产上的广泛使用，人们也必将享受到越来越安全的美食，其社会意义也必将与经济意义双赢。

# 第四节　EM 菌类概述

目前应用较广泛和典型的微生态制剂产品是 EM 菌制剂，由系列丝状菌等 10 个属 80 多种有效微生物组成。它由日本琉球大学比嘉照夫于 20 世纪 80 年代研制出，EM 微生态制剂的菌料是现代高科技生物产品，它是由五大有益菌（光合菌、固氮菌、酵母菌、乳酸菌、放线菌）10 个属的 80 多种有益微生物组成。EM 是英文 Effective Microorganisms 的简称，即有效微生物群，该菌主要由乳酸菌、光合细菌、放线菌、酵母菌以及发酵有益菌群自身生命代谢活动转化物质的状态，分解有机物，释放有效成分，改善畜禽营养，并由它们的次生代谢产物——抗菌素、维生素、生物素等改善和调节畜禽生长，抑制腐败微生物和病原微生物的生长，从而提高饲料利用率，增强畜禽免疫能力和抗病性，提高成活率，改善肉的品质，提高产品质量，清除粪尿恶臭，减小环境被污染的程度，净化生态环境。EM 菌是由光合细菌、乳酸菌、酵母菌等多种有益菌种复合培养而成的微生物群落，它们能通过共生增殖关系组成复杂而又相对稳定的微生态系统，在水产养殖领域应用较多。EM 中的有益微生物经固氮、光合等一系列分解、合成作用，可使水中的有机物质形成各种营养元素，供自身及饵料生物的生长繁殖，同时增加水中的溶解氧，降低氨、硫化氢等有毒物质的含量，维持养殖水环境的平衡。另外，EM 菌在肠道内形成优势菌群还能抑制大肠杆菌的活动，并促进机体对饵料的消化吸收，使排泄物中的氨氮含量减少，起到净化水质、促进生长的作用。

## 一、EM 生物技术概念

EM 是英文有效微生物群（Effective Microorganisms）的缩写。EM 有效微生物制剂是由 5 科 10 属 80 多种具有不同性质和作用的有效微生物（主要是乳酸菌类、光合菌类、酵母菌类、发酵丝状菌类、革兰氏阳性放线菌类等）复合在同一种液体中以活性状态共同存在所组成。

该技术是 20 世纪 80 年代初由日本琉球大学教授比嘉照夫研制出来的。

## 二、EM 组成菌群

### 1. 光合菌群（好氧性和厌氧性）

如光合细菌和蓝藻类。属于独立营养微生物，菌体本身含 60% 以上的蛋白质，且富含多种维生素，特别是维生素 $B_{12}$、叶酸、生物素的含量是酵母的几千倍，还含有辅酶 QI、抗病毒物质和促进生长因子；它以土壤接受的光和热为能源，将土壤中硫氢和碳氢化合物中的氢分离出来，变有害物质为无害物质，并以植物根部的分泌物、有机物、有害气体（硫化氢等）及二氧化碳、氮等为基质，合成糖类、氨基酸类、维生素类、氮素化合物、抗病毒物质和生理活性物质等，是肥沃土壤和促进动植物生长的主力部队。光合菌群的代谢物质能被植物直接吸收，还能成为其他微生物繁殖的养分。光合细菌如果增殖，其他的有益微生物也会增殖。例如：VA 菌根菌以光合菌分泌的氨基酸为食饵，它有能力把植物根不吸收的不溶性磷提供给植物，又能与固氮菌共生，固氮能力成倍提高。

### 2. 乳酸菌群（厌氧性）

它靠摄取光合细菌、酵母菌产生的糖类形成乳酸。乳酸具有很强的杀菌能力，能有效抑制有害微生物的活动和有机物的急剧腐败分解。乳酸菌的另一个重要作用，就是能够抑制连作障碍产生的致病菌增殖。一般情况下，致病菌如果增加，植物就衰弱，有害线虫会急剧增加。乳酸菌抑制了致病菌的活动，有害线虫会逐渐消失。

### 3. 酵母菌群（好氧性）

它利用作物根部产生的分泌物、光合菌合成的氨基酸、糖类及其他有机物质产生发酵力，合成促进根系生长及细胞分裂的活性物质。酵母菌在 EM 有效微生物制剂中，为其他有效微生物（如乳酸菌、放线菌）的增殖提供基质（食物），且酵母菌为 EM 生物技术在食用菌栽培中的应用提供重要的给养保障；此外，酵母菌产生的单细胞蛋白是动物不可缺少的有效养分。

### 4. 革兰氏阳性放线菌群（好氧性）

放线菌是细菌和霉菌的中间形态。它从光合细菌中获取氨基酸、氮素等作为基质，产生出各种抗生物质、维生素及酶，可以直接抑制病原菌。它提前获取有害霉菌和细菌增殖所需要的基质，从而抑制它们的增殖，并创造出其他有益微生物增殖的生存环境。放线菌和光合细菌组成的混合部队，其净菌作用比放线菌单兵作战的杀伤力要大许多倍。同时，对难分解的物质，如木质素、纤维素、甲壳素等具有降解作用，而被分解的物质容易被动植物吸收，增强动植物对各种病害的抵抗力和免疫力。放线菌也有助长固氮菌和 VA 菌根菌的作用。

### 5. 发酵系的丝状菌群（厌氧性）

主要以发酵酒精时使用的曲霉菌属为主体，它能和其他微生物共存，尤其对土壤中酯的生成有良好效果。因为酒精生成力强，能防止蛆和其他有害昆虫的发生，并有分离恶臭的效果。

## 三、EM 各领域的通常用法

（1）制作稀释液　用 EM 有效微生物及红糖各 1 份（红糖先用热水溶化）加需要倍数的水，现加现用，例如加水 500 倍即为 500 倍稀释液。也可用 EM 有效微生物及红糖各 1 份（红糖先用热水溶化），加水（5 份、10 份均可）混匀后装入能密闭的容器（不能用装过农药的）中，密闭存放 24h 即成，用时根据 EM 有效微生物含量确定稀释倍率加水使用，活性更好。此稀释液又称发酵液或活化液，最佳使用期为一个月。可作喷雾或拌料用。

（2）直接拌培养或发酵料　按材料量的 1/100 拌入 EM 有效微生物直接使用，可现拌现用。最好不要超过 1/200，即 100kg 料加 0.5kg EM 有效微生物，同时加入等量红糖（溶化），此法简单方便，用户可根据实际情况灵活使用。

（3）制作防虫液　将 EM 有效微生物、红糖、烧酒（30°以上）、醋、水按 1:1:1:1:10 的比例配料混合，放入塑料容器（不可用玻璃瓶）里密闭，室内发酵 15～30 天，发酵过程中会产生气体，容器膨胀时松盖放气，再密闭直至不再产生气体，表明发酵已完成，可闻到酸甜带刺激性的醋味，即可使用。防虫液的标准稀释倍数是 500～1000 倍。它对多种害虫有显著效果（以线虫为主），可根据当地情况自行掌握。

（4）直接灌服 有病畜禽可根据病情掌握用量直接灌服。

## 四、EM 使用注意事项

① EM 有效微生物宜在常温下避光保存，底部稍有沉淀或浮有些微白沫均属正常，若气味不酸（pH 值应在 3.5 以下）或腐臭说明其已变质，勿用。

② 每次用后盖紧瓶盖。保管得好，一年后无异味仍可使用，只是活性有所降低，需适当加大用量。

③ 制作 EM 有效微生物稀释液最好用井水，若用自来水应放置 24h 后用。

④ 凡用 EM 有效微生物均加入等量红糖，可提高活性。若无红糖，白糖、黄糖等可替代。

⑤ EM 有效微生物不要与杀菌剂等药物同时混用，要用此类药物，应相隔 1d 以上时间。

⑥ 红糖用热水溶化后，水温降到 45℃以下时才能投入 EM 有效微生物。

⑦ EM 有效微生物如结冰，可在自然条件下（屋内或地窖）自然解冻，不影响使用效果。切勿人工加热，以免烫死有益微生物。

## 五、EM 在动物养殖生产上的应用现状

### 1. EM 在养鸡业中的应用

（1）在蛋鸡饲料中的应用 在蛋鸡饲料中添加微生态制剂，可提高产蛋率和蛋品质，同时可改善饲料利用率，提高饲料报酬。斐兰顺研究结果表明：在蛋鸡日粮中添加 0.4% HB-1 增菌素，产蛋量提高 4.6%（$P<0.05$），产蛋率提高 2.40%，死亡率下降 20%。田永植等用 EM 对蛋鸡饮水试验，与对照组相比，试验组产蛋率提高 10.4%，产蛋量提高 1.1%。刘宏远等在 2000 年在蛋鸡饲料中添加 EM 制剂也发现蛋重和产蛋率均有提高，并且降低了耗料量。张巧娥等用 1% EM 处理蛋鸡饲料，结果产蛋率和蛋重分别比对照组提高 17.8% 和 2.6%，而料蛋比对照组降低 12.5%。张金坤等在蛋鸡饲料中添加 5% EM，发酵 21 天后鸡群体存活率提高 5.60%，饲料报酬和只均产蛋率显著提高。李焕玲等在蛋鸡饲料中添加 EM 菌，使产蛋率提高 5%。EM 添加剂发酵饲料，可改善蛋品质，提高平均蛋重，降低蛋的破损率。Ganfolid 也指出，益生素可预防和治疗鸡白痢，也可使蛋鸡的生产期平均延长 12 天，而饲料转化率和死亡率均明显下降。刘卫东等报道，给蛋鸡饮水中添加 0.2% 的微生态制剂，结果表明，试验组的产蛋率比对照组提高 3.1%（$P<0.05$），发病率和死亡率也明显低于对照组，经济效益显著。苏志勇等用生态宝（酵母菌、链球菌、乳酸杆菌、芽孢杆菌复合制剂）饲喂蛋鸡发现，试验组产蛋率比对照组提高 10%，而腹泻率下降 12.7%。石传林报道，在蛋鸡饲料中添加 0.2% 的加酶益生素，结果表明，试验组产蛋率比对照组提高 4.5%，平均蛋重比对照组提高 0.7%，试验组比对照组提高饲料报酬 8.8%，死淘率降低 1.7%。

（2）在雏鸡饲料中的应用　在雏鸡日粮中添加微生态制剂，可提高雏鸡成活率、日增重及饲料报酬，同时可降低雏鸡腹泻等肠道疾病的发生率。郭延军等报道，应用乳杆菌（LB-9703）微生态制剂对出壳雏鸡进行鸡白痢预防试验证明，LB-9703 可有效地预防鸡白痢，减少死亡，显著提高育雏鸡存活率（存活率达到 97.0%～98.1%）。史兆国等在雏鸡饲料中添加微生态制剂，结果试验组较对照组饲料报酬提高 11.2%，死淘率下降 5.8%。马春全等在雏鸡日粮中添加鸡源乳杆菌后，结果平均日增重提高 24.4%，人工感染鸡白痢沙门氏菌后，添加乳杆菌组雏鸡较对照组死亡率降低 20%。邢军等试验结果证明，益生素能有效地降低雏鸡的肠道疾病发生率，而且能缩短病程，在饲料中添中 0.1% EM、0.2% DM 或 0.05% EM＋0.05% HM 能显著提高雏鸡日增重，改善饲料转化率。于永波指出，15 周龄蛋雏鸡日粮中添加益生素，使增重提高 7.3%，料重比下降 19.3%，死淘率下降 36.4%。

（3）在肉鸡饲料中的应用　在肉鸡饲料中添加微生态制剂，可提高肉鸡的日增重和饲料利用率，降低死亡率。吕景旭等研究报道，在肉鸡日粮中添加 0.05% 的益生素，结果发现，益生素具有提高日增重、改善饲料转化率及降低死亡率的效果。詹志春等研究显示，益生素可使肉鸡增重提高 14.1%，料重比下降 7.6%。傅义刚等报道，在肉鸡日粮中添加 0.5% 的益生素，鸡血液球蛋白水平提高，血氨减少，鸡的抗病力增强。苏军等在肉鸡日粮中添加 0.4% 的益生素，结果显示可极显著地促进肉鸡对日粮蛋白质的利用，日粮益生素的添加水平为 0～0.6% 时，可提高肉鸡早期生长速度和饲料转化率。Gandord 报道，饲喂益生素的肉鸡，比对照组日增重提高 2.7%，饲料转化率提高 4.6%。

（4）对种鸡生产的效果　种鸡饮用 EM 后，增强了抗病能力，试验期内，试验组死亡 2 只，而对照组死亡 8 只，死亡率明显下降；经济效益分析，在试验期内，试验组比对照组多产合格种蛋 367 枚，每枚合格种蛋单价按 0.80 元计算，多创产值 293.60 元，扣除每天 500 只种鸡用 EM 菌液价 0.10 元，红糖价 0.30 元，两项共计成本 0.40 元，28 天共花成本费 11.20 元，净创产值 281.80 元，日平均净创产值 10 元以上。同时，种鸡死亡率也明显减小，同期对比多成活生产种鸡 6 只，按同期淘汰出售市价每只约 14 元，6 只可增收 84 元。此外，经饮用 EM 菌液 10 天后生产种鸡鸡冠红润，健康活泼，种蛋较大，蛋壳颜色较好。

（5）在鸡病防治中的应用　EM 有效微生物在防治雏鸡白痢、鸡球虫病及家禽猝死综合征等疾病上，大量试验数据说明其有明显的预防和治疗作用。

**2. EM 在养猪生产上的应用**

（1）在乳猪生产上的应用　EM 能显著促进奶猪生长发育，抑制奶猪黄白痢等病的发生，加速奶猪产重，减少饲料消耗，提高母猪生产经济效益。EM 组每增重 0.1kg 的成本比 CK 组低 0.65%，并能减少畜药费开支，降低猪粪臭味。

（2）在育肥猪上的应用　无论是用 EM 发酵饲料还是用 EM 稀释液料饲养肉猪，均能显著提高饲料转化率和生长增重速度，降低成本，获得较高的经济效益。

（3）减少饲料用量　通过几组养殖的对比试验，平均降低饲料用量 10％左右。消除苍蝇，清除异味：猪圈臭味大，苍蝇很多，养殖户需用药物杀灭苍蝇，去除臭味，投资较大。应用 EM 技术后，猪圈几乎没有苍蝇，臭味也大为减轻。

### 3. EM 在水产养殖上的应用

可以肯定的是有效微生物复合菌液可以改良底质，稳定水质，是保证对虾养殖成功的重要技术。EM 菌液应用在对虾养殖中，必须将塘底处理、水质处理、饲料处理三项措施结合进行，才能更有效地发挥作用。EM 菌液处理对虾养殖全程，由于没有再施用化学药剂，因而生产出来的水产品是比较完全和无污染的绿色食品，并可避免水产品产生所谓的抗药性，一旦出现虾病时用药救治也容易见效。多年连续使用 EM 菌液的虾塘必定能形成有效微生物菌群的生态优势，达到虾塘环境的良性循环，保证对虾养殖持续发展。

### 4. 用 EM 菌处理秸秆饲料

用 EM 菌处理风干玉米秸秆，干玉米秸秆经 EM 发酵后，营养价值显著提高，粗蛋白质比乳熟期带棒青贮玉米高 0.15 个百分点，无氮浸出物也略有提高，说明处理效果显著。利用 EM 菌液处理秸秆，粉碎后部分加入猪饲料中进行饲养试验，EM 试验组用粗饲料较多，头均日增重比对照少 0.076kg，每头少用精饲料 101.49kg，EM 组比对照组每头猪多盈利 121.9 元，效果显著。EM 菌处理秸秆不仅适用于草食家畜，而且合理搭配适当比例饲养肉猪也有明显效果。

### 5. EM 用于养殖业的主要途径和方法

采用微生态工程原理，筛选出适合不同畜禽需要的培养基料，制成生物活性饲料；根据畜禽种类、生长时期等的不同，用不同浓度的 EM 液直接饲喂或加入饮水中；定期用 EM 液喷洒畜舍及投入粪池，或用 EM 对畜禽粪进行堆肥处理。这些途径和方法的综合运用是充分发挥 EM 抗病、增产、除臭和改善肉品质的关键。同时具有以下优点：

（1）用 EM 饲喂畜禽可增加畜禽营养，提高饲料利用率，提高生长速度　许多有效微生物如酵母菌、光合细菌、乳酸菌等不仅含有较高含量的优良蛋白质，氨基酸组成齐全，还含有丰富的维生素以及大量的类胡萝卜素、抗病毒物质、生长素和提高机体免疫能力的活性物质，作为饲料添加剂能增加畜禽营养，促进生长。由于饲喂 EM，促进畜禽体内的微生态平衡发生变化，不同功能的微生物在体内代谢旺盛，可以明显提高畜禽机体对各种营养物质的吸收和减少不必要的能量消耗，从而加快了生长速度，提高了饲料利用率。用经EM发酵处理的干玉米秸秆饲喂牛，可增强秸秆的适口性和消化率，营养价值大大提高，饲料消耗量明显减少。在肉牛120天肥育期中，饲料率比对照组提高9%以上，节约各种精、粗料达9%以上。而奶牛的产奶量也可提高6%以上。

（2）饲喂EM，可明显增强畜禽免疫能力和抗病性，提高成活率　由于喂用EM，可以通过多种有效微生物的协调作用来调节畜禽体内微生物菌群的失调，有效抑制畜禽体内的病原体，增强免疫机制，提高抗病力，减少疾病的发生，提高成活率。如蛋鸡喂养400天，鸡的平均死亡率比对照组降低35.5%。

（3）喂EM能改善肉的品质，提高产品质量　由于饲用EM使畜禽体内抗生素药物减少，不仅使畜禽生长快，而且由于体内大量有效微生物的活化作用，促进了肉质的改善，肉的蛋白质含量明显提高，脂肪、胆固醇含量下降，肉的纤维组织有所改善，提高了肉质，肉更加鲜嫩好吃；鸡蛋呈自然风味。由于停止使用兽药，肉、蛋中不存在兽药残留。

（4）EM可以清除粪尿恶臭，净化生态环境　饲喂EM饲料或饮水不仅可以提高生产效率，而且能减少圈舍粪便的恶臭。同时应用EM技术对畜禽粪便进行无臭化处理，可以从根本上改善饲养场内外环境卫生条件，避免了对大气、水源和土壤的污染，使粪便实现资源化、无害化成为可能。干燥处理后的无臭粪便，既可作为原料重新加工成饲料，也可用作高级卫生肥料，施用于草坪、盆景等。

在进行鸡粪堆肥时添加EM能显著加快堆肥的腐熟，常温下堆制20天即可，堆肥及其周围的环境卫生状况得到极大的改善，不滋生蝇蛆，不流淌污水，不散发臭味。EM处理后氨臭味很淡，且堆肥散发出浓郁的酒香，掩盖了仅存的少量异味。另外，添加EM的堆肥能保留较多的氮素和有机质，这不仅提高了堆肥的农用价值，也改善了环境质量。应用EM技术后，鸡粪、猪粪不臭了，但其肥效不但没有降低，反而有所提高。

EM处理后的鸡粪、猪粪十分畅销，原因是其中的营养成分更容易被植物分解吸收，对农作物增产、抗病、提高品质都有好处。在生猪场使用EM一个月后，恶臭浓度下降了97.7%，由此而引起的猪哮喘病发病率也大大降低。猪舍内臭气强度被降到了2.5级以下，达到了国家一类标准。同样，EM技术对养鸡场的除臭效果也迅速而稳定。因此，利用EM促进畜禽粪便堆肥腐熟，控制臭味产生，对加速大都市郊区中大型养殖场的畜粪处理、促进粪肥还田、改善农业环境质量具有重要意义，EM净化畜舍空气的效果也非常明显。在猪舍、鸡舍按每立方米的空间投放20g EM，能防止产生大量的有害气体，使各种有害气体的浓度达到卫生标准，同时臭气强度可降至0～1级。

### 6. 用 EM 饲喂畜禽应注意的问题

用 EM 饲喂畜禽应注意以下问题：应用时间要早，要从新生幼畜开始使用，以保证添加剂中的微生物优先占据消化道，从而减少或阻止致病菌的定植；添加剂中的微生物应有足够的活力和数量；应用于畜禽应激期效果最明显。

## 六、EM 菌在种植方面的应用

### 1. EM 对农作物的作用

（1）用 EM 稀释液浸种或作基肥有明显的促进种子发芽和苗期生长的作用
经 EM 处理的水稻、玉米、小麦、豌豆、油菜、萝卜、苋菜等作物的发芽率和生长速度比对照组明显提高。EM 这种微生态制剂用于小麦、大麦拌种，能促进作物生长发育，增产效果十分明显，增产幅度达 17% 以上。用 EM 喷施怕菜，出苗后第 10 天开始，每隔 6 天用 0.5 的 EM 液以每亩 100kg 用量喷施，23 天后测定总产量，结果表明，产量提高 22.3%，而使用复合肥处理产量比对照组提高 17.9%。这说明使用 EM 不但可提高小白菜产量，还可部分替代化肥，以减少化肥在蔬菜中的残留。EM 在沙棘育苗中应用，不仅可以提高沙棘种子的发芽率，提高苗木成活率，而且对苗木生长也有显著的促进作用。采用 EM 原露对有机物进行发酵，产生的生物肥料能显著改善小麦的长势，提高产量和抗逆性。香蕉、龙眼和荔枝等 3 种热带果树施用水果专用 EM 有机生物肥的试验，结果表明：在不增加施肥成本的基础上，水果专用 EM 有机生物肥能促进植株生长及增加产量，其中香蕉增产 30% 以上，荔枝、龙眼均增产 15% 以上，同时能明显改善果品质量，经济效益和生态效益显著。

（2）EM 能促进花卉的生长　用 0.2% EM 液每天喷洒一次，20 天后测定，结果表明，菊花、三角梅的植株产量比对照组提高 5%，且叶色浓绿，生长较好。

（3）EM 能提高农作物的抗病能力　EM 对棉花枯黄萎病、草莓的根腐、白粉病以及蚜虫等病虫害有一定的抑制作用，对因灰霉菌引起的草葛根腐病的防治效果可达 85% 以上。有效微生物群（EM）能显著抑制衣藻、四尾栅藻和盘星藻的生长。

（4）EM 可以提高土壤肥力　EM 活性液可使作物有效利用土壤养分、节约肥料，使作物根系发达，加快作物生长速度，降低种植成本，增强作物抗病能力，长期使用可改良土壤，消除作物连种的生理障碍，对化肥和农药等残留有极强的降解作用，提高农作物的品质；EM 在土壤中的主要作用是加速土壤有机物的分解，促进土壤团粒化，提高土壤肥力，使有效养分含量明显增加，大大节约肥料；控制有害微生物，减少病虫害，逐年减少甚至不再施用化肥农药；减少连作产生的各种不良影响。用 EM 堆肥制成的肥料，比相同原料制成的普通堆肥有效养分含量提高 20%～30%。使用 EM 的农田，土壤有效养分含量也大大提高，由于土壤中微生物数量增加，因而促使那些以微生物及其分解产物为食的土壤微型动物（如有益蜗类、蝇蛆类和甲虫类）的数量也成倍或几十倍地增加，使整个耕作层的微生态系统组成发生明显变化，提高了土壤生物活性和缓冲能力；有效微生物在土壤中的迅速繁殖和不断补充，抑制了土壤中病原微生物的繁殖和发展。

### 2. EM对沙漠、草场的改良

用EM有效微生物技术对退化、沙化及荒漠化草原进行改良，结果草场的生产力提高了 $10\% \sim 30\%$，土壤中有机质、碱解N、速效P分别平均提高 $0.11\%$、$5.2mg/kg$、$5.23mg/kg$。同时，土壤中有益微生物成倍或几十倍地增长，改善了土壤性质，使其向良性转归，证明EM可在西部生态治理中发挥较好作用。

## 七、EM菌在环境保护方面的应用

### 1. EM技术的废水净化应用

用EM液净化油污废水和豆腐废水的效果明显，以在1000mL的样品中加入1mL的EM原液净化效果较好，COD的平均去除率分别为 $81.8\%$ 和 $95.0\%$，与其它好氧生物法相比，具有水力停留时间短，抗有机负荷能力强，对有机质的去除率较高的特点。

### 2. EM菌对水体富营养化的作用

李捍东等对池塘富营养化水体进行研究，结果显示经EM处理后池塘水质中的主要污染指标COD、BOD、TN、TP等的去除效果显著，各项指标可达到景观娱乐用水Ⅰ类水质标准。在广西南宁市的人大鱼塘、市政府观赏水池和南湖的试验结果表明，EM对污染水体的透明度、COD、DO、叶绿素a均有明显的改善。EM能改善水质、改良池塘淤泥。这是因为EM中的微生物可降解水中一些有害污染物。使用EM后，水底淤泥中有益微生物不断增加，通过发酵、固氮等作用，使淤泥中含有较多的氨基酸及糖类、维生素和其他生理活性物质，有利于水生生物生长，减少鱼类疾病的发生。

### 3. 生活污水净化

（1）厨房污水的治理 日本某工厂用EM制剂对其大楼厨房排出的污水进行了治理。结果显示，经EM处理后污水的COD、Cr含量和浊度明显降低，而DO的浓度则明显增高。并且用EM制剂处理时，富含油脂的污水经24h即可被净化。

（2）粪便污水处理 北京市海淀区环保局曾采用从日本引进的三级净化槽（EM小型合并接触式净化槽）对公厕的粪便污水进行无害化治理。试验证明，用EM菌剂处理粪便污水，无污泥产生，无化学污染，且能明显消除臭味，处理费用较低。

（3）楼层生活污水处理　日本冲绳县志川市国立图书馆及机关用 EM 净化楼层生活污水，按水量的 1% 投加 EM 制剂，每年 2～4 次，每天曝气 3h，处理出水即达到饮用水标准。

（4）城市生活污水处理　我国华东师范大学、中国农业大学和河南等地开展了 EM 对有机工业废水和生活污水的处理试验，发现 EM 处理污水具有降低 COD 和 BOD、减少污泥量、分解营养盐类物质并具有除臭等功效。河海大学对 EM 处理废水进行了近 1 年的小试和中试，基本摸清了污水处理过程中 EM 的复活、驯化、最佳 EM 投加浓度、最适 pH 值和相应的配套技术；孟范平等研究了 EM 对生活污水中有机物的降解能力。研究发现：EM 对于生活污水中常见的三类污染物（有机物、氨氮和总磷）均有一定的去除效果。且在好氧条件下对有机物、氨氮和总磷的去除效果优于厌氧条件下的去除效果。

### 4. 工业废水处理

车美芹等采用 SBR 反应器进行了用 EM 处理食品废水的试验研究，结果表明，向废水中投加 0.5%～0.7% 的 EM 复壮液，经过 22h 反应，COD、Cr 去除率可达 83.0%。广西工业微生物应用研究所引进日本的 EM，将日排 8000t、COD 为 8000～12000mg/L、BOD 为 5000～6000mg/L 的广西明阳农场高浓度有机废水排入与南宁市南湖储水量相近的大氧化塘中，在原水排入的同时添加了 EM 复合菌液，经两周处理后去除了原有的恶臭，3～4 个月后，各项指标符合国家一级排放标准。

## 八、EM 菌制剂的国内外研究进展

### 1. 国内研究进展

（1）种植业　EM 生物肥料能改变土壤的理化性状，使之松软、保水、透气；能促进土壤有机质分解，使之容易被植物吸收；能抑制土壤中有害微生物繁殖，从而减少植物病虫害发生；能促进作物发芽、生长、开花、成熟，有显著的增产效果。试验表明，施用 EM 生物堆肥与传统堆肥相比，能使小麦、玉米增产 8.6%～24.1%（中国农大，1993～1996）；与单施化肥相比，大豆增产 7.1%（江苏省农业科学院，1992～1994）。此外，还能提高千粒重、蛋白质含量，提高作物品质。试验还表明，蔬菜、水果等作物应用该项技术，能取得提高产量与改善产品品质的双重效果。通过减少或逐步停止使用化肥与农药，可有效降低种植成本，减少有害物质残留，净化农业环境。

500 倍液 EM 浸种和 250 倍液 EM 秧苗喷施，是目前水稻生产上最为理想的使用方法，能提高发芽势和发芽率以及 α-淀粉酶、过氧化氢酶和超氧化物歧化酶活性，秧苗素质好。EM 可提高农作物的产量和品质；喷施一定浓度的 EM 液，可促进作物生长，提高产量，增产幅度可达 3.5%～25.0%。由于施用浓度和土壤有机质含量不同，增产效果不一样。一般来说，施用浓度越大，土壤有机质含量越高，增产效果就越明显。

EM用于巨峰葡萄，可增加叶片叶绿素含量，促进生理活动，提高树体抗病能力，改善果实品质，具有明显的增产效果。在红富士苹果新梢旺长期和盛花期喷施浓度20g/kg的EM，试验结果表明，喷施EM生物制剂可明显提高苹果坐果率及品质。

（2）畜牧业　用EM技术发酵饲料，能降低pH值，激活消化酶，促进消化，改善氨基酸构成，增加限制性氨基酸（赖氨酸、蛋氨酸等）含量，显著提高饲料转化率。据测试，用EM技术处理过的饲料，6周龄肉鸡节省饲料5.2%～7%，鸡体重也比对照组高7.12%～8.12%（中国农业大学）。研究还表明，由于EM微生物能促进免疫器官（胸腺、脾脏和法氏囊）发育，增强机体免疫能力，从而雏鸡死亡率下降56.12%，蛋鸡（43天试验）死亡率下降33%（广西兽医研究所）。使用EM技术对减少兽药用量以及由兽药带来的污染、畜禽排泄物无害化处理，对养猪或养牛等方面均有明显效果（福建农林科技大学等）。

（3）水产养殖　EM技术可改善鱼类肠道微生物环境，促进消化，饲料转化率提高22.9%（集美大学水产学院）；可改善水质，不仅节约换水费用，也能减少环境污染。据试验，采用EM技术，可使长毛对虾增重提高47.1%～66.7%（集美大学水产学院），鱼虾死亡率大为降低，品质显著改善。

（4）环保方面　EM生物技术还可以用于污水处理，降低BOD、COD含量，可分解有机质，变垃圾为肥料。可使沼气池废液的COD由20000降至600～800，药厂废液的COD由30000降至600～1000（南阳理工学院）。该项技术在处理粪便、垃圾、污水方面效果也很好，可实现无危害、无污泥、无臭味（北京市海淀环卫科研所），减少蚊蝇滋生。此外，用EM技术改善畜牧场环境效果也十分明显，它能使鸡舍氨气浓度降低42.12%～54.25%（中国农业大学），硫化氢也大为减少。

近来有研究表明，施用EM生物肥料可大幅度减少稻田甲烷释放量。甲烷是一种温室气体，有很强的温室效应。水稻田是甲烷的重要来源之一，其释放量占大气中甲烷总量的1/4。中国是世界上最大的稻米产区，甲烷排放量也非常可观。试验表明，施用EM生物肥料可使稻田甲烷释放量平均降低59%以上（南京大学、琉球大学）。由此可见，推广EM技术可以为控制温室气体、减轻地球温室效应做出贡献。

**2. 国外研究进展**

EM自问世以来，在种植业、动物养殖业上取得了可喜的效果，受到了全世界的注目，目前已在巴西、日本、美国、法国等90多个国家和地区推广应用。大量应用证明，EM菌剂能有效提高饲料有效养分的含量，氨基酸可提高8%～28%，料肉（蛋）比下降4.8%～20%；能有效提高动物的抗病性和免疫力，尤其是对动物的肠道感染有很好的防治作用，减少动物发病率40%～80%，降低死亡率 30％～50％；产蛋率提高 3％左右；能有效去除养殖场粪便恶臭，改善环境，防止污染；生产出的肉、蛋、奶、鱼等动物产品质量可达到绿色食品标准。

EM 有效微生物制剂采用适当的比例和独特的发酵工艺把仔细筛选出来的好氧性和厌氧性有益微生物混合培养，形成多种多样的微生物群落，它们在生长中产生的有益物质及其分泌物质成为各自或相互生长的基质（食物），正是通过这样一种共生增殖关系，组成了复杂而稳定的微生态系统，不仅具备功能齐全的优势，其本身的生产工艺更表现出世界性的高科技水平。目前世界上已有一百多个国家和地区，在种植业、养殖业及生活垃圾、污水处理甚至日常生活、保健医疗等领域广泛应用。它抑制腐败病原菌的滋生，消除环境恶臭，净化水质，循环利用资源等等。此项技术应用于农业，不仅能提高农产品产量，而且能提升农产品品质，逐步减少农药、化肥用量，降低成本，生产健康、无污染的绿色食品，提高综合经济效益，逐步克服化学农业带来的弊端。推广应用 EM 生物技术是一条实行无公害化生产、改良土壤、培肥地力、净化环境、造福社会的有效途径，对坚持农业可持续发展战略、加快与国际农副产品市场接轨、发展有机农业和外向型农业将起到越来越重要的作用。

## 第五节　其他微生态制剂菌类概述

用于微生态制剂的菌类除乳酸菌、酵母菌、芽孢杆菌、EM 菌以外，还有双歧杆菌、拟杆菌、丁酸梭菌以及用于水产养殖的光合细菌等。还有噬菌蛭弧菌，它是一种细菌内寄生的 G-弧杆菌，噬菌特性与噬菌体极为相似。另外，黑曲霉和米曲霉也可少量用于制备微生态制剂。

### 一、双歧杆菌类

#### 1.双歧杆菌简介

双歧杆菌属一类革兰氏阳性厌氧菌，是人和动物肠道内最重要的生理性细菌之一，参与宿主的多种生态效应和生理过程，具有免疫调节和治疗多种疾病的作用。目前国内外均有多种含双歧杆菌的产品投入市场。双歧杆菌可合成多种维生素，如核黄素、尼克酸、泛酸、叶酸和维生素 $B_{12}$ 等，参与机体的新陈代谢，促进动物生长。有关试验已经证实了双歧杆菌细胞壁中的完整肽聚糖可使小鼠腹腔巨噬细胞 IL-1、IL-6 等细胞因子的 mRNA 的表达增多，从而在调节机体免疫应答反应中起作用。Mimzutani 等试验表明，给无菌动物灌注长双歧杆菌，24 天后从小鼠体内器官如肠系膜淋巴结、肝、肾中分离出长双歧杆菌 IgA 抗体，并且发现有针对其的免疫反应，说明肠道中的双歧杆菌能易位到其他器官，被单核巨噬细胞吞噬，从而激活单核巨噬细胞，这表明双歧杆菌能促进巨噬细胞的吞噬和杀菌功能。

## 2. 药用双歧杆菌制剂的研究

（1）药用双歧杆菌制剂的作用　由于各种抗生素广泛长期的应用，一方面使耐药菌株增加，耐药因子迅速扩散，另一方面引起肠道菌群紊乱，造成肠道功能失调。对于那些由抗生素引起的顽症和不良反应，临床医学界主张采用生物防治方法，即以菌治菌，调整肠道微生态环境，重新建立起肠道正常菌群的平衡，保证机体正常的生理功能，达到防病、治病、保健、延年益寿的目的。因此，双歧杆菌活菌制剂的应用受到人们的高度重视。很多国家早就有各种产品投放市场，如日本至今双歧杆菌活菌制剂就有 70 余种。药用双歧杆菌活菌制剂在临床上的应用，目前主要用于防治腹泻、肠炎、痢疾、肝炎、肝硬化、阴道炎、便秘、消化道功能紊乱、降血脂、皮肤病和泌尿系统疾病等。

（2）药用双歧杆菌种类　双歧杆菌是儿童和青少年肠道内数量最多的细菌，对整个胃肠道的微生态平衡起着举足轻重的作用。因此，双歧杆菌是应用最广泛的药用益生菌。能作为药用的双歧杆菌主要有：短双歧杆菌、长双歧杆菌、两歧双歧杆菌、婴儿双歧杆菌和青春双歧杆菌等。乳酸杆菌是成年人肠道内的优势菌之一，具有耐氧性好、疗效较佳、生产工艺较简单等特点。可入药的乳酸杆菌主要有：嗜酸乳杆菌、干酪乳杆菌、短乳杆菌、植物乳杆菌等。可作药用的肠球菌主要有：粪肠球菌、屎肠球菌。

## 3. 双歧杆菌制剂的研发趋势

双歧杆菌是人体肠道的主要有益菌群。这些有益菌不仅在防治肠道菌群失调症和其他老年病上有独特作用，而且在抑制致病菌的生长与入侵、改善消化功能、提供营养、降低血清胆固醇、增强机体免疫力、抗肿瘤等方面的作用都是公认的。双歧杆菌制剂正是利用双歧杆菌这种人体自身优势生理细菌制成活菌制剂，再经口服回归人体原来的生境（肠道）中，达到调节或维持机体正常生理功能的目的，又称为微生态制剂。

目前国内外双歧杆菌制剂的研究开发趋势主要集中在以下几个方面：

（1）选育产酸高、耐氧耐酸、存活力强的优良菌株　产酸力高有利于抑制致病菌；耐氧性能好有利于对菌的操作和生产；耐酸力强有利于活性菌本身通过胃酸和胆酸而不致死亡；存活力越强，有效保存时间就越长，应用价值也就越大。例如双歧杆菌，可采用浓度梯度法进行较长时间的耐酸耐氧驯化，最终选育获得比原菌株对低 pH 值和氧敏感性较低的优良菌株作为生产用菌。

（2）选用双歧杆菌属中的各个成员组成联菌株　双歧杆菌制剂根据其所使用菌种数的不同，可分为单菌株制剂和联菌株制剂。联菌株制剂更适于不同年龄段的人食用，因为双歧杆菌和短双歧杆菌只在婴幼儿和儿童的肠道内存在并占优势，而成年人的肠道内则以青春双歧杆菌和两歧双歧杆菌为主。采用混合菌种或复合菌种的制剂，较单一菌种更具优势，在人体环境中具有更大缓冲能力和适应能力，能保持相对稳定并更好地发挥生理作用。

（3）延长活菌存活期，使活菌安全通过胃酸　由于双歧杆菌不耐受强酸性环境，在经口服通过人体消化道时，绝大部分受胃酸、胆汁和消化酶的作用而失活，仅剩下极少量活性菌到达肠道。因此，虽持续超量服用活菌制剂，也难以对人体起到理想的疗效和保健作用。另一方面，现有的微生态制剂，一般均要求在低温下保存和销售，常温下货架期太短，极大地影响该类产品的生产、销售和应用。

针对双歧杆菌活菌制剂在应用时存在的上述问题，国外早已将微囊化技术应用于微生态制剂中。日本是最早应用该技术的国家，如日本森下仁丹公司采用疏水微胶囊技术研制的 Bifina 10 号，一次性可使十亿个活菌安全通过胃酸第一关，直接送进肠道。在国内，最早（1996 年初）开展此项研究工作的是华南理工大学食品与生物工程学院，该学院生物工程系以多种双歧杆菌冻干活菌粉微粒为囊心物，以复合配方的肠溶性材料为囊衣液，采用微型包囊技术，制成含活性双歧联菌株的耐酸肠溶微囊。所研制成功的新型高效微生态制剂，口服一次也可把十亿个以上的活性菌安全通过胃酸送进肠道，在常温下的货架期可达 1 年以上。

（4）开发与双歧因子配合的新产品　双歧因子是指能促进双歧杆菌生长繁殖的一类结构和性质不同的物质。这些物质有些对乳酸杆菌也具有一定的促生作用。双歧因子可分为：双歧因子Ⅰ、双歧因子Ⅱ、胡萝卜双歧因子、寡糖类双歧因子。寡糖类双歧因子在酸性条件下较稳定，大多数不被机体和某些有害细菌利用，而只被对机体有益的双歧杆菌和某些乳杆菌利用，并促进其生长，是最重要和应用最多的一类双歧因子。如低聚半乳糖、大豆低聚糖、魔芋低聚糖、低聚果糖、低聚木糖、低聚乳蔗糖等。要提高体内双歧杆菌的数量有两条途径：一是直接口服活性的双歧杆菌制剂；二是摄取双歧因子，促进自身体内双歧杆菌的生长繁殖。将两者配合起来，开发出与双歧因子配合的微生态制剂新产品，效果更加理想。如华南理工大学研制成功的新型高效微囊化微生态制剂中，除含有大量多种活性双歧杆菌外，还富含能促进其生长繁殖的两种高效双歧因子，对制剂起着很好的增效作用。

## 二、拟杆菌类

肠道微生态平衡的建立是在正向效应（促使种群发展形成群体的效应）和外相效应（限制或抑制种群过度膨胀的效应）二者相互作用达到平衡时完成的，同时优势菌群的种类和数量就被固定下来。研究证实拟杆菌在 1g 健康人的粪便中数量可达 $3.2×10^{10}$ 个，是绝对优势菌；此外拟杆菌在猪、牛、羊、兔、鸡、麻鸭、鲤鱼体内经过检测也为优势菌群。这种优势菌通过自身的定植直接抑制其他有害菌群的黏附，而且在菌群失调时重新引入拟杆菌，可以尽快使宿主肠道内微生态体系恢复平衡状态。

### 1. 拟杆菌的益生作用

对于拟杆菌的益生作用，很多国外学者从不同的方面进行了大量的研究，发现拟杆菌在帮助宿主吸收多糖以提高营养利用率、促进脂肪积累、加快肠道黏膜的血管形成以及免疫系统发育以提高宿主的免疫力、维持肠道微生态平衡等方面均有着举足轻重的作用。特别是拟杆菌对多糖的利用方面作用尤为突出。这一作用不仅赋予拟杆菌易于利用其他菌不消耗多糖的能力，减少对营养源的竞争，奠定其优势地位；而且拟杆菌代谢多糖过程的中间产物，还为宿主提供了营养。

### 2. 拟杆菌的作用机理

拟杆菌在分解多糖方面的作用，从它的基因组角度去分析，会更加透彻，同时会让我们对它与人类之间的互惠共生关系有进一步的理解。这种微生物在人体内长期存活并充满活力显示了它高超的生存技能：（1）感受肠道多变环境，调节自身基因表达，帮助宿主利用食物多糖；（2）通过建立并维持一种与宿主间的互惠关系而调节宿主基因表达。已完成全基因组测序的多形拟杆菌 VPI-5482 的基因组序列提供了从分子水平充分认识拟杆菌这两大方面作用的渠道。多形拟杆菌 VPI-5482（ATCC 29148，从健康人体粪便中分离），正常情况下，它在人体小肠末端、结肠中大量存在，已经被研究者看作是影响肠基因表达的模式菌。其基因组全长为 6.26Mb。基因组编码的 4779 个蛋白中，占比例最大的是编码与多糖降解、吸收有关的酶类、细胞表面碳水化合物连接蛋白、有关荚膜多糖合成的蛋白（如糖基转移酶）、环境感应和信号传导蛋白［单或双蛋白系统、膜外功能（ECF）-type sigma factors］，还有与 DNA 移位相关的一些蛋白（转位酶），这些蛋白不仅对拟杆菌本身有重大作用，也为补充宿主功能做出了贡献。

## 三、丁酸梭菌类

丁酸梭菌，又名酪酸菌，它是梭状芽孢菌属中的一个种，是 1993 年由日本千叶医科大学宫入近治博士首先发现并报告的，因此又叫宫入菌。1935 年，Kingimiyairi 博士从人的粪便和土壤中分离出丁酸梭菌，随后发现其厌氧培养的过滤物中含有较少的脂肪酸，具有极强的整肠作用，它可抑制肠道中的致病菌，促进肠道中有益菌如双歧杆菌和乳杆菌的生长。

### 1. 丁酸梭菌的一般特性

（1）丁酸梭菌为典型的严格厌氧菌　最适生长温度为 25～37℃，最适 pH 值为 4.0～9.8。在液体培养基中培养，培养初期试管上部呈轻微浑浊，产大量的气体，后期沉淀较多。平板划线培养（37℃）24h，可见直径 1.2～3mm 大小的菌落，正面圆形，边缘整齐，侧面低凸，表面湿润光滑，乳黄色，不透明，略有酸臭味。

（2）丁酸梭菌不水解蛋白质　丁酸梭菌不水解酪蛋白和明胶，但能使牛奶变酸、凝固、产气。不分解蛋白质，不产生氨、硫化氢等物质；能利用蔗糖、葡萄糖、果糖、麦芽糖、甘露糖、棉籽糖、乳糖、低聚半乳糖、木糖、木聚糖、核糖、阿拉伯糖、甘油、淀粉、纤维素；不能利用卫毛醇、山梨醇；发酵产物主要有丁酸、乙酸、丁醇、乙醇、甲酸、$H_2$、$CO_2$、丙二醇等。

（3）丁酸梭菌稳定抗性较好　丁酸梭菌属于芽孢菌，能产生内生芽孢，所以生存能力较强，能耐热、耐酸、耐胆汁、耐抗生素。在人体内不受胃酸、胆汁酸等影响，因此在体内外都能长期生存不失活。丁酸梭菌对青霉素、氨苄西林、链霉素等抗生素有一定的抗性，因此它可和抗生素合用，提高疗效，被广泛用于医药、功能性保健食品和动物饲料的添加剂中。

### 2. 丁酸梭菌的作用

（1）维持肠道菌群平衡　肠道菌群失衡会导致许多消化道疾病的发生。丁酸梭菌作为一种有益菌，对人体和动物没有毒害，可以抑制葡萄球菌、念珠菌、克雷伯菌、弯曲杆菌、绿脓杆菌、大肠杆菌、痢疾杆菌和伤寒沙菌以及腐败菌的生长，从而减少了胺类、吲哚类和硫化氢等有害物质的产生。同时丁酸梭菌又可以促进肠道有益菌的繁殖。王松丽等通过 CBS 混合培养基，在 37℃ 条件下，对丁酸梭菌与鼠李糖乳杆菌进行了混合培养，结果显示两者在混合培养体系中表现出良好的互惠共生关系，混合培养生物量较纯培养生物量分别增加 80% 和 51.7%；朱晓慧、唐宝英等研究了丁酸梭菌对双歧杆菌、嗜酸乳杆菌和粪链球菌的增殖作用和共生关系，表明三种菌在共培养条件下，活菌数分别增长了约 24%、43% 和 7%。张学平、陆间等研究得出丁酸梭菌与婴儿型双歧杆菌混合培养后对几株肠道致病菌有更强的抑制作用。

（2）增强免疫功能，预防肿瘤发生　有实验证明口服丁酸梭菌能增加人和动物体内血清中免疫球蛋白的含量。丁酸梭菌的细胞壁成分和它产生的胞外多糖、半乳糖、葡萄糖能抑制肿瘤细胞的生长。用加热灭活丁酸梭菌制成的疫苗有激活细胞和巨噬细胞的作用。有人用小鼠肝癌 H22 株建立移植肝癌小鼠模型，用一株丁酸梭菌做抑瘤试验，得出这株丁酸梭菌对小鼠移植肝癌的抑制作用是强的，且与环磷酰胺联合治疗时抑癌作用更强，有望成为临床上的抗肿瘤药。

（3）产生益生产物　在肠道内丁酸梭菌能产生 B 族维生素和维生素 K 等物质，从而能够促进人体健康。对维生素 K 缺乏具有高度敏感性的家禽进行实验，证明丁酸梭菌能在肠道内产生动物体必需的维生素 K。

丁酸梭菌在肠道内还能产生淀粉酶、蛋白酶、糖普酶、纤维素酶等。特别是，日本学者发现肠道中丁酸-拜仁梭菌组中的菌产生内切和外切果胶的裂解酶和果胶甲基化酶，能把肠道内的果胶降解为中间产物，最终分解为挥发性短链脂肪酸——乙酸和少量丁酸及甲酸。这些酶系显然有重要的生理功能。我们知道人和动物每天要摄入体内大量的纤维和果胶物质，由于这些酶系的作用，其中间产物可被双歧杆菌等乳酸菌利用，从而促进了这些菌的生长繁殖，其最终产物又可被机体吸收利用。丁酸梭菌的主要代谢产物为丁酸，而丁酸是肠道上皮组织细胞的再生和修复的主要营养物质。因此，丁酸梭菌对肠道上皮组织的再生和修复有很重要的意义。

（4）抑菌作用　许多研究都证实了丁酸梭菌对于人和动物的肠道致病菌存在拮抗作用。张树波等研究发现，丁酸梭菌 03131 对肠出血性大肠杆菌、痢疾志贺菌、霍乱沙菌、霍乱弧菌均有显著的抑制作用，24h 混合培养与单独培养相比致病菌菌数减少 4 个数量级以上；唐宝英等研究发现，丁酸梭菌 RH2 与猪大肠杆菌 C83902、鸡大肠杆菌 C83851 和鸡白痢沙门氏菌 Sg9 以菌数比 1：1 共培养 48h 时，致病菌菌数与对照组相比减少 6 个数量级。但丁酸梭菌的具体抑菌机制目前尚存在争议，大多数研究表明丁酸梭菌的发酵液对致病菌具有很好的抑菌效果，从而得出丁酸梭菌的抑菌原因是其发酵代谢产生一系列短链脂肪酸，如酪酸、乙酸和乳酸，这些酸性代谢产物能迅速降低培养液的 pH 值，不利于致病菌的生长代谢，从而起到抑菌作用。张学平等通过体外抑菌实验证实了丁酸梭菌对大肠埃希菌、伤寒埃希菌、痢疾杆菌都有很好的抑制作用；宋增福等证实丁酸梭菌 C2 在体外对鱼类肠道致病菌——迟缓爱德华氏菌、鳗弧菌、嗜水气单胞菌都有较强的抑制作用，且抑菌效果明显优于硫酸链霉素。

**3. 丁酸梭菌的应用**

大量实验数据表明，用丁酸梭菌或与双歧杆菌、益生元等合用，能够较好地治疗因菌群失调而引起的急/慢性腹泻、肠易激综合征、抗生素等相关性肠炎、便秘等症状。而且对于肠炎、肝硬化和放疗、化疗造成的免疫功能下降也能起到辅助的治疗作用。不少资料还表明，该菌还能促进维生素 E 的吸收，降解胆酸和提高抗氧化能力。

（1）丁酸梭菌在临床方面的应用　丁酸梭菌对增强人体免疫力、抑制肿瘤细胞生长和抗癌方面有很好的疗效，性状稳定，对人体和动物体无毒害，对外界抵抗力强，能耐酸、耐高温，对多种抗生素耐性也很强，与抗生素同时应用于人体其活性不受影响。自 1994 年日本将丁酸梭菌制剂正式投入临床应用以来，丁酸梭菌制剂在国内外的临床应用已有几十年的历史。丁酸梭菌活菌制剂经日本及国内的大量研究证明，主要在大肠和盲肠的周边增生，目前广泛应用于消化、儿科、外科、肿瘤、妇产科等种种原因引起的肠道菌群失调、急/慢性腹泻、肠易激综合征、抗生素相关性肠炎、便秘或腹泻便秘交替症等疾病的治疗。丁酸梭菌制剂在临床上不仅对各种原因（肠道感染、肿瘤化疗、外科手术等）引起的肠道菌群紊乱、急/慢性腹泻、肠易激综合症、非溃疡性消化不良等疾病有良好的疗效，尤其对用抗生素所致的伪膜性肠炎有独特的疗效。

日本是研究丁酸梭菌制剂历史最长、范围最广的国家，他们除开发用于整肠的药品外，还开发了丁酸梭菌液剂、粉末剂、胶囊剂等保健食品，并将其作为兽医药用来治疗畜禽肠道菌群紊乱，提高生产力。另外丁酸梭菌制剂还可以当作微生物肥料使用，不仅促进植物生长，又能防治植物病害。国内的科研院所也积极投入到丁酸梭菌的研究当中。浙江大学食品系分离并保存了一株丁酸梭菌，经初步研究，此株丁酸梭菌在体外能抑制金黄色葡萄球菌及代谢产物、鼠伤寒沙门氏菌、埃希氏大肠杆菌和肠棒杆菌等病原菌的生长。我国研究开发的一种丁酸梭菌复配双歧杆菌制成的保健食品——肠康宁，具有极好的整肠作用。

（2）丁酸梭菌在生产实践方面的应用　丁酸梭菌能转化甘油生成1,3-丙二醇，为这种重要和具有多种用途的中间化合物的制备和大规模生产展示了美好前景。李凤梅等利用常规诱变的方法得到一株稳定的突变菌株，该突变株1,3-丙二醇产量为20.8g/L。此外，利用丁酸梭菌发酵产氢的研究也日益受到重视，为制备新型能源从而解决能源危机提供了一条良好途径。

## 四、光合细菌类

### 1. 光合细菌的概念

光合细菌（*Photosynthesis Bacteria*，PSB）是在厌氧条件下进行不放氧光合作用的细菌的总称，是一类利用光能和二氧化碳维持自养生活的有色细菌。PSB广泛存在于自然界，属于真菌纲红螺菌目，包括着色菌科、绿菌科和红螺菌科的多种细菌，已知的光合细菌包括1目、2亚目、4科、19属共约49种。

### 2. 光合细菌的一般特性

PSB可以在有光无氧的条件下生长、繁殖，也可以在无光有氧的条件下生长。所有PSB的共同特点是含有光合色素，可利用光来进行光合作用，合成各种营养物质。同时，它们又能较好地利用氨基酸、糖、低级脂肪酸等养分，在光照（日光或灯光）下进行繁殖。光合细菌在水的pH值为8.2～8.6的环境下发挥效果最佳，比较适合在海水水族箱中使用。应注意，光合细菌能将硝化细菌转为弱势，因此硝化细菌和光合细菌并不适合同时在同一水族箱中使用。

### 3. 光合细菌的作用

（1）光合细菌的营养作用　光合细菌是一种营养丰富、营养价值高的细菌，菌体含有丰富的氨基酸、叶酸、B族维生素，尤其是维生素$B_{12}$和生物素含量较高，还有生理活性物质——辅酶Q。刘中在饲料中添加光合细菌，观察其对鲤鱼生长、健康情况及成活率的影响，结果表明，饲料中添加光合细菌提高了鲤鱼的成活率及单产重量。大量研究表明，光合细菌对许多鱼虾病害也有防治效果。光合细菌因具有光合色素，包括细菌叶绿素和类胡萝卜素等，而呈现淡粉红色。生成的光合细菌菌体蛋白含量在60%以上，还含有丰富的维生素$B_{12}$、叶酸、生物素等多种维生素、生物活性物质、抗病毒成分及一些未知促生长因子，因此能在养殖业特别是家畜及水产养殖中发挥作用。

（2）光合细菌的降解作用 光合细菌施入水体后，在兼氧性条件下，可利用小分子有机物来合成自身生长繁殖需要的各种养料，可降解水体中的有机物，如动植物体的分泌物、残存饲料、鱼类的粪便等有机物，还能通过自身同化作用吸收利用水体中的亚硝酸盐、氨、硫化氢等有害物质和有害气体，合成糖类、氨基酸、维生素和生物活性物质等，有效降解有毒有害物质。同时，光合细菌能在厌氧和光照的条件下，利用化合物中的氢并进行不产生氧的光合作用，将有机质或硫化氢等物质加以吸收利用，而使耗氧的异养性微生物因缺乏营养而转为弱势，降低发生有毒分解产物的机会，使底质中的水质得到净化，而促使养殖的水族生物健康成长，使养殖业从严重的化学污染中解放出来，生产出具有更高产量和无污染的优质畜产品。

另一方面，它能分解高浓度的有机废水，在环保上也有用武之地。应用于水产养殖中较多的是红色无硫菌科，一般以紫色非硫细菌和紫硫细菌较为普遍。周国勤等通过研究光合细菌假单胞杆菌的生长活性及反硝化性，证明假单胞杆菌可以通过反硝化作用使水体中的硝态氮实现生物脱氮，从而有效缓解了水体氮素污染。于伟君通过在泥沙中拌入光合细菌及于饲料中添加光合细菌测定其对水体及对虾产量的影响，结果表明，光合细菌能使水体中氨氮含量平均降低 0.4mg/L，并使池水中的溶解氧含量平均增加 1.2mg/L，对虾产量平均每亩提高 21.7%～34.7%。杨绍斌将复合光合细菌按照鱼塘需水量 0、0.5%、1%、1.5%、2%、2.5%添加到鱼塘中，观察其对水体总氮、氨氮、硫化氢浓度的影响，结果显示，复合光合细菌对鱼塘水中氨氮及硫化氢有明显去除作用。所以光合细菌近年来很受国内外重视。此外在普通畜牧业上，光合细菌也起到重要作用。郭维华等研究结果表明，正确使用 PSB 制剂有明显的效果，它可使幼畜发病率明显降低，加深蛋鸡皮肤和蛋黄色泽，提高商品价值，又可使产蛋率增加，并提高蛋黄中的类胡萝卜素和维生素 A 的含量。

## 五、硝化细菌和反硝化细菌

### 1. 硝化细菌的定义及分类地位

硝化细菌（*Nitrifying Bacteria*）是能够利用还原态无机氮化物进行自养生长的细菌。目前已知的化能无机营养细菌均不能将氨完全氧化为硝酸盐。在自然界中氨的硝化作用是由两类不同细菌连续作用的结果，其中一类是氨氧化细菌，即亚硝化细菌；另一类是亚硝酸氧化细菌，即真正的硝化细菌。

硝化细菌即将氨氧化为亚硝酸和进一步氧化为硝酸的两个阶段的两类作用菌。硝化细菌包括亚硝化菌属和硝化杆菌属两个生理亚群，它们归属于一个独立的科——硝化杆菌科。反硝化细菌即以 $NO_3^-$ 或 $NO_2^-$ 代替 $O_2^-$ 作为最终电子受体，在厌氧条件下进行呼吸代谢产生 $N_2O$ 和 $N_2$ 的细菌。

硝化杆菌科包括 9 个属，它们分别是：硝化杆菌属、硝化刺菌属、硝化球菌属、硝化螺菌属、亚硝化单胞菌属、亚硝化球菌属、亚硝化叶菌属、亚硝化弧菌属、亚硝化螺菌属。

### 2. 硝化细菌的一般特性

硝化细菌是一种专性化能自养菌，呈革兰氏阴性，从氨或亚硝酸盐的氧化中获得能量。多数为无机营养型，繁殖速率很慢，在自然条件下 20～40h 细胞才分裂一次，在纯培养中约 8h 才能增殖一倍。其主要原因是硝化细菌需在体内制造有机物，若无这些有机物它们就无法生长和繁殖，而制造有机物则需要相当长的时间。硝化细菌又是一种专性好氧细菌，需在 $O_2$ 的参与下才能进行氨氧化作用，以氧作为最终的电子受体。硝化细菌形态多样，如菌体杆状（亚硝化单胞菌、硝化杆菌）、球状（硝化球菌）或螺状（亚硝化螺菌）；有的具鞭毛，能运动（亚硝化单胞菌、亚硝化螺菌）。硝化细菌细胞都具有复杂的膜内结构，DNA 中 G＋C 碱基组成范围相对较窄。有些属分布较广，有些则较局限，如硝化球菌和硝化刺菌属品种仅分布在海水中。

硝化细菌是降解水体中氨氮及亚硝酸盐的专一菌株，属自养型微生物，以环境中的二氧化碳、亚硝酸盐等无机物质为营养，在体内合成生长所需的有机物。硝化细菌通过降低水体中氨氮浓度及化学需氧量，反硝化细菌通过降低水体中亚硝酸盐浓度，一同达到改善水质的目的。因此，硝化细菌的繁殖速度要比异养型微生物慢得多，一般异养型微生物可在几十分钟内增殖一倍数量，而硝化细菌则要 1～2 天才能增殖一倍的数量。另外，硝化细菌适宜在有机物浓度低的环境中生长，水体中过多的有机物会抑制硝化细菌的生长与繁殖，减缓亚硝酸盐的降解速度。因此，对水体环境要求高、生长速度慢、难以快速处理水质急剧恶化问题是硝化细菌制剂的主要缺陷。

### 3. 硝化细菌的生态学

硝化细菌广泛分布于土壤和水中，包括两个细菌亚群，一类是氧化氨为亚硝酸的亚硝酸细菌，另一类是氧化亚硝酸为硝酸的硝酸细菌，这两类菌在任何时候都是进行生态学的相伴生活，可避免亚硝酸盐在水中的积累。硝化细菌在通气良好的条件下，通过氧化无机化合物氨或亚硝酸盐获得能量，同化二氧化碳，合成细胞内的有机物。因此，当有大量氨存在时，这种细菌的数量将很多，例如硝化细菌在湖泊和河流的未经处理下水道污物入口处的繁殖特别好，这是因为下水道污物中氨的含量很高。由于硝化细菌的氨氧化作用需要氧的参与，氨则积累于无氧环境，在那些有层次化的湖泊中，硝化细菌在斜温层生长繁殖得特别快，因为在这些地方氨和氧都存在，硝化作用的结果是使得该地域酸化。由于亚硝酸可作为氨氧化产物形成于酸性 pH 条件下，因此，这种有毒剂的积累将最终抑制酸性环境中的进一步硝化作用。总之，中性和碱性环境较酸性环境更利于进行硝化作用。

有些硝化细菌的细胞内具有复杂的内膜系统，其中局部具有氧化无机物的色素电子传递系统，与其共轭产生以 ATP 为代表的化学能；其中一部分因形成来自细胞色素系统的反向电子流而被消耗，而细胞色素系统是固定和同化二氧化碳所必需的还原能力（NADH 或 NADPH）。这个机制受细胞无机营养生活密切的控制。对于硝化细菌来说，生长环境中的温度对其影响较大，pH 值和盐度的影响相对较小。大多数硝化细菌的适宜生长温度为 10～38℃，高于 20℃时硝化细菌的活性较高，但超过 38℃硝化作用将会消失。当环境气温低于 20℃时，氨的转化会受到影响。低温对硝酸菌的抑制作用更为强烈，在水温 14℃时更容易出现亚硝酸的积累。一般认为，适宜硝化菌和亚硝化菌生长介质的 pH 值分别为 6.0～8.5 和 6.0～8.0。水体溶氧的高低影响到好氧、厌氧微生物的比例。另外，碳氮比、碱度等对硝化及脱氨均有影响。

**4. 硝化细菌在水产养殖中的应用研究进展**

（1）硝化细菌在水产养殖中的作用机理　硝化细菌包括亚硝化菌和硝化菌。时至今日，人们尚未发现一种硝化细菌能够直接把氨转变成硝酸盐，所以说，硝化作用必须通过这两类菌的共同作用才能完成。亚硝化菌和硝化菌在偏碱性的条件下生长，它们在土壤中常常相互伴随着生存，并且生长得都比较缓慢。亚硝化细菌和硝化细菌对于能源物质的要求都十分严格：前者只能利用氨，后者只能利用亚硝酸盐。亚硝化菌的代谢产物是亚硝酸，亚硝酸是硝化细菌进行同化作用所必需的能源物质。我们知道亚硝酸对于水产养殖动物都是有害的，这是因为亚硝酸与一些金属离子结合以后可以形成亚硝酸盐，而亚硝酸盐又可以和胺类物质结合，形成具有强烈致癌作用的亚硝胺。然而，养殖环境中的亚硝酸转变成硝酸后，很容易形成硝酸盐，从而成为可以被植物吸收利用的营养物质。所以说硝化细菌与水产养殖的关系十分密切。

（2）硝化细菌在水产养殖中的重要性　养殖池中如果没有硝化细菌存在，必然会面临氨和亚硝酸盐含量激增的危险，无论采用何种方法可能都不能彻底解决这个问题。如果水中含有足够数量的硝化细菌去不断地氧化分解水中的氨和亚硝酸盐，将确保整个水体生态系统的氮平衡，使水产动物生活于适宜的水环境中。据报道，当养殖水体中氨氮、亚硝酸盐浓度超出水产养殖动物的适应和忍耐范围时，轻者水产养殖动物生长缓慢，摄食与活动异常，易感染各种疾病；重者抢救无效，可能造成水产养殖动物大批死亡。过高浓度的氨氮或亚硝酸盐是导致水产养殖动物病害发生的重要原因。

亚硝酸盐中毒后，池水中的溶氧含量并不低，但水生动物血液的携氧能力减弱，比较容易形成类似缺氧的症状。例如虾类，常在池底死亡，死亡后又无明显症状，即大家统称的死底症、偷死症、冒底死。尤其在脱壳时，大批虾很容易由于缺氧造成脱壳不遂而死亡。鱼类亚硝酸盐中毒分为慢性中毒和急性中毒。慢性中毒症状不明显，一般肉眼很难看出，但严重影响养殖动物的生长和生活，如果不及时调节水质，就会严重影响成活率，特别是在恶劣天气或病害侵入时，会造成极大损失。急性中毒一般发生在清晨，肉眼观察似缺氧浮头，且往往伴随缺氧症状的发生，如不及时解救，会造成养殖动物大批量死亡，死亡率可达90%以上。鳗鱼发生亚硝酸盐中毒时，其症状为鳗鱼鳃丝充血、肿胀、黏液增多，呈褐色或暗红色，食欲减退，甚至厌食，咬食较严重；体表无光泽，皮肤粗糙，胸鳍微发红；严重时，池水呈褐色，泡沫较多；病鳗游动无力，往往于傍晚前聚集于水中央，浮于水面呈缺氧状，内脏往往表现为肝、胆囊肿大。对虾发生亚硝酸盐中毒时，其症状主要表现为多数病虾在池塘表面缓慢游动或紧靠浅水岸边，呈现空胃，触动时反应迟钝，尾部、足部和触须略微发红；临死时体色逐渐变成青紫色，继而呈灰白色。多数病虾先在池塘表面缓慢游动，继而转入中下层水体，最后静伏池底而死。

目前在水产养殖中，养殖池中通常缺乏足够的硝化细菌，尤其是在初期，养殖水体的生态环境不利于硝化细菌繁殖，硝化系统无法完全建立，无形中限制了它们的数量及处理氨和亚硝酸盐的能力及效率，而使氨和亚硝酸盐逐渐累积下来，这对碱性水质及海水养殖水产养殖动物具有极大的危险性。李谷和运洛咖等发现在人工控温养鳖池水体中硝化细菌的含量仅为13（MPN）/mL，如此低的硝化细菌的数量直接影响硝化效果和生物脱氮的效率，容易导致氨氮浓度升高。而硝化系统的建立需要相当时日，同时由于养殖池中充斥未被细菌分解的有机物，加上养殖过程中抗生素及消毒剂的使用，破坏了养殖水体中的生态系统，氨和亚硝酸盐浓度增加，引起养殖动物发病。因此，为使水产养殖成功，就有赖硝化细菌介入水体生态系统中扮演清道夫的角色，处理池塘中的氨和亚硝酸盐。但从池水的生态观点来说，防止氨和亚硝酸盐的产生是很困难的，但是可通过在池塘中设法提高硝化细菌的数量来消耗池水中大量的氨和亚硝酸盐。因为硝化细菌是氨和亚硝酸盐的克星，只要这类细菌的数量足够，它们就会很自然地消耗池塘中每天自产的氨和亚硝酸盐，使氨和亚硝酸盐不会在水中被大量地累积下来。由此可知，硝化细菌对水产养殖的成功是何等重要。

（3）硝化细菌在水产养殖中的应用概况　硝化细菌是一种好氧性细菌，能在有氧的水中或砂砾中生长，并在氮循环水质净化过程中扮演着重要的角色。硝化细菌是水体中的正常菌群，在水体氮循环中具有重要意义。马悦欣和洪明煌研究了牙鲆自净式养殖槽水层和过滤层亚硝化细菌和硝化细菌的含量，发现亚硝化细菌含量分别为 $3.0 \times 10^2$ cfu/mL 和 $2.0 \times 10^4$ cfu/mL，硝化细菌含量分别是 $2.0 \times 10^2$ cfu/mL 和 $3.0 \times 10^3$ cfu/mL。无循环过滤槽中亚硝化细菌和硝化细菌含量分别为 $3.5 \times 10^3$ cfu/mL 和 $3.5 \times 10^3$ cfu/mL。丙巧旭文和谢骏研究了暗纹东方纯过滤水槽的沙粒中硝化细菌数量平均比水中要高21倍，沙粒的硝化率为水体的100倍，影响硝化细菌对 $NH_4^+$-N 的转化效率的主要因素为温度、溶解氧和细菌数量。王国祥和成小英研究认为自然水体中硝化细菌分布广泛。刘其根和孙红妹等对温室养鳖池底质硝化细菌进行分离，得到四种硝化菌，分别为硝化杆菌、硝化球菌、亚硝化单胞菌和亚硝化球菌，并对其硝化强度进行了测定，结果分别为78.7%、61.8%、74.3%和9.9%。陆锦天和李住在2006年研究了生物净水剂对南美白对虾苗种池亚硝酸含量的影响，向养殖池中施用硝化细菌、芽孢杆菌、EM原露等生物净水剂，池水中亚硝酸盐含量由1.0mg/L下降至0.1mg/L，且没有出现反弹。琚姝等对一株亚硝酸盐氧化细菌的培养和应用进行了研究，试验表明，在水温25℃、pH值为5.6的池塘中，$NO_2^--N$从菌体投放后的第3天开始下降，18天后$NO_2^--N$由1.47mg/L下降0.49mg/L，亚硝酸盐氧化细菌降解$NO_2^--N$的效果非常明显。

水产养殖过程中，主要利用硝化细菌对氨氮和亚硝酸盐的氧化作用。养殖水体中有三氮，氨氮（$NH_4^+-N$）、亚硝酸盐氮（$NO_2^--N$）和硝酸盐氮（$NO_3^--N$），其中$NO_2^--N$、$NO_3^--N$具有很强的毒性。王鸿泰和何力研究了池塘中亚硝酸盐对草鱼的毒害作用。硝化细菌在合成自身物质的同时，可同化和异化硫化氢，达到净化水质、改良池塘底质、维护良好的水产养殖生态环境的作用。Deschrijver等用硝化细菌处理闭合循环养殖水系统，氨氮含量比对照组降低77%。孟令博等研究了硝化细菌对淡水水族箱水质的影响，结果表明硝化细菌对降低淡水水族箱中COD、$NH_4^+-N$、$NO_2^--N$效果显著，同时发现硝化细菌有明显预防细菌性肠炎病发生的作用，在淡水水族箱中施用硝化细菌3～4周后，水体COD、$NH_4^+-N$、$NO_2^--N$达到稳定水平。冯本秀等研究了聚乙烯醇（PVA）骨架载体，采用包埋法制作固定硝化细菌水球去除水体中氨氮的方法，包埋的固定法水球去除氨氮的效率较强，42h可达80%以上。黄正等研究了用硝化细菌富集培养基摇床驯化污泥，选用聚乙烯醇（PVA）作为包埋载体，添加适量粉末活性炭包埋固定化硝化污泥，制备固定化小球，驯化后处理废水中$NH_4^+-N$，结果表明：经6周驯化后，硝化细菌从最初的13个/mL增至$2.7 \times 10^7$cfu/mL，混凝沉淀处理可显著降低养殖的化学需氧量（COD），但对$NH_4^+-N$无影响，应用固定化小球结合混凝沉淀处理合成废水（COD＝221mg/L，$NH_4^+-N$ 40mg/L）24h，COD去除率为86.4%，$NH_4^+-N$去除率达99.0%，处理养殖废水（COD＝243mg/L，$NH_4^+-N$ 45mg/L）24h，COD去除率为74.9%，$NH_4^+-N$去除率达52.5%。谢冰和徐亚同通过对呼吸率的测定，比较了3种不同的硝化细菌包埋方法，考察了海藻酸钠包埋法固定的硝化细菌与游离的硝化细菌在不同温度下硝化速率的大小，并对富营养化水体进行降低试验，结果表明，固定化的硝化细菌比游离的硝化细菌硝化速率高。

**5. 硝化细菌的应用及其存在问题**

（1）硝化细菌的施用方式　硝化细菌制剂是一种用于控制养殖池水自生氨

和亚硝酸盐浓度的处理剂，不仅使用相当方便，而且能发挥立竿见影的效果。目前使用硝化细菌有两种方法，一种是应用预先培养附着硝化细菌的生化培养球；另一种是向池中直接泼洒硝化细菌制剂，不久即能发挥除氨和降亚硝酸盐的功效。硝化细菌作用的适宜条件为：pH 值 7～9，pH 值低于 6 则不利于硝化细菌的生长；水温在 30℃时活性最高；水中溶解氧对硝化细菌的影响很大，溶解氧含量高则硝化作用能更好进行。此外，光对硝化细菌的生长繁殖有抑制现象。因而在硝化细菌制剂使用的过程中应注意水体中的溶解氧含量及光照强度。

（2）硝化细菌的有效性问题　现在硝化细菌的保存时间比较短。因活菌的储存受温度、氧环境、光照、湿度等因素影响，在储存过程中活菌浓度逐渐下降，应用后达不到预期效果。

（3）硝化细菌正确使用的问题　在水产养殖过程中大量使用广谱杀菌消毒剂和抗生素，当与硝化细菌等微生物制剂交叉使用时，大部分有益菌也被杀死，而不能在养殖池塘中建立稳定、有益的微生物菌群，收效甚微。同时在使用硝化细菌后不要使用过碳酸钠等增氧剂，否则大部分硝化细菌将被杀死。

（4）正确使用生化培养球和处理水中有机物的问题　生化培养球是一种用生物化学的方法来除掉氨和亚硝酸盐的一种特殊滤材，通过滤材表面的硝化细菌将氨和亚硝酸盐给氧化掉，使之转化为无毒性的硝酸，以减少有毒物质的堆积，为养殖生物创造一个优良的生长环境。通过生化培养球在生态系统中形成一个巨大的活动空间让硝化细菌居住及生活，有利于硝化细菌的大量繁衍。如果水中有机物非常多，就会有许多有机物附着于生化培养球上，则硝化细菌就很难在其表面着床生长。因此应先将池塘中的有机物处理之后，再将生化培养球引入池塘中，效果可能会更好。

（5）要注意调整适合硝化细菌生长条件的问题　在硝化细菌使用过程中，要注意水体的温度和酸碱度，需将硝化细菌控制在最适宜的水温条件下，水体温度一般在 20～30℃最适宜，若水温过高或过低都可能影响硝化细菌在水体中的繁殖速度，使用效果就会降低很多。同时需注意池塘水中酸碱度的变化，如硝化细菌在 pH 值中性或弱碱性时的效果最佳，在酸性水质中效果最差，因此在使用硝化细菌处理氨氮和亚硝酸盐时需先将池塘水质调至中性或弱碱性，处理效果会好很多。

（6）使用硝化细菌时需注意气候条件问题　使用硝化细菌也要注意避免阳光的直射，若光照强烈，紫外线会把硝化细菌中的活菌杀死。晴天使用硝化细菌制剂最好在上午 10 点以前或下午 4 点左右进行。

（7）使用安全性问题　保证硝化细菌制剂使用时不带有致病菌或在长期使用后亦不会发生突变成为对养殖动物、环境有害的菌株，否则将会使水体微生物环境遭受破坏，甚至会影响人类的健康。

### 6. 硝化细菌研究及产品开发的前景和趋势

近年来我国水产养殖业迅速发展，随着工业化高密度养殖规模的扩大，养殖产量大大提高，但造成了养殖水体中蓄积大量的残饵、动植物排泄物、死亡残体等含氮有机物；加之未经处理的养殖废水和工业、生活污水的排放进入养殖水体，使养殖水体水质日益恶化。日益恶化的水质是影响水产养殖生物存活和产量的主要因素，也是造成水产疾病暴发的主要原因。为了防治病原，大量使用抗生素等化学药品及其在水产动物体内的残留给人类的健康造成了威胁。因此水产养殖环境的净化已成为养殖业持续发展的关键技术和研究热点。目前采用的换水、化学药物等物理化学方法，已无法从根本上解决养殖水质污染的问题。恢复一个失衡水系统生态最彻底的方法是采用生物修复方法，其中微生物是最基本、最关键、最活跃的要素。利用微生物净化技术改善水质已经是当前水产生态养殖的一个发展趋势。

近年来人们对硝化细菌的分离及培养进行了大量的研究工作。而对于硝化细菌产品的开发则刚刚起步，由于硝化细菌的生长世代较长，国内基本上无人研究开发生产硝化细菌的生物反应器，国外已经有了硝化细菌生产方面的专利申请。目前已经有一些粉剂水产微生物制剂标明含有硝化细菌，但其效果究竟如何还有待其在水产养殖中的应用结果检验。虽然硝化细菌的研究和应用存在一些问题，但是随着分子生物学深入而广泛的应用，可以应用基因工程技术获取优良菌株，应用基因重组技术构建新菌株等。在加强相关基础研究的同时，研究硝化细菌的新的工艺来保障其质量和大规模的生产。在应用方面研究科学的使用方法，同时研究针对不同水产动物、不同养殖阶段的专用硝化细菌产品，以达到迅速降解养殖环境中的氨氮和亚硝酸盐的效果，减少养殖动物疾病的发生和养殖过程中抗生素及消毒剂的使用，养殖出高品质的水产品。由此可以预见，硝化细菌产品在水产养殖生产中的应用前景将十分广阔。

## 六、蛭弧菌类

噬菌蛭弧菌（*Bdellovibrloba Cteriovours*），又称蛭弧菌，它是一种新型的微生态制剂，是一类专门以捕食细菌为生的寄生性细菌。它通常比普通的细菌小，有似噬菌体的作用。"寄生"和"裂解"细菌是蛭弧菌独特的特性，也是它维持自己生命活动最突出的功能表现。

**参 考 文 献**

[1] Alabi O J, Shiwoya E L, Ayanwale B A, et al. Effects of dried baker's yeast inclusion in rice husk-based diets on performance and egg quality parameters in laying hens [J]. Indian Journal of Animal Research, 2012, 46 (1): 56-60.

[2] Ara K, Meguro S, Hase T, et al. Effect of spore-bearing lactic acid-forming bacteria (Bacillus coagulans SANK 70258) administration on the intestinal environment, defecation frequency, fecal charac-

teristics and dermal characteristics in humans and rats [J]. Microbial Ecology in Health & Disease, 2009, 14 (1): 4-13.

[3]  Araki Y, Andoh A, Fujiyama Y, et al. Oral administration of a product derived from *Clostridium butyricum* in rats [J]. International Journal of Molecular Medicine, 2002, 9 (1): 53-57.

[4]  Bach A, Iglesias C, Devant M. Daily rumen pH pattern of loose-housed dairy cattle as affected by feeding pattern and live yeast supplementation [J]. Anim Feed Sci Technol, 2007, 136: 156-163.

[5]  Bayane A, Diawara B, Dubois R D, et al. Isolation and characterisation of new sporeforming lactic acid bacteria with prospects of use in food fermentations and probiotic preparations [J]. African Journal of Microbiology Research, 2010, 4 (11): 1016-1025.

[6]  Beev G, Todorova P, Tchobanova S. Yeast cultures in ruminant nutrition [J]. Bulgarian Journal of Agricultural Science, 2007, 13 (1): 357-374.

[7]  Bekatorou A, Psarianos C, Koutinas A A. Production of food grade yeasts [J]. Food Technology and Biotechnology, 2006, 44 (3): 407-415.

[8]  Biebl H. Glycerol fermentation to 1, 3-propanediol by Clostridiumbutyricum Measurement of product inhibition by use of a pH-aux-ostat [J]. Appl Microbiol Biotechnol, 1991, 3: 701-705.

[9]  Border P M, Kierstan M J, Plastow G S. Production of Propio nic Acid by Mixed Bacterial Fermentation [J]. Biotechnology Letters, 2005, 9 (12): 843-848.

[10]  Bradley GL, Savage T F, Timm K I. The effects of supplementing diet with Saccharomyces cerevisiae Var boulardii on male poult performances and lleal morphology [J]. Poultry Sci, 1994, 73: 1766.

[11]  Callanan, M. Mining the Probiotic Genome: advanced strategies, enhanced benefits, perceived obstacles. Current pharmaceutical design, 2005, 11 (1): 25-36.

[12]  Chang Y H, Jung M Y, Park I S. Probiotic spore-forming lactic acid bacteria of Sporolactobacillus vineae strain KCTC 11493BP: US, US8334128 [P] . 2012.

[13]  Chang Y H, Jung M Y, Park I S. Probiotics Spore-forming Lactic Acid Bacteria SL153: US, US 20110014166 A1 [P] . 2011.

[14]  Chaucheyras F, Fonty G, Bertin G, et al. Effects of a strain of Saccharomyces cerevisiae (Levucell SC), a microbial additive for ruminants, on lactate metabolism in vitro. Can J Microbiol, 1996, 42: 927-933.

[15]  Chaucheyras-Durand F, Fonty G. Establishment of cellulolytic bacteria and development of fermentative activities in the rumen of gnotobiotically-reared lambs receiving the microbial additive Saccharomyces cerevisiae CNCM I-1077. Reprod Nutr Dev, 2001, 41: 57-68.

[16]  Chaucheyras-Durand F, Fonty G. Influence of a probiotic yeast (Saccharomyces cerevisiae CNCM I-1077) on microbial colonization and fermentation in the rumen of newborn lambs. Microb Ecol Health Dis, 2002, 14: 30-36.

[17]  Chaucheyras-Durand F, Masseglia S, Fonty G. Effect of the microbial feed additive Saccharomyces cerevisiae CNCM I-1077 on protein and peptide degrading activities of rumen bacteria grown in vitro. Curr Microbiol, 2005, 50: 96-101.

[18]  Cheng K J, McAllister T A, Popp J D, et al. Areview of bloat in feedlot cattle. J Anim Sci, 1998, 76: 299-308.

[19]  Chiara S, Vineenzo, Vivien V, et al. High cell density cultivation of probiotics and lactic acid production [J]. Biotechnology and Bioengineering, 2002, 82 (2): 213-222.

[20]  Collado M C, Sanz Y. Quantification of mucosa-adhered microbiota of lambs and calves by the use of culture methods and fluorescent in situ hybridization coupled with flow cytometry techniques. Vet Mi-

crobiol，2007，121：299-306.

[21] De Vuyst L. Technology aspects related to the application of functional startecultures [J]. Food technol Biotechnol，2000，38（2）：105-112.

[22] Delbriick M. Mycoprotein and related microbial protein products [J]. Fungal Biotechnology in Agricultural，Food，and Environmental Applications，2003，5：247.

[23] Durand-Chaucheyras F，Fonty G，Bertin G，et al. Fate of levucell SC I-1077 yeast additive during digestive transit in lambs. Reprod Nutr Dev，1998，38：275-280.

[24] Elchior D L. Curr Top Membrance Transp [M].1982，7：263-316.

[25] El-Ghani A A A. Influence of diet supplementation with yeast culture（Saccharomyces cerevisiae）on performance of Zaraibi goats. Small Rumin Res，2004，52：223-229.

[26] Eschenlauer S C，McKain N，Walker N D，et al. Ammonia production by ruminal microorganisms and enumeration，isolation，and characterization of bacteria capable of growth on peptides and amino acids from the sheep rumen [J]. Appl Environ Microbiol，2002，68：4925-4931.

[27] Ferreira I，Pinho O，Vieira E，et al. Brewer's Saccharomyces yeast biomass：characteristics and potential applications [J]. Trends in Food Science & Technology，2010，21（2）：77-84.

[28] Fonty G，Senaud J，Jouany J P，et al. Establishment of ciliate protozoa in the rumen of conventional and conventionalized lambs：influence of diet and management conditions. Can J Microbiol，1988，34：235-241.

[29] Fuller R. A review：Probiotics in man and animals. Journal of Applied Bacteriology，2000，66：365-378.

[30] Galvao K N，Santos J E，Coscioni A，et al. Effect of feeding live yeast products to calves with failure of passive transfer on performance and patterns of antibiotic resistance in fecal Escherichia coli. Reprod Nutr Dev，2005，45：427-440.

[31] Garner M R，Flint J F，Russell J B. Allisonella histaminiformans gen nov，sp nov，a novel bacterium that produces histamine，utilizes histidine as its sole energy source，and could play a role in bovine and equine laminitis. Syst Appl Microbiol，2002，25：498-506.

[32] Gozho G N，Plaizier J C，Krause D O，et al. Subacute ruminal acidosis induces ruminal lipopolysaccharide endotoxin release and triggers an inflammatory response. J Dairy Sci，2005，88：1399-1403.

[33] Grozdanov L，Raasch C，Schulze J，et al. Analysis of the genome structure of the nonpathogenic probiotic Escherichia coli strain Nissle 1917. Journal of Bacteriology，2004，186（16）：5432.

[34] Henderikx H K. Influence of the gut flora and of some growthpromoting feed additives on nitiogen metabolism in pigs [J]. Liteafock prod Sci，1986，14：161-176.

[35] Himmi H E，Bories A，Barbirato F. Nutrient requirements for Glyc-erol conversion to 1,3-propanediol by Clostridium butyricum [J]. Bioresource Technology，1999，67：123-128.

[36] Hooper L V，Wong M H，Thelin A，et al. Molecular analysis of commensal host – microbial relationships in the intestine [J]. Science，2001，291：881-884.

[37] Huige N J. Brewery by-products and effluents [J]. Food Science and Technology，New York，Marcel Dekker，2006，157：655-713.

[38] Inooka S，Hoshi S，Kimura M. Studies on the multiplication of Bacillus natto spores in the fowl caecum [J]. Anim Husbandry，1979，33：1461-1463.

[39] Ishibashi N，Yamazaki S. Probiotics and Safety. Am J Clin Nutri，2001，73（Suppl）：465-470.

[40] Jiraphocakul S，Sullivan T W. Influence of dried Bacillus subtillis culture and antibiotics on performance and intestinal microflora in turkeys [J]. Poultry Science，1990，69：1966-1973.

[41] Jouany J P, Mathieu F, Senaud J, et al. The effect of Saccharomyces cerevisiae and Aspergillus oryzae on the digestion of the cell wall fraction of a mixed diet in defaunated and refaunated sheep rumen. Reprod Nutr Dev, 1998, 38: 401-416.

[42] Jouany J P. Optimizing rumen functions in the close-up transition period and early lactation to drive dry matter intake and energy balance in cows. Anim Reprod Sci, 2006, 96: 250-264.

[43] Kamiya S, Taguchi H, Yamaguchi H, et al. Bacterioprophylaxis using Clostridium butyricum for lethal caecitis by Clostridium dimcile in gnotobiotic mice [J]. Reviews in Medical Microbiology, 1997, 8 (1): S57-S59.

[44] Kogan G, Kocher A. Role of yeast cell wall polysaccharides in pig nutrition and health protection [J]. Livestock Science, 2007, 109 (1): 161-165.

[45] Kung J L, Kreck E M, Tung R S, et al. Effects of a live yeast culture and enzymes on in vitro ruminal fermentation and milk production of dairy cows [J]. J Dairy Sci, 1997, 80: 2045-2051.

[46] Le Mieux F M, Naranjo V D, Bidner T D, et al. Effect of dried brewers yeast on growth performance of nursing and weanling pigs [J]. The Professional Animal Scientist, 2010, 26 (1): 70-75.

[47] Lesmeister K E, Heinrichs A J, Gabler M T. Effects of supplemental yeast (Saccharomyces cerevisiae) culture on rumen development, growth characteristics, and blood parameters in neonatal dairy calves [J]. J Dairy Sci, 2004, 87: 1832-1839.

[48] Lynch H A, Martin S A. Effects of Saccharomyces cerevisiae culture and Saccharomyces cerevisiae live cells on in vitro mixed ruminal microorganism fermentation [J]. J Dairy Sci, 2002, 85: 2603-2608.

[49] Martin S A, Nisbet D J, Dean R G. Influence of a commercial yeast supplement on the in vitro ruminal fermentation [J]. Nutr Rep Int, 1989, 40: 395-403.

[50] Nagaraja T G, Newbold C J, Van Nevel C J. Manipulation of ruminal fermentation. In: Hobson P N, Stewart C S (Eds), The Rumen Microbial Ecosystem, second ed. Chapman & Hall, London, UK, 1997, pp: 523-632.

[51] Nakanishi S, Kataoka K, Kumahara T, et al. Effects of high amylase maize starch and Clostridium butyricum on microbiota and formation metabolism in colonic of azoxymethane-induced aberrant crypt foci in the rat colon [J]. Microbiology and Immunology, 2003, 47 (12): 951-958.

[52] Newbold C J, Wallace R J, Chen X B. Different strains of Saccharomyces cerevisiae differ in their effects on ruminal bacterial numbers in vitro and in sheep. J Anim Sci, 1995, 73: 1811-1818.

[53] Newbold C J, Wallace R J, McIntosh F M. Mode of action of the yeast Saccharomyces cerevisiae as a feed additive for ruminants [J]. British Journal of Nutrition, 1996, 76 (2): 249-261.

[54] Newbold C J, Wallace R J, McIntosh F M. Mode of action of the yeast Saccharomyces cerevisiae as a feed additive for ruminants. Br J Nutr, 1996, 76: 249-261.

[55] Newbold C J. Microbial feed additives for ruminants. In: Wallace R J, Chesson A (Eds), Biotechnology in Animal Feeds and Animal Feeding. VCH, Weinheim, Germany, 1995, pp: 259-278.

[56] Nocek J E. Bovine acidosis: implications on laminitis. J Dairy Sci, 1997, 80: 1005-1028.

[57] Okawa T, Niibe H, Arai T, et al. Effect of LC9018 combined with radiation therapon carcinoma of the uterine cervix. A phase Ⅲ, multicenter, randomized controlled study [J]. Cancer, 1993, 72: 1949-1954.

[58] Osborne R J W. Production of frozen concentrated cheese starters by diffusion culture [J]. Soe Dairy Teehnol, 1977, 30: 40-44.

[59] Ozawa K, Yabuuchi K, Yamannaka K, et al. Antagonistic effect of Bacillus natto and Streptococcus

faecalis on growth of Candida albicans [J]. Microbiol Immunol, 1987, 23: 1147-1156.

[60] Pandey A. Concise encyclopedia of bioresource technology [M]. New York: Food Products Press, 2004.

[61] Papanikolaou S, Fick M, Aggelis G. The effect of raw glycerol concentration on the production of 1, 3-propanediel by Clostridium butyricum [J]. Journal of Chemical Technology and Biotechnology, 2004, 79 (11): 1189-1196.

[62] Patra A K. The use of live yeast products as microbial feed additives in ruminant nutrition [J]. Asian Journal of Animal and Veterinary Advances, 2012, 7 (5): 366-375.

[63] Rainer J. The FASEB Journal [J]. 1996, 10: 84-92.

[64] Russell J B, Hino T. Regulation of lactate production in Streptococcus bovis: a spiraling effect that contributes to rumen acidosis. J Dairy Sci, 1985, 68: 1712-1721.

[65] Russell J B, Wilson D B. Why are ruminal cellulolytic bacteria unable to digest cellulose at low pH. J Dairy Sci, 1996, 79: 1503-1509.

[66] Schiffrin E J, Rochat F, Amster L, et al. Immunomodulation of human blood cells following the ingestion of lactic acid bacteria [J]. J Dairy Sci, 1994, 78: 491-497.

[67] Scott M L. Importance of biotin for chickens and turkeys [J]. Feedstuffs, 1981, 53 (8): 59-60.

[68] Seki H, Shiohaar M, Mastumuar T, et al. Prevention antibiotic-associated diarrhea in children by Clostridium butyricum MIYAIRI [J]. Pediatrics international, 2003, 45 (1): 86-90.

[69] Sieber R, Dietz U T. Lactobacillus acidophilus and yoghurt in the prevention and therapy of bacterial vaginosis [J]. International Dairy Journal, 1998, 8: 599-600.

[70] Sniffen C J, Chaucheyras-Durand F, De Ondarza M B, et al. Predicting the impact of a live yeast strain on rumen kinetics and ration formulation. In: Proceedings of the Southwest Nutrition and Management Conference, Tempe, AZ, USA, 2004, pp: 53-59.

[71] Souichiro K, Shin H, Yasuo L, et al. Effective cellulose degradation by a mixed-culture composed of a cellulolytic Clostridium and aerobic non-cellulolytic bacteria [J]. FEMS Microbiol Eool, 2004, 49 (1): 133-142.

[72] Steinfeld H, Gerber P, Wassenaar T, et al. Livestock's role in climate change and air pollution. In: Livestock Long Shadow: Environmental Issues and Options, FAO Report. LEAD publications, Roma, Italy, 2006, pp: 79-124.

[73] Sure B. Biological value of food yeast proteins and their role as supplements to the proteins of the cereal grains [J]. Journal of the American Dietetic Association, 1946, 22 (1): 114-116.

[74] Takahashi M, Taguchi H, Yamaguchi I I, et al. The effect of probiotic treatment with Clostridium butyricum on enterohemorrhagic Escherichia coli 0157: H7 infection in mice [J]. FEMS Immunology and Medical Microbiology, 2004, 41: 219-226.

[75] Thompson P, Hentzen A, Schultheiss W. The effect of rumen lesions in feedlot calves: which lesions really affect growth? In: Proceedings from the 4th Schering Plough Ruminant day, University of Pretoria, Pretoria, South Africa, 2006, pp: 23-27.

[76] Van Gylswyk N O. Enumeration and presumptive identification of some functional groups of bacteria in the rumen of dairy cows fed grass-silage based diets [J]. FEMS Microbiol Ecol, 1990, 73: 243-254.

[77] Ventura M, OFlaherty S, Claesson M J, et al. Genome-scale analyses of health-promoting bacteria: probiogenomics [J]. Nature Reviews Microbiology, 2008, 7 (1): 61-71.

[78] Wallace R J, McKain N, Broderick G A, et al. Peptidases of the rumen bacterium, Prevotella ru-

minicola [J]. Anaerobe, 1997b, 3: 35-42.

[79] Wallace R J, Onodera R, Cotta M A. Metabolism of nitrogen-containing compounds. In: Hobson, P N, Stewart, C S (Eds), The Rumen Microbial Ecosystem, second ed. Chapman & Hall, London, UK, 1997a, pp: 283-328.

[80] Wang X, Moms P T, Saint C P, et al. Biochemical kinetics of fermentative hydrogen production by Clostridium butyricum [J]. International Journal of Hydrogen Energy, 2009 (2).

[81] Watanabe N, Inaida O, Yamada K, et al. New approaches to using spent brewer's yeast [J]. Journal of the American Society of Brewing Chemists, 1980, 38 (1): 5-8.

[82] Williams A G, Coleman G S. The rumen protozoa. In: Hobson, P N, Stewart, C S (Eds), The Rumen Microbial Ecosystem, second ed. Chapman & Hall, London, UK, 1997, pp: 73-139.

[83] Youssef C B, Coma G. Kinetic Modelling of Lactobacillus casei ssp rhamnosus Growth and Lactic Acid Production in Batch Cultures under Various Medium Conditions [J]. Biotechnology Letters, 2003, 27: 178-1789.

[84] Zigova D, Ernest T, Vandak D, et al. Butyric acid production by Clostridium butyricum with integrated extraction and pertraction [J]. Process Biochemistry, 1999 (s).

[85] 丙阵旭文, 谢俊. 暗纹东方纯过滤水槽中硝化细菌对 $NH_4^+$-N 的较化效率 [J]. 上海水产大学学报, 2001, 10 (4): 303-306.

[86] 蔡继棍, 朱纯广, 黄云善, 等. EM 对柠条生长及天然草场改良的应用研究 [J]. 内蒙古畜牧科学, 2001, 22 (5): 9-11.

[87] 车美芹. 有效微生物 EM 处理食品废水的试验研究 [J]. 环境科学研究, 2002, 15 (3): 61-64.

[88] 陈金声, 史家梁, 徐亚同. 硝化速率测定和硝化细菌计数考察脱氨效果的应用 [J]. 上海环境科学, 1996, 15 (3): 18-22.

[89] 陈孔生. 养殖池中亚硝酸盐中毒的防治对策 [J]. 科学养鱼, 2003, 8: 39.

[90] 陈琴, 张敏. EM 在水产养殖上的应用 [J]. 渔业现代化, 2002 (3): 20-22.

[91] 陈文学, 史俊华. 双歧杆菌的研究进展 [J]. 中国微生物学杂志, 2000, 12 (5): 298.

[92] 丁雪梅. 应用 EM 对粪便污水进行净化的研究 [M]. EM 产品资料, 1997: 1-4.

[93] 杜淑清, 梁志选. EM 技术在禽病防治中的应用 [J]. 天津畜牧兽医, 1998, 15 (4): 9-10.

[94] 范孔平, 聂克铃. EM 对蛋种鸡生产性能的效果 [J]. 福建畜牧兽医, 1997 (03): 30-31.

[95] 高玉龙, 包红梅, 辛九庆, 等. 微生态制剂在养鸡业中的应用 [J]. 饲料研究, 2002, 2: 17-19.

[96] 郭继兵, 杨蒲芳, 汪明涛, 等. 酪酸菌在幽门螺杆菌治疗中的应用 [J]. 中华腹部疾病杂志, 2004, 4 (3): 163-165.

[97] 何成云, 赵国柱, 李雪林. EM 在沙棘培育中的应用 [J]. 青海农林科技, 2005, 3: 70-71.

[98] 洪奇华. 复合酶高活性酵母对岭南黄肉鸡生产性能的影响 [J]. 中国家禽, 2003, 25 (20): 8-9.

[99] 侯慧丽, 王庆丰, 罗浑金, 等. 乳酸菌用作口服疫苗传递载体的研究 [J]. 生物技术通报, 2007 (3): 72-74.

[100] 胡友军, 林映才, 余德谦, 等. 活性酵母对早期断奶仔猪肠道微生物区系肠黏膜形态和挥发性盐基氮的影响 [J]. 养猪, 2003, 4: 3-5.

[101] 胡友军, 林映才, 郑黎, 等. 活性酵母对早期断奶仔猪生产性能和免疫机能的影响 [J]. 动物营养学报, 2003, 15 (4): 49-53.

[102] 黄俊, 韩铭海, 余晓斌. 一株饲用酪酸菌特性及培养条件的研究 [J]. 饲料工业, 2004, 25 (2): 22-25.

[103] 靳志强, 李平兰. 补料分批法高密度培养德氏乳杆菌保加利亚亚种 S-1 [J]. 中国乳品工业, 2007, 35 (1): 4-9.

[104] 敬思群.优质乳酸菌的应用 [J].中国乳业，2002，6：18-20.

[105] 孔青，陈琳，周雯.丁酸梭菌淀粉培养基的优化 [J].食品工业科技，2009，30（12）：197-199.

[106] 李捍东，梁近光.优势复合菌群用于城市生活污水净化新技术的研究 [J].环境科学研究，2000，13（5）：10-16.

[107] 李佳荃，汤展宏，凌鸿英.丁酸梭菌对小鼠移植瘤的抑制作用 [J].广西医科大学学报，2003，20（1）：77-79.

[108] 李理，徐军.口服免疫机制及口服疫苗的研究进展 [J].医学分子生物学杂志，2004，1（5）：316-319.

[109] 李雄才，胡全义，吴山.EM 原露生物发酵肥料试验初报 [J].湖北农业科学，2004（4）：77-78.

[110] 李雪梅.有效微生物群控制富营养化湖泊蓝藻的效应 [J].中山大学学报，2000，39（1）：81-85.

[111] 林雄，张孝棋，刘秋明，等.水果专用 EM 有机生物肥对热带果树生长及产量的影响 [J].广东农业科学，2005（3）：48-49.

[112] 凌代文.乳酸细菌分类鉴定及试验方法 [M].中国轻工业出版社，1996：68-80，85-89，103-109.

[113] 刘喜生.秸秆饲米的 EM 处理技术 [J].山西农业，2002（9）：43-48.

[114] 刘志伟，张晨.益生素——乳酸芽孢杆菌应用稳定性研究 [J].畜禽业，2005（3）：32-33.

[115] 刘仲则.食品保健功能的物质基础探讨 [J].食品科学，1994，11：17.

[116] 孟范平.系统评价 EM 菌液在生活污水处理中的应用效果 [J].城市环境与城市生态，1999，12（5）：4-7.

[117] 孟范平.有效微生物菌群对生活污水中有机物的降解能力的研究 [J].中南林学院学报，1994：26-33.

[118] 那淑敏，贾士芳.嗜酸乳杆菌发酵代谢物的分析 [J].中国微生态学杂志，1999，11（5）：5-7.

[119] 曲立春.乳酸芽孢杆菌制剂对仔猪黄白痢的预防 [J].中国畜牧兽医文摘，2014（8）：179.

[120] 任继平.芽孢杆菌制剂对大肠杆菌感染仔猪免疫应答及肠道菌群影响 [J].中国农业大学，2014.

[121] 任义先，宛学云，李静美.酪酸菌治疗婴幼儿病毒性肠炎 60 例 [J].中国新药与临床杂志，1998，17（4）：241-242.

[122] 申爱华，胡来根，周蔚，等.饲料酵母对产蛋鸡生产性能的影响 [J].江苏农业科学，2003，5：90-91.

[123] 施曼玲，章玲.丁酸梭菌培养条件的研究 [J].杭州师范学院学报（自然科学版），2001，18（4）：38-40.

[124] 宋会仪，吴天星.酪酸菌微生态制剂的生物学功能及在饲料中的应用 [J].饲料工业，2006（12）.

[125] 宋增福，吴天星，宋会仪.丁酸梭菌 C2 菌株对鱼类肠道致病菌体外抑制作用研究 [J].水利渔业，2007，27（3）：100-115.

[126] 孙博，刘志敏，游松.1,3-丙二醇生产的研究进展 [J].生物技术通讯，2008（05）.

[127] 孙吉萍，王树山，邓莉，等.微生态制剂"宫入菌"治疗小儿感染性腹泻德临床研究 [J].中国微生态学杂志，1997，9（4）：18-19.

[128] 汤仲英，高怀荃，汪俭，等.酪酸菌制剂治疗儿童幽门螺杆菌感染的临床观察 [J].安徽医科大学学报，1999，34（5）：371-372.

[129] 唐宝英，朱晓慧，刘佳.酪酸菌对动物肠道致病菌体外拮抗作用的研究 [J].生物技术，2005，15（1）：37-39.

[130] 唐宝英，朱晓慧，刘佳.新一代微生态制剂——酪酸菌的研究和开发前景 [J].中国微生态学杂志，2000，12（5）：297.

[131] 唐丽杰，欧笛，王荣军，等.猪传染性胃肠炎病毒 S 蛋白在乳酸菌中的表达.生物技术，2008，17（6）：4-8.

[132] 王德颖，谭阳．酪酸菌制剂治疗婴幼儿秋季腹泻 130 例临床观察 [J].中国微生态学杂志，1999，
11 (2)：95.

[133] 王克诚．微生物制剂在巨峰葡萄上的应用效果 [J].河南农业科学，2001，5：29-30.

[134] 王昆山，王宏辉．EM 在西藏肥育猪生产中的应用效果研究 [J].畜禽业，2002，2：16-17.

[135] 王平，吴晓芙，李科林，等．有效微生物群（EM）抑藻效应研究 [J].环境科学研究，2004，17
(3)：34-38.

[136] 王术，戴俊英，王伯伦，等．有效微生物群（EM）对水稻秧苗素质的影响 [J].沈阳农业大学学
报，2003，34 (2)：81-84.

[137] 王松丽，凌华云．一种丁酸梭菌与鼠李糖乳杆菌的混合培养方法 [J].武汉大学学报，2009，55
(5)：588-590.

[138] 王晓翠．乳酸芽孢杆菌的分离、鉴定及菌制剂制备的研究．东北农业大学，2012.

[139] 王秀坤，陆文清．液态高密度培养饲用益生菌的研究与应用 [J].饲料工业，2000，21 (6)：
10-13.

[140] 韦仁和．EM 在乳猪生产上的应用效果 [J].江西饲料，1998，4：12.

[141] 文正常，潘淑惠，王旋，等．复合益生素制剂对杂交肉鸡的饲养试验研究 [J].畜牧与饲料科学，
2016，1：56-58.

[142] 吴建忠，杜冰，冯定远，等．乳酸芽孢杆菌制剂对 AA 肉鸡生产性能的影响 [J].饲料工业，
2007，12：35-36.

[143] 吴小平，刘德良，凌奇荷．酪酸菌对大鼠右旋葡聚糖硫酸钠结肠炎的治疗作用 [J].中华消化杂
志，2003，23 (5)：305.

[144] 伍国明，唐春生，蒋家付，等．食品微生物学 [M].北京：中国农业出版社，2001.

[145] 武霞．用玉米皮制取饲料酵母 [J].饲料与畜牧，1999，2：22-24.

[146] 相菲，徐春厚．芽孢乳酸菌类微生态制剂在畜牧业中的应用 [J].畜牧兽医杂志，2009，1：
42-44.

[147] 肖木益，魏源送，刘俊新．微生物发酵产氢的影响因素分析 [J].微生物学通报，2004，3.

[148] 修志龙．微生物发酵法生产 1,3-丙二醇的研究进展 [J].微生物学通报，2000：4.

[149] 徐春厚，潘俊福，相菲，等．3 株乳酸芽孢杆菌的筛选、初步鉴定及应用试验 [J].华南农业大学
学报，2010，2：117-120.

[150] 徐峰，王秉钧，杨希山．奥替澳钱、匹维澳馕、马来酸曲美布汀和酪酸菌治疗肠易激综合症药物
经济学研究 [J].胃肠病学和肝病学杂志，2002，11 (4)：349-351.

[151] 徐永明，樊彩霞．EM 在养殖业上的应用 [J].致富之友，1999 (4)：5.

[152] 严平，廖银章，李旭东．EM 有效微生物技术在废水处理中的应用与发展 [J].工业用水与废水，
2004，35 (4)：1-4.

[153] 杨洁彬．乳酸菌生物学基础及应用 [M].北京：中国轻工业出版社，1996.

[154] 杨汝德，陈琼，陈惠音．乳酸菌发酵制品研究的现状与发展 [J].广州食品工业科技，2003，19
(11)：79-83.

[155] 永士，郭本恒．一株干酪乳杆菌的生物学特性研究 [J].乳业科学与技术，2004，2：49-51.

[156] 詹益全，汪植三．EM 在种植业上的应用研究进展 [J].家畜生态，1999，20 (1)：37-40.

[157] 张冬梅，潘康成，倪学勤，等．一株益生乳酸芽孢杆菌 BLZ01 的鉴定及其对肉鸡肠道菌群的影响
[J].动物营养学报，2015，7：2193-2200.

[158] 张红．乳酸菌的发酵性质和生物学功能 [J].生物学通报，1999，34 (12)：32.

[159] 张建梅，胡顺珍，穆熙军，等．一株具有产酸能力的芽孢杆菌的筛选及性能检测 [J].家畜生态学
报，2012，1：66-72.

[160] 张树波，崔云龙，吴顺娥，等 . 酪酸梭菌的抑菌作用研究 [J]. 中国新医药杂志，2002，11（4）：322-324.

[161] 张香美，江汉湖，董明盛 . 双歧杆菌与嗜酸乳杆菌混合培养时微生态关系研究 [J]. 安徽农业技术师范学院学报，1999，13（2）：5-10.

[162] 张雪平，陆俭，傅思武，等 . 酪酸梭菌与双歧杆菌对肠道致病菌的体外生物拮抗作用 [J]. 中国微生态学杂志，2001，13（5）：260-262.

[163] 张永明 .EM 生物制剂在苹果上的应用效果初报 [J]. 甘肃农业科技，2001，12：34-35.

[164] 张忠武 . 乳酸芽孢杆菌的筛选、鉴定与应用 [D]. 华南农业大学，2012.

[165] 赵恕，赵东卉 . 丁酸梭菌制剂（米雅 BM）治疗小儿腹泻 50 例 [J]. 中国微生态学杂志，1998，10（4）：226.

[166] 朱亮 .EM 菌富集培养及降解污水试验研究 [J]. 河海大学学报，2002，30（2）：6-8.

[167] 朱晓慧，唐宝英，刘佳 . 酪酸菌对肠道有益菌的增殖作用和共生关系研究 [J]. 中国微生态学杂志，2004，16（4）：1930-1960.

[168] 邹玉，王敏，王墙 . 酪酸菌治疗霉菌性腹泻 28 例疗效观察 [J]. 中国微生态学杂志，2003，15（4）：232.

# 第四章
# 微生态制剂的制备技术与应用

**C**hapter 04

　　近年来随着国内饲料和养殖产业的发展，微生态逐渐被人们所认识和接受，同时大家对动物微生态在产品功能定位上有了进一步细分的要求：从过去的益生素发展到现今的动物肠道菌群调控、黏膜免疫、营养调控、抗感染、抗应激、繁殖优化、环境调控、畜产品品质改良、饲料或原料发酵、粪污无害化处理和资源化利用等。在这种需求背景下，微生态产品的应用配套技术也逐渐向功能性解决方案的方向发展。是否能基于动物种类、生长时期、生理状态等具体条件下存在的营养和免疫问题积累微生态应用数据并开发配套技术，已成为微生态应用技术在动物领域的发展方向。

## 第一节　微生态制剂一般制备技术

　　目前，微生态制剂的生产工艺主要有两种，即固体发酵法和液体深层发酵法。

　　益生菌产品主要有水剂和粉剂两种类型，鉴于运输、使用和储存等方面的需要，干粉产品要优于水剂产品。在干粉制备中，干燥方法直接影响产品中活菌数的含量，对于芽孢类益生菌，由于其对温度的耐受力较高，可以采用喷雾干燥或烘干等方法，对于不耐热的乳酸杆菌等，可以考虑采用真空冷冻干燥或常温干燥法；真空冷冻成本较高，采用吸附转轮除湿干燥技术可以控制在较低温度达到良好的干燥效果而同时保持高的活菌数。针对乳酸菌对环境耐受性差的特点，采用一些保护的方法，如包埋、微胶囊化等，取得了良好的效果；但成本增高，生产动物微生态制剂的过程一般包括选种、培养、发酵、吸附、干燥、制剂等多个生产环节。过程复杂，目前在实际生产中应用得很少。也有报道在日粮中添加油脂可以在一定程度上保护益生菌免遭制粒的破坏。对水产饲料，很多人都提倡通过制粒后喷涂途径来添加微生态制剂。固体发酵制备的菌种，需密封防止杂菌感染，运输和保藏都较方便，可以直接投入到饲料中再进行扩大发酵培养，便于生产和运用。

## 一、微生态制剂液体发酵工艺流程

### 1. 发酵工艺简介

发酵是利用微生物的代谢活动，通过生物催化剂（微生物细胞或酶）将有机物质转化成产品的过程；发酵技术是指人们利用微生物的发酵作用，运用一些技术手段控制发酵过程，大规模生产发酵产品的技术。微生态的发酵工艺研究主要包括发酵培养基优化和发酵条件控制两大部分。不同益生菌菌种的最优生长状态对营养、氧气、温度、pH 值等条件有不同的要求；发酵工艺优化除了要寻找培养基中不同种类碳源、氮源、无机盐等的最佳组合外，还要通过流加营养物或酸碱液等手段，改变发酵液的营养和 pH 值状态，调整发酵周期，提高发酵效率。

### 2. 液体发酵工艺简单流程

微生态产品生产一般采用工业三级发酵流程——液体深层发酵（图 4-1）。单一菌种发酵后，根据菌种本身性状及产品应用要求，进行包衣等制剂化后处理，再按不同菌种种类和比例配制成各种系列微生态粉剂产品；液体发酵后无菌灌装生产微生态液体产品。

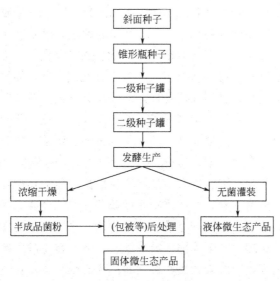

图 4-1　微生态制剂工艺流程

液体深层发酵法是采用现代发酵技术，将益生菌菌种接种到生物反应器中进行通风培养，其一般工艺流程为：菌种接种培养—种子罐培养—发酵罐发酵培养—排放培养液—收集菌体—加入适量载体和保护剂—干燥—粉碎—过筛—稀释混合—成品包装—质检。液体发酵设备需求高，技术水平要求也较高，且投入大。

### 3. 固液分离技术

固液分离指从液体中除去悬浮固体的过程。把固体和液体分开的方法非常多，如沉降、过滤、膜过滤、压滤、真空、离心机等。在微生态生产过程中，固液分离技术是关系到发酵液浓缩效率的重要一环。益生菌发酵液的浓缩，常用的较成熟的方法是板框压滤，膜过滤和离心浓缩技术的应用还不够成熟。

（1）板框压滤　板框压滤适合的悬浮液的固体颗粒浓度一般为10%以下，过滤面积可以随所用的板框数目增减，其固液分离原理是：混合液流经过滤介质（滤布），固体停留在滤布上，并逐渐在滤布上堆积形成过滤泥饼；而滤液部分则渗透过滤布，成为不含固体的清液。随着过滤过程的进行，泥饼厚度逐渐增加，过滤阻力加大。过滤时间越长，分离效率越高。板框压滤法在微生态发酵液浓缩中应用较广，此工艺的缺点主要是泥饼的铲除和后续处理过程增加了益生菌受环境中其他杂菌污染的机会。

（2）膜过滤　膜过滤是一种与膜孔径大小相关的筛分过程，以膜两侧的压力差为驱动力，以膜为过滤介质，在一定的压力下，当原液流过膜表面时，膜表面密布的许多细小的微孔只允许水及小分子物质通过而成为透过液，而原液中体积大于膜表面微孔径的物质则被截留在膜的进液侧，成为浓缩液，因而实现对原液的分离和浓缩。滤膜法液体分离技术从分离精度上划分，一般可分为四类：微滤（MF）、超滤（UF）、纳滤（NF）和反渗透（RO），他们的过滤精度按照以上顺序越来越高。其中微滤能截留 $0.1 \sim 1\mu m$ 之间的颗粒，微滤膜允许大分子和溶解性固体（无机盐）等通过，但会截留住悬浮物、细菌及大分子量胶体等物质。益生菌发酵液使用膜过滤浓缩在目前还仅限于部分尝试，其主要缺点是膜过滤设备较昂贵，维护成本较高，且不同菌种适用的膜参数不同，总体收率偏低。

（3）离心　离心是利用物质密度等方面的差异，用旋转所产生背向旋转轴方向的离心运动力使颗粒或溶质发生沉降而将其分离、浓缩、提纯和鉴定的一种方法。离心机按结构和分离要求，可分为过滤离心机、沉降离心机和分离机三类。过滤离心的原理是使悬浮液在离心力场下产生的离心压力作用在过滤介质上，使液体通过过滤介质成为滤液，而固体颗粒被截留在过滤介质表面，从而实现液固分离；沉降离心的原理是利用悬浮液（或乳浊液）密度不同的各组分在离心力场中迅速沉降分层的原理，实现液固（或液液）分离。益生菌发酵液浓缩使用的碟式或管式离心机，都属于沉降式离心机。目前离心浓缩技术在益生菌发酵液处理中的应用还不太普遍，除了加、卸料可能造成运转不连续以外，处理量也是影响大规模生产应用的一个限制因素。

## 二、微生态制剂固体发酵工艺流程

### 1. 固体发酵工艺简介

固体发酵法（Solid State Fermentation，SSF）是指在几乎不存在游离水的条件下微生物利用天然物质作为碳源和能源，把益生菌接种到固体培养基上进行培养的发酵工艺。有时可以直接发酵饲料进行喂养，不但能提高益生活菌数，还能提高饲料的风味，改善饲料品质，生产工艺简单，投资少，适于大规模的推广和应用。

### 2. 固体发酵的发展与特点

（1）固体发酵的发展　固态发酵是人类利用微生物生产产品历史最悠久的技术之一，在我国最早可以追溯到公元前 3000 年，但后来由于液态深层发酵的大规模发展和固态发酵本身所存在的一些缺陷，使得固态发酵在很长一段时间内没有得到应有的重视和发展。近十几年来，由于能源危机与环境问题的日益突出，固态发酵技术再次引起人们的兴趣，固态发酵领域的研究也有长足的进步，20世纪 90 年代以来，大约有上千篇论文在国内外的期刊上发表。

（2）固体发酵的应用与特点

① 固体发酵的应用　目前，固态发酵在很多领域都有研究和应用，主要有：抗生素和生物活性物质、酶制剂、有机酸及益生菌制剂的制备。固态发酵和液态深层发酵是两种完全不同的发酵方式，目前液态深层发酵技术发展已比较成熟，但由于设备的投入大、技术要求高，从而限制了其在某些领域的应用。

② 固体发酵的特点　固态发酵制备动物益生菌制剂的研究与应用也越来越广泛，与液态发酵相比，在以下方面具有明显优势：

第一，固态发酵的设备简单、投资少、操作方便；固态发酵的原料来源十分广泛、价格十分低廉，很多农副产品、淀粉质原料、食品工业下脚料等都可以用于固态发酵制备益生菌；固态发酵操作简单，利于运输保藏。固态发酵制备的益生菌菌种可以直接用来喂养，也可以进一步发酵饲料扩大培养以及和饲料混合后喂养。

第二，固态发酵既可以用于纯种发酵，又可以利用混合菌种或生态系统中自然存在的微生物发酵，当多种微生物共存时，可以充分利用它们之间的相互作用，达到更好的效果。由于目的产物蓄积在固体基质表面，而且许多固态发酵产物不需提取可以直接使用，因而大大减少了溶剂的使用量。

第三，固态培养发酵菌种发酵饲料不但可以提供高活性益生菌，还能改善饲料风味，提高饲料品质，提高饲料的转化率，降低牲畜生产成本。许多研究与报道都证实，添加了益生菌的饲料或是发酵饲料喂养断奶仔猪都能在提高仔猪体重、促进生长、减少腹泻以及降低料肉比方面有很好的效果。

## 三、微生物共培养

共培养又叫混菌培养和混合培养，也称混合发酵。是在深入研究微生物纯培养基础上的人工"微生物生态工程"。

自然界中不同微生物群体之间的相互作用可分为中立、偏利共生、协作、互惠共生、竞争、拮抗、捕食、寄生等几种关系。其中，包含正相互作用的偏利共生、协作、互惠共生等关系都使混合培养发酵成为可能，启发了人们采用不同菌株进行混合培养的想法。当把几种微生物有机地结合在一起时，就有可能产生优于单菌发酵的效果。比如有人研究对黑曲霉的纯培养物及其与酿酒酵母的共培养物直接发酵未经水解的马铃薯淀粉做比较发现：共培养时淀粉分解活性、淀粉利用率和乙醇产量相比于纯培养增加了几倍。20世纪90年代初研制出的新型复合微生物制剂也是一个成功的实例。

微生物混合培养具有重要理论意义和应用价值。已有研究表明混合培养可显著提高菌株生物量和生理代谢功能，能产生优于纯培养的效果。Border等利用丙酸菌和双歧杆菌于膜型混合培养系统中发酵生产丙酸，显著提高了生物量。多种微生物的混合培养具有广阔的应用前景，混合体系是靠原始协同、互相扶助和偏利共生来维持稳定状态，微生物菌群中存在的拮抗与互助是群落的重要自稳机制，混合菌剂在人体微生态环境中具有更大的缓冲能力与环境适应能力。其中丁酸梭菌、肠膜芽孢杆菌与粪肠球菌作为复合微生态制剂已使用了45年，目前对具有协同关系菌株的筛选和组合缺乏有效的方法与理论指导。同时，益生菌剂组成及其比例关系缺乏理论依据，复合菌制剂菌际生态关系不清，混合培养时菌与菌之间多呈不均衡生长。Kato采用剔除法、批式传代法研究了天然混合纤维素降解菌体系的共存机制，国内关于丁酸梭菌与乳酸菌共培养的研究较多。王松丽等通过CBS混合培养基，在37℃条件下，对丁酸梭菌与鼠李糖乳杆菌进行了混合培养，结果显示两者在混合培养体系中表现出良好的互惠共生关系。混合培养生物量较纯培养生物量分别增加80%和51.7%；朱晓慧、唐宝英等研究了丁酸梭菌对双歧杆菌、嗜酸乳杆菌和粪链球菌的增殖作用和共生关系，表明三种菌在共培养条件下，活菌数分别增长了约24%、43%和7%。张学平、陆间等研究得出丁酸梭菌与婴儿型双歧杆菌混合培养以后对几株肠道致病菌有更强的抑制作用。

## 四、微生态制剂发酵后处理技术

微生态产品的产业化开发离不开产品后处理技术的应用，制剂的质量与剂型、配方组成、制造方法、储藏环境有密切关系，后处理技术的发展在很大程度上是围绕提高产品质量而进行的。较成熟的发酵产品后处理技术包括固体分散技术、包合技术和微囊技术。嗜酸乳杆菌、动物双歧杆菌、植物乳杆菌等乳酸菌类益生菌应用范围较广，应用效果也最为显著，但这些菌种多为厌氧菌或兼性厌氧菌，在空气中、干燥或室温条件下很难存活，产品中有效菌数量会急剧下降，保质期缩短。同时，益生菌活菌进入消化道后不能耐受胃液及肠液环境，导致益生菌死亡达不到预期效果。微胶囊技术是保护益生菌活力最为有效和实用的方法，采用肠溶性壁材后能防止胃液的破坏，采用缓释壁材可以使饲用微生物在体内持续作用。目前国内外采用的乳酸菌微胶囊化制备技术主要有相分离法、界面聚合法、喷雾冷却和喷雾干燥法、挤压法、双重乳状液法等。但因为制备成本较高，尚未在动物微生态制剂生产中大范围推广。日本研究者研究表明，经多层包被的微胶囊能够起到很好的保护作用，结合定点控释技术，通过不同菌株的合理搭配，可开发出具有不同益生特性的优质微生态制剂，将极大拓展低抗逆性益生菌作为饲用微生物的应用空间。瑞士 Bioferment 公司的代表性产品"赐美健"，其有效菌——粪肠球菌 SF68 的有效活菌不低于 $1\times10^{10}$ cfu/mL，且基本不受胃酸的影响。

## 五、动物微生态应用配套技术

动物胃肠道中微生物种类及含量极其复杂，单一菌种的微生态制剂的调节往往无法达到预期的效果。菌种复配技术可通过功能互补，显著提高饲喂微生态制剂对肠道微生态的调控效果，如乳酸菌与芽孢杆菌、酵母之间的联合使用，饲用微生物与抗生素的联合使用，饲用微生物与活性代谢产物及其他增效物的复配等。乳酸菌类益生菌可通过分泌乳酸调节肠道 pH 值，抑制病原菌的增殖；而芽孢杆菌类可分泌多种酶类，提高饲料利用效率。但实际生产情况是，单胃动物和反刍动物之间、不同种属动物之间、动物的不同年龄阶段、同一动物饲喂不同饲料期间，其消化道的微生物区系组成是不同的，饲用微生物的实际饲喂效果还需要科学的配套应用技术加以保证，如科学的使用方法和剂量、使用最佳时机等。

## 六、高效浓缩型益生菌制剂制备的关键技术

### 1. 益生菌菌株选择标准

益生菌制剂作为一类能够通过改善肠道内微生物平衡而有效影响寄主的活性微生物制剂，在保健食品行业中一枝独秀，因而这些微生态食品是否真正有效地改善人体肠道健康也是人们最为关心的问题。为此，卫生部于 2001 年颁布了"卫法监发〔2001〕84 号文件"，对益生菌类微生物制剂给予规范，其中明确规定（卫生部文件卫法监发，2001）：①可用于保健食品的益生菌菌种有"两歧双歧杆菌、婴儿双歧杆菌、长双歧杆菌、短双歧杆菌、青春双歧杆菌、保加利亚杆菌、嗜酸乳杆菌、干酪乳杆菌、嗜热链球菌"9 种。同时专家们也呼吁：菌种在生产应用前，必须经过严格的病理与毒理试验，证明菌株无毒、无致畸性、无致病性、无耐药性、无药残等不良反应后才能使用。②不提倡以液态形式生产益生菌类保健食品。因为微生态保健食品中的功能因子为活菌，活菌的健康功效是死菌所不能比拟的，因而从保证活菌含量的角度而言，应大力提倡发展微胶囊或胶囊剂型的冻干菌粉。③活菌类益生菌保健食品在储藏期内活菌数不得少于 $1\times10^6$ cfu/mL（g），从而达到对人体健康有促进作用的良好效果。

## 2. 乳酸菌增殖培养和高密度发酵

(1) 乳酸菌增殖培养基的选择    乳酸菌是具有严格营养要求的化能异养菌，所以培养基的选择应当有利于菌体的生长，使菌体繁殖速度快并能适当提高细胞的抗冻性。应用于工业生产的培养基原料必须廉价易得、菌体产量高、菌体与培养基易于分离。传统乳酸菌培养的实验用培养基应用于大规模生产成本较高，不少研究表明脱脂乳和乳清比较适合作为益生菌的基础培养基，只需要再向乳清基质培养基中加入一些营养强化物质，益生菌的培养效果就会很好。目前国外已有许多利用廉价的乳清基质培养基生产乳品发酵剂的成功先例。李艾黎等采用添加 5g/L 酵母粉的乳清液为原料制备传统酸奶菌种的浓缩培养物，发现这种乳清培养基的缓冲能力强，增殖效果好，嗜热链球菌经 42℃ 培养 6h 后的活菌数可以达到 $0.42 \times 10^9$ cfu/mL，在此基础上流加 20% 氨水并维持恒定 pH 值，保加利亚乳杆菌和嗜热链球菌的活菌数分别可以达到 $1.85 \times 10^9$ cfu/mL 和 $3.65 \times 10^8$ cfu/mL。张兰威等通过研究发现：乳清与蛋白水解酶配合可作为嗜酸乳杆菌较好的基础培养基，再加入麦芽汁、番茄汁和 $CaCO_3$ 作为营养强化因子，经冷冻干燥后菌粉中的活菌数可以达到 $10^{10} \sim 10^{11}$ cfu/g。

(2) 乳酸菌体细胞浓缩培养方法    制备浓缩型乳酸菌发酵剂首先需获得高浓度的细胞培养物，因此必须要对乳酸菌进行浓缩培养。即在益生菌发酵过程中通过适当的手段，解除代谢产物乙酸对细胞生长的抑制作用，延长益生菌的对数生长期，从而获得较高浓度的细胞培养物。目前国内外使用的浓缩培养方法主要有以下几种：

① 缓冲盐法    由于乳酸菌在代谢过程中产生大量乳酸，导致培养液酸度升高，乳酸菌的繁殖受到抑制。根据这一特点，向培养液中加入缓冲盐，有效地调节酸度，使培养基的 pH 值维持在一定范围内不升高，从而使乳酸菌能持续生长。但是缓冲盐对菌株的形态有一定影响，且不易进行离心分离，故生产上很少使用。丁博等在乳酸菌的培养过程中采用包埋缓冲盐法培养乳酸菌，研究结果发现采用 2% 琼脂按照 0.15g 碳酸钙/10mL 琼脂液进行碳酸钙固定，将固定后的碳酸钙按照 1g 碳酸钙/100mL 培养基加入，最终的菌体数量可以达到 $10^9$ cfu/mL。

② 化学中和法    化学中和法是目前普遍采用的一种方法。向发酵液中不断流加 $NH_3 \cdot H_2O$、NaOH、$CaCO_3$ 等碱性物质，中和乳酸菌代谢产生的乳酸，维持培养基的 pH 值恒定，促进乳酸菌大量繁殖。但是发酵液中乳酸菌与碱液反应产生的乳酸盐达到一定浓度后也会抑制乳酸菌的生长繁殖。李艾黎等应用化学中和法培养保加利亚乳杆菌和嗜热链球菌，研究表明化学中和法极大地促进了乳酸菌生长，尤其是激发了菌体在乳清培养基中的增殖菌数 ($P < 0.05$)。通过流加 20% 氨水控制乳酸菌在乳清培养基中增殖，其发酵结束后的活菌数可以达到

$1.72 \times 10^9$ cfu/mL。

③ 膜渗析法　膜渗析法是目前最先进的一种浓缩培养方法。即在盛有大量培养液的储液器中放置一个用适宜滤膜制成的发酵器，并接种于发酵器中。在发酵过程中，向培养液中不断补充营养液，利用膜的选择性滤除培养液中乳酸菌的代谢产物。膜渗析法浓缩效果较好，可以将培养液中的乳酸完全除去，无须离心即可以使菌体浓度达到 $1 \times 10^{11}$ cfu/mL。因此采用这种方法获得的菌体密度最理想，但是膜渗析设备复杂昂贵，在推广方面有一定的困难。刘振民等利用膜渗析法浓缩德氏乳杆菌保加利亚亚种和唾液链球菌嗜热亚种，浓缩比可以达到19.1。王荫榆等利用陶瓷膜对植物乳酸杆菌发酵液进行了浓缩，研究表明，在过膜压力 1.0bar（1bar＝$10^5$Pa），切向流 5m/s 条件下，浓缩倍数可以达到15 倍。

④ 离心法　借助离心力作用使菌体沉淀，提高悬浮液含菌量。采用 4500～6000r/min 的转速即可以将培养基中 90％的菌体细胞分离出来。主要采用超速离心和普通离心两种方法，然而离心过程中丙酮酸盐和二乙酰等羰酰基化合物也可以随着菌体离心沉淀下来，并能与细胞内的氨基反应从而加速了细胞的死亡。理论上应将此类物质和菌体细胞分离，但实际操作过程不仅繁琐且易染杂菌，导致细胞大量死亡，所以较少在工业化生产中采用。田洪涛等研究了离心过程中活菌收得率与损失率、存活率相关性试验方法，选择改良培养基为离心基质，研究了离心力、离心时间、基质对两歧双歧杆菌离心损失率和存活率的影响，确定了活菌收得率最高的适宜离心条件为 4000r/min、10min，或 7500r/min、5min，活菌收得率最高可达 98.92％和 98.82％。

⑤ 补料分批培养法　补料分批培养（又称流加培养）是根据菌体生长和初始培养基的特点，在分批培养的某些阶段以适当的方式间歇或连续地补加新鲜培养基，延长菌体及其代谢产物的生产时间的培养方式。补料分批培养操作灵活，易于控制。在补料分批培养过程中，高密度发酵成功的关键是补料策略的选择。靳志强通过比较恒速流加、葡萄糖反馈流加和指数流加三种补糖模式下的菌体浓度，最终获得菌体干重达到 3.889g/L，较分批培养提高了 43.8％。

3. 干燥

乳酸菌经液体培养基增殖培养后，再经浓缩分离、与保护介质混合、以一定方式进行干燥，制成浓缩型干燥发酵剂。目前的干燥工艺主要有：真空低温干燥法、喷雾干燥法和真空冷冻干燥法。其中，真空低温干燥法和喷雾干燥法制备的乳酸菌发酵剂活菌含量较低，利用真空冷冻干燥法制备的乳酸菌发酵剂活菌含量较高。在乳酸菌发酵剂生产单元操作中，喷雾干燥或冷冻干燥的目的都是将浓缩后收集到的菌体细胞转变成干粉形式，从而便于保藏和方便运输，适于工业化批量生产。

### 4. 复水

复水是对干燥后的乳酸菌细胞重要的考验。乳酸菌细胞在水中的重建过程可以分为四个部分，即湿润、浸入、分散、溶解。四个步骤中菌粉的湿润是重建的关键步骤，复水溶液本身的渗透压、pH 值及复水温度等会显著地影响细胞的恢复水平。复水对细胞的存活率有显著的影响。从最优化试验结果的角度考虑，通常将活细胞在对数生长期末期或稳定期初期进行干燥，并采用慢速复水的方法恢复细胞的活力。有关研究表明，复水媒介会显著影响细胞的复原水平，例如，以 100g/L 的 RSM 添加 15g/L 的蛋白胨作为复水介质，可以提高乳酸菌细胞的存活率。究其原因，可能是因为这些溶液提供了较高的渗透压环境，这种环境可以控制复水的速度，因此就避免了渗透压对菌体的刺激。复水温度也是影响干粉细胞复原存活率的因素之一，有研究报道，乳酸菌在 15～25℃ 复水时所获得的存活率最高。

# 第二节　微生态制剂的干燥制备技术

## 一、干燥技术简介

干燥泛指从湿物料中除去水分或挥发性湿分（大多情况下是水分）的各种操作，从而获得一定含水量或湿含量的固体产品的过程。物料所含的水分，通常分为非结合水和结合水。结合水是指物料中的水分与固体物料之间存在某种物理或化学的作用力，当水分汽化时不但要克服其分子间的作用力，还需要克服固体物料与水分子间的结合力，其与水分含量有关，蒸气压低于纯水；非结合水是附着在固体物料表面和孔隙中的水分，它的蒸气压与纯水相同。干燥技术是利用热力蒸发作用降低物料水分的过程，中国的现代干燥技术是从 20 世纪 50 年代逐渐发展起来的，常用的干燥设备有气流干燥、喷雾干燥、流化床干燥、旋转闪蒸干燥、红外干燥、微波干燥、冷冻干燥等。益生菌发酵液经固液分离浓缩后经常采用的干燥方式是气流干燥、沸腾干燥、喷雾干燥和冷冻干燥。由于干燥是一个热质同时传递的过程，所以干燥过程可以分为预热、恒速干燥阶段和降速干燥阶段。同时，根据热量的供给方式不同，可以分为对流干燥、传导干燥、辐射干燥、介电加热干燥等。

## 二、干燥过程原理

### 1. 预热、恒速干燥阶段

预热阶段物料温度上升，从干燥介质中吸收热量加以预热，此时时间短，物料水分变化少。恒速干燥过程在物料表面进行，水分以蒸汽形式从物料表面除去。此过程由外部条件，如干燥温度、空气湿度、空气流速等控制，在物料湿度差的推动下物料内部水分能持续扩散至表面，使物料表面充分保持湿润，即物料水分迁移率大于干燥介质的干燥速率；该阶段由于干燥条件基本保持不变，导致干燥速率不变而被称为恒速干燥过程。在此阶段提高空气流速和干燥温度、降低空气湿度都有利于加快干燥速度；此阶段物料吸收的热量几乎全部都用于物料水分蒸发，物料很少升温；此阶段脱水较为容易，所除去的水分为非结合水分。

### 2. 降速干燥阶段

随着物料中水分含量的降低，物料内部水分的迁移速度小于物料表面的气化速度，干燥过程由内部条件如物料性质、物料温度和物料湿含量决定，干燥速率越来越小，所以此阶段称为降速干燥阶段。降速干燥阶段热量除用于物料汽化水分外，还有一部分使得物料温度升高，直至物料温度接近空气的温度；在降速阶段，提高物料的温度、减小物料的厚度是提高干燥效果的有效方法；相对等速干燥阶段而言，降速干燥阶段的脱水要困难得多。

## 三、微生态制剂的干燥方法

微生态制剂最常见的干燥方法有：喷雾干燥、真空低温干燥、冷冻干燥、流化床干燥、转筒干燥、厢式干燥等等。

液态发酵活菌制剂一般采用喷雾干燥、真空低温干燥、冷冻干燥，通过干燥处理可以将离心浓缩后发酵生产的菌体细胞或富集的代谢产物制成干粉或颗粒状，便于保藏及运输。喷雾干燥的优点在于其成本低，效率高，产量大，但干燥后菌体存活率低；真空低温干燥的优点是工艺简单、经济，但其制品呈颗粒状，分散性能差，同样菌体的存活率不高；冷冻干燥的优点是菌体存活率高，保藏时间长，制剂水分较低，但是该方法成本高，制备维护周期长，制备产量较少。

固态发酵的活菌制剂一般使用流化床干燥或是厢式干燥等方式来进行干燥处理。厢式干燥的优点在于其设备简单，缺点是干燥不均匀、干燥时间长、干燥量少、劳动强度大、操作条件差；流化床干燥相对厢式干燥而言，传热传质效果更好，均一性更好和干燥时间更短，是现在固态发酵物料的最主要的干燥方法。

### 1. 气流干燥

气流干燥是将散粒状固体物料分散悬浮在高速热气流中，在气力输送下进行干燥的一种方法，适合处理粒径小、干燥过程主要由表面气化控制的物料。湿物料经加料器连续加至干燥管下部，被高速热气流分散，在气固并流流动的过程中，进行热量传递和质量传递，使物料得以干燥。

### 2. 沸腾干燥

沸腾干燥又名流化床干燥，是指在一个设备中，将颗粒物料堆放在分布板上，当气流由设备的下部通入床层后，随着气流速度加大到某种程度，固体颗粒在床内就会呈现沸腾状态，这种床层就称为流化床，采用这种方法进行干燥的则称为流化床干燥。沸腾干燥主要用于湿粒状物料的干燥，具有干燥效率高、干燥均匀、产量高、适用于同一品种的连续生产而且温度较低、操作方便、占地面积小等优点，但干燥室内不易清洗。和气流干燥一样，沸腾干燥也存在益生菌干燥过程不连续的问题，干燥过程增加了环境中有害菌污染的机会。

### 3. 冷冻干燥

冷冻干燥又称升华干燥、冻干技术。在冰点以下，水变成了冰，然后在较高真空下会变成蒸汽被去除，是两种技术结合起来使用的一种冻干技术。含水物料可以在冰箱内先冻结，然后干燥；也可以通过快速真空冷冻直接干燥。升华生成的水蒸气借冷凝器除去；而升华过程中所需的汽化热量，一般用热辐射供给。冷冻干燥法作为一种菌种保存方法，应用技术已经成熟，但因干燥过程较长，能耗较大，所以在产业化应用中一般只用于不耐高温的高附加值产品干燥。益生菌应用冷冻干燥的主要是乳酸杆菌、双歧杆菌类。

(1) 冷冻干燥技术的原理　冷冻干燥技术的基本原理是水的液态、气态和固态间的相互转化及共存。产品放到冷冻干燥机之前要先将物料放到超低温冰箱中预冻，使物料中的水分以固体冰的形式存在；再放到真空冷冻干燥机中，样品处于高真空的环境下，使物料中的冰不经过液态水直接升华为水蒸气而除去，就可以得到冷冻干燥样品。干燥阶段通常分为两部分，升华干燥段是除去物料中含有的 $80\%\sim90\%$ 的自由水，解析干燥段是除去 $10\%$ 左右的吸附水。在升华阶段冰以水蒸气形式逸出，解析阶段除去 $10\%$ 左右的吸附水。

(2) 冷冻干燥技术的特点　冷冻干燥技术既有优点也有缺点。

冷冻干燥技术的优点：①由于在真空且低温条件下进行，因此对食品原有的营养成分及色泽破坏较小。②食品先放到超低温冰箱中预冻使水分以冰的状态存在，再放到冻干机中在真空泵的作用下冰直接升华为水蒸气，这样产品原有的固体骨架结构可以得到保留，很好地保留产品原有的形态。③冻干后得到的产品具有疏松多孔的结构，这样冻干后的产品冲调性较好，容易溶解。④采用冷冻干燥技术得到的产品脱水彻底，储存期长。

冷冻干燥技术的缺点：①冷冻干燥技术既包括真空技术也包括冷冻技术，因此冷冻干燥技术制备产品成本很高，不适合工业化大规模生产，只适用于实验室小规模冻干产品的加工。②冷冻干燥时间长，产品放到冷冻干燥机前要先放到超低温冰箱中预冻，要获得冻干粉耗时比较长，成本比较高。

(3) 冷冻干燥技术的实施步骤　冷冻干燥是将富含水的物料，先冷却至其共晶点温度以下，使物料中的大部分水冻结成冰，其余的水分和物料成分形成非晶态（玻璃态）。然后，在真空条件下，对已冻结的物料进行低温下的加热，以使物料中的冰升华，实现升华干燥（一次干燥）。接着，在真空条件下对物料进行升温（如升温到 32℃），以除去吸附水，实现解吸干燥（二次干燥）。冻干后的物料，经密封后，可以在室温或4℃下长期保存。目前真空冷冻干燥广泛应用于热敏性药物和生物制品的保存。

冷冻干燥过程一般包括以下几个过程：

① 样品准备　通常情况下，除了活性物质和水以外，样品中还必须添加冻干保护剂，以增加冻干样品结构的牢固性、外观的平整性和活性物质的稳定性。

② 预冻　预冻是指将样品在低温下冻结，使样品中的自由水全部冻结为冰晶的过程。

③ 一次干燥　当样品完全冻结后，抽空冻干室，便可以在真空条件下进行一次干燥，此时预冻过程中形成的冰晶通过吸热升华成水蒸气逸出。由于一次干燥过程主要是冰晶升华过程，因此也称升华干燥。

④ 二次干燥　一次干燥结束后，在样品中还有结合水，为了维持样品的稳定性，延长保存期，必须通过解吸干燥除去部分结合水。由于二次干燥过程主要是结合水解吸脱除过程，因此也称为解吸干燥。

经过冷冻干燥后的产品除去了95%～99%的水分，密封后能在室温下长期保存；由于冷冻干燥是在低温下进行，可提高菌种存活率，绝大多数菌种均可通过冷冻干燥而保存。但冷冻干燥过程会破坏细胞膜，在冷冻干燥前添加一定量的冻干保护剂能使这种破坏降至最小。例如在冷冻干燥前添加L-谷氨酸可使冷冻过程中乳链球菌和嗜酸乳杆菌的存活率分别提高31%～74%和42%～63%。由于菌体细胞结构和大小的差异，并非每种保护剂对所有的微生物都有保护作用，冻干保护剂的量也并非越多越好，最佳品种和用量需要通过试验来摸索。

（4）冷冻干燥技术的应用　冷冻干燥技术的应用领域非常广泛，在食品和药品领域都有应用。对板栗的加工采用冷冻干燥技术，且市场前景非常广阔；真空冷冻干燥的方法应用于纳米技术领域，如氢氧化铜纳米粉体的制备；在生物制药领域也用到真空冷冻干燥技术；果蔬的加工等也都用到此技术。

### 4. 喷雾干燥技术

喷雾干燥技术是一种常见的制备粉状物质的技术，常采用喷雾干燥技术制备奶粉，采用喷雾干燥技术制备复合微生态制剂可以降低生产成本。生产益生菌微生态制剂用到的喷雾干燥技术通常是低温浓缩喷雾干燥技术。喷雾干燥技术获得干燥产品的时间短，效率高，因此在工业界广泛使用的干燥技术就是喷雾干燥技术。喷雾干燥是系统化技术应用于物料干燥的一种方法。在干燥室中将稀料经雾化后，在与热空气的接触中，水分迅速汽化，即得到干燥产品。喷雾干燥法能直接使溶液、乳浊液干燥成粉状或颗粒状制品，可省去蒸发、粉碎等工序。具有干燥过程迅速、直接得到半成品粉末、易改变干燥条件、便于控制产品质量标准等优点；但喷雾干燥除了占地面积较大、能耗较高外，很多不耐热的益生菌不能适应喷雾干燥的高温雾化过程，所以目前主要应用于芽孢杆菌等耐温菌种或物料的干燥。

(1) 喷雾干燥技术的特点　喷雾干燥技术是常见的一种干燥技术，喷雾干燥技术既有优点也有缺点。

① 喷雾干燥技术的优点　第一，干燥速度快，时间短。通入的热风温度高，能够使水很快地汽化为水蒸气，水蒸气在短时间内就会蒸发掉，因此干燥速度很快。

第二，干燥温度低，产品质量好。在喷雾干燥的过程中，热空气把自身的热量释放给雾滴，这样空气周围的温度就会降低，使得热空气周围的温度远远高于被干燥的雾滴本身的温度。即使在干燥粉末的表面，温度通常也会低于干燥室空气流的湿球温度。工业上常采用喷雾干燥技术生产粉末状物质，也是因为喷雾干燥技术温度低，对产品质量影响较小，可以在很大程度上保留产品原有的性质。

第三，产品呈松散粉末状态，不需要后期再加工处理。

第四，可以实现大规模生产，适合工业化生产，且操作起来方便。

② 喷雾干燥技术的缺点　第一，干燥塔体积比较大，占地面积大，而且设备造价高，投资大。

第二，耗能、耗电量大。喷雾干燥技术要获得符合质量标准的粉状产品，需要严格控制进风温度及排风温度，耗能比较大。

第三，干燥结束后塔壁上会粘有粉尘，清扫工作量大。

(2) 喷雾干燥技术的原理　料液在高压或离心力的作用下，通过雾化器后在干燥塔内喷出，变成雾状。通过雾化器后的料液变成了很多细小的小液滴（直径为 $10\sim200\mu m$），这样就增加了料液与热空气接触的表面积。热风带走水蒸气，从排风口排出。

(3) 喷雾干燥过程的分段　喷雾干燥过程主要包括三个阶段：第一阶段是料液的雾化；第二阶段是雾滴与空气的接触；第三阶段是干燥后的产品与空气分离的过程。低温喷雾干燥过程的每个阶段对最终产品的指标都会造成影响，例如热敏性物质对热比较敏感，若物质与热空气接触时间过长，喷雾干燥后得到的产品就会变性，因此喷雾干燥过程的每个阶段都很重要。

(4) 喷雾干燥操作过程　喷雾干燥塔在使用前要先对塔进行清洗，防止杂质污染，清洗之后把塔烘干。先打开进风机和固定床风机的开关，接着打开进风加热、固定床加热的开关，当塔内温度达到 70～80℃时，把排风机的开关打开。当进风温度过高（高于 140℃时），可以关几个进风加热的开关，保持进风温度为 130～140℃。当排风温度降到稳定温度时，先喷水试验，观察喷头是否正常，当设备都调整好后，开始进物料。此刻的料液变成无数细微的小液滴，增加了料液的表面积，液滴与鼓入的热风接触，水分瞬间蒸发，液滴被干燥成细小的球形颗粒。

(5) 喷雾干燥技术的应用　喷雾干燥技术从出现到至今已有百年历史，有很多领域都用到喷雾干燥技术，例如：使用喷雾干燥技术制备中药；采用喷雾干燥法制备微球，微球的制备要选取合适的壁材，最后得到灯盏花素给药微球；喷雾干燥技术在食品领域应用得也很多，豆粉的制备、改性食用微晶纤维素粉末的制备、鱼浆蛋白粉的制备、枣粉的制备、干酪粉的制备以及荔枝固体饮料的制备等等。

早在20世纪50年代苏联等国就采用此法生产了酵母菌奶粉，但其工艺较为落后。若喷雾温度较低，设备利用率将大幅度降低；若喷雾温度过高，会造成乳酸菌大幅度死亡，产品质量不够稳定。因而喷雾干燥在实际生产中的应用较少。为了探索热风喷雾干燥法生产干制酸奶发酵剂的技术工艺，有报道认为可以将喷雾干燥塔内的温度控制在72℃左右，菌种保护剂与生产发酵剂的混合比例以1:3为宜，此工艺条件下生产出的发酵剂主要的质量指标可以达到真空冷冻干燥法生产的发酵剂。江萍等研究了不同热风温度及保护剂对乳酸菌粉感官性状、含水量、活菌数、活力及凝乳时间的影响。结果表明，当进风温度为115℃、塔内温度为72℃时，乳酸菌粉的感官性状、含水量、活菌数、活力及凝乳时间均可达到生产要求，活菌数最高可以达到 $7.6×10^7$ cfu/mL。

(6) 喷雾干燥微生态制剂的工艺筛选　喷雾干燥技术是一种高效生产粉质产品的技术。喷雾干燥技术的成本比冷冻干燥技术成本低很多，适合工业化大规模生产，而且喷雾干燥后所得的菌粉可以长期稳定保存。喷雾干燥过程有时由于温度过高会对热敏性物质、活性物质破坏较大，因此，筛选喷雾干燥技术的最优的工艺条件，也就是对进风温度、出风温度以及固形物的浓度进行筛选，以微生态制剂中活菌的存活率及微生态制剂的水分含量为衡量指标，筛选出喷雾干燥技术最佳的工艺参数。

① 益生菌培养准备　将活化好的菌种——乳酸菌、酵母菌与枯草芽孢杆菌按1:1:1比例加到高密度培养基中，在32℃下培养18h，对发酵液进行离心（6000r/min，15min，4℃），弃上清液，收集离心后的菌体，将离心后收集到的菌体加入到已筛选的复配保护剂中，其中保护剂与菌体的体积比为3:1，混合均匀备用。

② 喷雾干燥技术单因素正交试验　采用低温喷雾干燥技术制备微生态制剂，喷雾干燥的条件对微生态制剂中的活菌总数有很大影响，微生态制剂中水分含量影响微生态制剂的储存期。以存活率和水分含量为指标，筛选低温喷雾干燥条件。

a. 出风温度对微生态制剂中活菌存活率及水分含量的影响　控制进风温度为135℃，固形物浓度为25%，通过调节进料流速来控制出风温度分别为50℃、55℃、60℃、65℃、70℃，考察不同出风温度对微生态制剂中活菌存活率及水分含量的影响，确定正交实验中出风温度水平。

b. 进风温度对微生态制剂中活菌存活率及水分含量的影响　控制出风温度为 50℃，固形物浓度为 25%，通过调节进料流速来控制进风温度分别为 130℃、135℃、140℃、145℃、150℃，考察不同进风温度对微生态制剂中活菌存活率及水分含量的影响，确定正交实验中进风温度水平。

c. 固形物浓度对微生态制剂中活菌存活率及水分含量的影响　控制进风温度为 135℃，出风温度为 50℃，通过浓缩的方法调节料液浓度分别为 25%、30%、35%、40%、45%，考察不同固形物浓度对微生态制剂中活菌存活率及水分含量的影响，确定正交实验中固形物浓度水平。

d. 喷雾干燥条件正交实验优化　单因素试验确定了最佳出风温度、进风温度、固形物浓度后，按照 $L_9(3)^4$ 正交表设计正交试验，做进一步优化，每次试验均做 3 次平行试验，结果取平均值。

③ 微生态制剂质量测定

a. 微生物指标检测

乳酸菌活菌总数测定：采用 MRS 固体培养基，把培养皿置于 36℃±1℃ 培养箱中厌氧培养 48h±2h，对菌落计数。

酵母菌活菌总数测定：采用孟加拉红培养基，把培养皿置于 28℃±1℃ 培养箱中培养 5 天，对菌落计数。

芽孢杆菌测定：按国标配置好芽孢杆菌培养基，灭菌后使用。把培养皿置于 37℃±1℃ 培养箱中培养 48h±2h，对菌落计数。

大肠杆菌检测：采用月桂基硫酸盐胰蛋白胨培养基，在 36℃±1℃ 条件下培养 24h±2h，观察是否有气泡产生。

存活率计算公式：活菌存活率＝(喷雾干燥后每克制剂中活菌总数×制剂重量)/(喷雾干燥前每毫升菌液活菌总数×菌液总体积)×100%

b. 理化指标检测

水分含量测定：采用全自动水分测定仪测定微生态制剂水分含量。取 3～5g 微生态制剂，放入到水分测定仪中进行测定，记录测定结果。

蛋白质含量测定：按照 GB/T 5009.5—2010 中凯氏定氮法进行测定。

脂肪含量测定：按照 GB/T 5009.6—2010 中索氏提取法进行测定。

分散性测定：在 150mL 烧杯中加入 100mL 蒸馏水，放到磁力搅拌器上，设定温度为 25℃、转速为 200r/min，加入 10g 微生态制剂，记录从搅拌开始到微生态制剂完全分散所需要的时间。

④ 喷雾干燥工艺结果评定

a. 水分含量　水分含量是影响微生态制剂在储存期内是否稳定的重要因素，水分含量过高，高于 5% 时微生态制剂的储存稳定性下降。因此，采用喷雾干燥技术制备的微生态制剂水分含量必须低于 5%，才可以长期储存。

b. 蛋白质含量 蛋白质含量在 20% 以上、脂肪含量在 2% 以下的微生态制剂除了能调剂机体免疫功能外，还具有一定的营养价值。因此，采用喷雾干燥技术制备的微生态制剂的蛋白质含量要符合高于 20% 的营养水平。

c. 分散性 分散性好，微生态制剂才可以快速溶解，利于饲喂动物后的消化吸收。

d. 安全卫生性 评价活菌制剂是否安全卫生的重要指标是大肠杆菌。经过喷雾干燥工艺之后，如果检测出大肠杆菌，则不能保证微生态制剂的安全使用。因此，制备工艺过程中必须无有害菌污染。

e. 活菌总数 评价微生态制剂质量的重要指标就是所含活菌总数的高低。采用喷雾干燥技术制备的微生态制剂中活菌总数没有固定要求，但达到 $10^{11} \sim 10^{12}$ cfu/g 以上为高活菌总数。

因此，通过以上指标评价后得到的低温喷雾干燥技术的工艺参数则可作为制备微生态制剂的最佳干燥条件。喷雾干燥技术不仅比冷冻干燥技术可以降低成本，节约能源，而且可以为微生态制剂的工业化生产提供一条有效的途径。

## 四、微生态制剂冷冻干燥保护剂的制备技术

利用真空冷冻干燥法生产的发酵剂，具有活菌数高、接种量小、运输方便、保存期长等优点，且真空冷冻干燥只需一台真空冷冻干燥机，操作简单，使用方便，是各种干燥法中最具潜力的方法。目前国内外多采用此法进行发酵剂制备。

但是冷冻干燥对菌体主要有以下几方面的危害：细胞内形成的冰晶对细胞膜有机械刺伤作用和溶质效果；细胞因为细胞膜的渗漏和穿孔导致了细胞内容物的丧失；冷冻中的低温会造成细胞膜上及细胞浆中关键蛋白的变性；DNA 损伤；pH 值的动态平衡被破坏；新陈代谢过程中各类关键作用酶的活性改变。在冷冻或干燥过程中，需要冷冻保护剂抑制或减少菌体的钝化、失活，目前国内外报道的一些乳酸菌冷冻保护剂主要有海藻糖、脱脂乳、谷氨酸钠、吐温、甘露醇、糊精、蛋白胨等。

E. Wofff（1990）等比较了真空冻干和常压冻干对嗜热链球菌的影响，结果表明：常压冻干可以减少 35% 的能耗，但冻干存活率却下降了 50%。徐丽萍以嗜酸乳杆菌存活率为指标，对冷冻干燥保护剂进行单一和复合的筛选及配方的研究，结果表明，单一及复合保护剂均对菌体存活率具有一定的保护作用，但复合保护剂的保护效果要明显高于单一冻干保护剂。最终确定冷冻干燥保护剂配方为：脱脂乳（16.0%）、麦芽糊精（10.0%）、海藻糖（10.0%）、L-谷氨酸（1.0%）、维生素 C（2.0%）、甘油（2.0%）、$MnSO_4$（0.8%）。利用此保护剂经真空冷冻干燥技术可制得活菌水平在 $10^{10}$ cfu/g 的嗜酸乳杆菌冻干菌粉。

乔发东等采用冷冻乳酸菌悬浮液的方法筛选出理想的冷冻干燥保护剂，其组成为：脱脂乳、蔗糖、麦芽糖、蛋白胨、酵母浸出物、维生素C、甘油和谷氨酸钠。保加利亚乳杆菌和嗜热链球菌分别悬浮在该介质中进行冷冻干燥（4Pa，－35℃，28h）后的存活率分别是70.4%和89.7%，显著地抑制了冷冻干燥过程对乳酸菌细胞造成的损伤。

### 1. 微生态制剂常用保护剂

评价微生态制剂产品好坏的指标有微生态制剂所含活菌数的多少及其储藏期的长短。因此，要得到高质量的微生态制剂，就要在制备微生态制剂时筛选对益生菌具有保护作用的保护剂。吕嘉杨等研究表明蔗糖、葡萄糖、脱脂奶粉、甘油以及海藻酸钠等都是较好的保护剂，且多种保护剂复配使用时所发挥的保护效果要优于只使用一种保护剂。李家鹏等通过响应面方法证明了脱脂乳、海藻糖及硫酸锰对益生菌有很好的保护作用。微生态制剂常用的保护剂有很多种，按保护剂的分子量大小可以分为高分子保护剂和低分子保护剂。

（1）高分子保护剂　高分子保护剂是分子量比较大的蛋白质、多糖等物质，如脱脂乳、可溶性淀粉。这类保护剂是对菌体形成一层保护层，从而起到作用。

脱脂乳是制备益生菌微生态制剂时广泛使用的保护剂。脱脂乳是高蛋白物质，乳清蛋白会在菌体表面形成一层对细胞具有保护作用的蛋白膜，防止构成细胞壁的蛋白质被破坏从而导致细胞内物质泄漏的现象。脱脂乳中也含有少量的乳糖，乳糖对细胞也有保护作用。

（2）低分子保护剂　低分子保护剂包括单糖类、双糖类及醇类等物质。如海藻糖、蔗糖、葡萄糖、麦芽糖、山梨醇、甘油等。糖醇类保护剂可以进入到细胞内部与水分子结合发生水合作用，使细胞内溶质浓度升高，细胞内外压力相接近，减小细胞由于脱水造成的损失。

海藻糖有两种假说。无论哪种假说成立都充分说明了海藻糖对生物大分子物质具有很好的保护作用，从而减少了生物大分子由于失水造成的影响。

甘油易与水产生水合作用，从而降低了细胞外溶质浓度的增加所造成的损害。与此同时，甘油进入细胞后，增大了细胞内溶质的浓度，使细胞内压力与细胞外压力相接近，减少细胞由于受热脱水而死亡的现象，因为甘油进入到细胞后使细胞由于受热造成脱水的程度和速度都会减慢。

谷氨酸钠是氨基酸类保护剂。杜磊等研究表明谷氨酸钠对乳酸菌有很好的保护作用。吐温80也常被用作保护剂，因为吐温80是一种表面活性剂，可以防止细菌细胞膜的损害，从而使细菌对不良环境的抵抗性增强。

### 2. 微生态制剂常用保护剂的简单筛选

（1）冻干保护剂单因素筛选　冷冻干燥过程会对微生物产生影响，容易降低微生态制剂中的活菌总数。因此在进行冷冻干燥前添加保护剂，不但可以恢复微生态制剂原有的生物活性，还可以提高微生态制剂的活菌数。根据菌种，一般可以选取的保护剂有脱脂乳、海藻糖、谷氨酸钠、吐温 80 和甘油等。每种保护剂设定不同水平，进行组合。如脱脂乳的含量一般可设定为 6%、10%、14% 和 18%（浓度为 g/100mL），海藻糖和谷氨酸钠的含量一般可设定为 2%、4%、6% 和 8%，吐温 80 和甘油的含量一般可设定为 1%、1.5%、2% 和 2.5%。

（2）冷冻干燥制备方法　将活化好的菌种如乳酸菌、酵母菌与芽孢杆菌等按 1:1:1 比例加到高密度培养基中，在 32℃ 下培养 18h，对发酵液进行离心（6000r/min，15min，4℃），弃上清液，收集离心后的菌体，将离心后收集到的菌体加入到保护剂中，其中保护剂与菌体的体积比为 3:1，混合均匀备用。在进行冷冻干燥之前，样品需在 −80℃ 超低温冰箱中预冻至少 5h，使样品中的水以固体冰的形式存在，取出样品后放入冷冻干燥机进行真空冷冻干燥；用冻干存活率的大小表示保护剂对菌体保护效果的好坏。

冻干存活率计算公式：

冻干存活率＝(冻干后每克制剂中活菌总数×制剂重量)/(冻干前每毫升菌液活菌总数×菌液总体积)×100%

（3）冻干保护剂的优化　将单因素实验筛选出的保护效果较好的冻干保护剂，用 Box-behnken 设计法设计 $n$ 因素 $n$ 水平的响应面试验，用存活率作为检测指标。例如，经单因素筛选出脱脂乳粉、海藻糖和甘油为效果好的冻干保护剂，则以脱脂乳粉、海藻糖和甘油为试验因素做响应面试验，分 3 组，每组均含 3 个因素，且每个因素有 3 个水平，分在不同组中。如以脱脂乳粉、海藻糖和甘油为因素设计的响应面试验各组合如下：第一组，10% 脱脂奶粉、2% 海藻糖、1% 甘油；第二组，14% 脱脂奶粉、4% 海藻糖、1.5% 甘油；第三组，18% 脱脂奶粉、6% 海藻糖、2% 甘油。

（4）冻干保护剂组合的确定　通过响应面试验结果，确定各保护剂的浓度组合对各益生菌冻干存活率的影响，最终确定益生菌冻干存活率最大（如超过 89%）、活菌数最多（如菌落数达 $1×10^{11}$ cfu/g）的保护剂的浓度范围，即确定了微生态制剂保护剂的最佳配方。

# 第三节　保持微生态制剂活性的技术方法

根据益生菌应用效果的概念，只有活的生物才能产生益生功能。因此，益生菌在被人体摄入时必须是活的，而且能够在胃肠道中保持它们的活性。针对食品中的益生菌要达到这种活性所需要的最低活细胞数，有各种各样的建议和标准。

通常来说，在食用时，益生菌的活细胞数需要达到 $1×10^6$ cfu/g。但是在某些情况下，只要益生菌的活细胞数在保质期内能保持最低 $1×10^5$ cfu/g 也被认为是足够的。几个世界食品组织提出的官方标准是最低 $10^6 \sim 10^7$ cfu/g。日本酸奶及乳酸菌饮料协会（Fermented Milks and Lactic Acid Bacteria BeveragesAssociation）提出的标准是乳制品中含双歧杆菌的最低活细胞数是 $1 \times 10^7$ cfu/mL。国际乳品联合会 FIL/IDF（The Federation International Laiterie/International Dairy Federation）的标准是在销售期间，酸奶一类的食品中最少要含有 *L. acidophilus* $1 \times 10^7$ cfu/g，而发酵牛奶中要含有双歧杆菌 $1 \times 10^6$ cfu/g。其他的像瑞士食品管理局（Swiss Food Regulation）和 MERCOSOR 管理局（MERCOSOR Regulations）等，要求同类产品中含活双歧杆菌的量为 $1 \times 10^6$ cfu/g。上述标准要求的益生菌浓度，主要是基于技术及成本的可行性。

比起食物中的益生菌浓度，每日的益生菌最低摄入量对于能否达到益生作用更为重要。为了对消费者的健康产生有益作用，每日的摄入量最少应达到 $1 \times 10^8$ cfu。通过食用 100g 或 100mL 含 $1 \times 10^6$ cfu/g 或 $1 \times 10^6$ cfu/mL 的食物，就能够补偿益生菌在通过胃肠时的损失，从而达到益生作用所需的活性。在益生菌食品生产的整个过程中，都要考虑到益生菌活性的重要标准，以便达到并保持高活性。增强益生菌活性可以着眼于基因水平（通过基因工程），或是生理水平[上游（收集阶段前）和下游加工步骤（收集阶段后）]。

## 一、利用基因工程对益生菌进行改造

益生菌的特性是由其基因决定的，故可以利用现有的在压力作用下培养的细菌的基因库，或是在抗性突变体中特异性表达的基因，来产生食品级的突变体。可以利用食品级的质粒，将外源 DNA 整合到目标菌的染色体上，并且利用调节系统来进行修饰。通过这种方法，可以得到在不利环境下（如食品加工过程）更有活力的益生菌。但是，目前的立法对于食品安全设置了很高的标准，而目前消费者对于食品中基因修饰微生物的存在和应用比较排斥，所以这种方法在未来可能不会很可行。

## 二、改善培养条件

培养条件能够影响工业微生物菌种的活力，故对改变发酵液的组成或是改善发酵条件的研究一直都在进行。据报道，在发酵液中添加 Tween 80 或 Ca 对冷冻过程中菌的存活有促进作用。此外，菌体收集时间、生长温度、发酵液的 pH 值也被认为是发酵过程中的重要因素，需要适当地调整，它们也决定着冷冻及冷冻干燥过程中菌的活性。但是，在不控制 pH 值的发酵过程中（最终 pH 值为 4.5）生长的 *Lactobacillus acidophilus* 对低酸性、高乙醇浓度、冻融循环、过氧化氢、冷冻干燥有一定的抗性；而在控制 pH 值（pH 值=6.0）下生长的细胞则非常敏感。这些发现对菌体在控制 pH 值条件下（pH 接近中性）生长能够得到最大生物量和活细胞数的理论提出了质疑，因为在不控制 pH 值条件下（最终 pH 值较低）生长的菌体被证实在工业生产以及胃肠道中有更好的存活性。

### 三、下游加工

#### 1. 保护性化合物的添加

添加保护性化合物能够降低细胞在冷冻和干燥过程中的死亡。添加剂包括一系列简单或是复杂的化合物。冷冻保护化合物可以分为以下两大类：渗透性冷冻保护剂，比如二甲基亚砜、甘油，它们能够穿越细胞膜；非渗透性冷冻保护剂，比如羟乙基淀粉、各种糖，它们不能进入细胞。渗透性冷冻保护剂能够降低细胞中有害溶液或电解液的浓度，稳定细胞蛋白，通过静电作用稳定质膜，通过降低细胞内凝固点来防止细胞内冰晶的形成。据报道，高浓度的细胞外或细胞内冷冻保护剂能够显著降低晶核的形成和冰晶的生长，从而促进玻璃化。而且，在冷冻保护剂存在的情况下，细胞外溶液变化所产生的影响可以被降到最低。在绝大多数益生菌制品中，保护剂都被限制为以牛奶为主要成分的添加剂。因为不用以牛奶为主要成分的添加剂似乎很难达到保护效果，故要想将益生菌应用于非乳食品中必须进行技术改进。将益生菌添加到谷物食品和巧克力等非乳食品中并在室温下保存，对益生菌的稳定性提出了重大挑战。

#### 2. 益生菌的包埋

一种保持益生菌活性的可行方法是将细胞包埋到保护性的结构中，使它们在不利环境下的存活能力得到改善。与未被包埋的细胞相比，被包埋的细胞在体外胃肠环境下的存活能力有所改善，而且它们的保护性外壳能够使它们在食品体系中更好地存活。同时，包埋技术可以提高菌体在干燥过程和储存过程中的存活率。利用微胶囊包埋技术保护益生菌是目前国内外研究的热点。

#### 3. 微胶囊技术

微胶囊技术是一种用成膜材料把某种物质包覆并使之形成微小粒子的技术，得到的微小粒子叫做微胶囊，其粒径一般在微米到毫米范围内。微胶囊具有保护芯材免受环境影响、降低毒性、屏蔽气味等作用。微胶囊由内外两部分构成，内部的物质称为芯材，外部的包覆膜称为壁材。形成微胶囊时，芯材被包覆而与外界环境隔离，在适当条件下，随着壁材的破坏而释放出来。如果选用的壁材具有半透性，则芯材可以通过溶解、渗透、扩散的过程，透过膜壁而释放出来。采用微胶囊技术包埋乳酸菌，能增强菌体对外界环境因素的抵抗能力，显著提高菌体在低温保存期内以及到达肠道后的存活率。

微胶囊技术尽管早已广泛应用于医药、化工、食品等领域，但在乳酸菌的实际生产中，微囊化的产品却很少，这是因为乳酸菌微囊化工业生产仍存在瓶颈。目前的微囊化方法尽管有很多种，但是可以应用于乳酸菌的方法却不多，并且这些方法应用于工业生产仍存在着很多困难。由于微胶囊化乳酸菌的最终产品是作为食品，因此采用的壁材不但要能达到保护菌体的效果，还必须是食品级的。在实际应用中，往往是几种壁材和抗氧化剂、表面活性剂、整合剂等联合使用。生产设备是和所采用的方法相适应的，就上述微囊化方法而言，目前的设备无论是工作效率，还是机械化、自动化程度都不能达到要求。改善微胶囊产品的应用性能是一项长期的工作，探讨新的适用工业化生产方法，寻找适合的材料，研制高效、经济的生产设备，为乳酸菌等益生菌微胶囊化包埋提供切实可行的工业化途径，是未来需要研究解决的问题。

微胶囊技术基本可分为三类：聚合反应法、相分离法、物理及机械法。乳酸菌的微胶囊化应当具备以下条件：①制备过程要温和、快速，对菌体损伤小，尽可能在生理条件下制备；②使用的试剂和壳材料必须是食品级的，对菌体和人体无毒害作用；③微囊要有足够的机械强度以抵抗培养过程中的搅拌，不破裂，能生成均匀、最佳尺寸的微囊颗粒。因此，尽管微胶囊制备方法很多，但适合乳酸菌包埋的并不多。

目前，应用于乳酸菌包埋的微胶囊制备方法主要有挤压法和乳化法两种。

(1) 挤压法　挤压法是最普遍的利用亲水胶体制备微胶囊的方法，其优点是操作简单、成本低、菌体存活率高。挤压法制备微胶囊最常用的材料是海藻酸钠。海藻酸钠是由 D-吡喃甘露糖醛酸和 L-吡喃古罗醛酸组成的线性多糖，能够与二价阳离子如 $Ca^{2+}$ 相互作用成膜。将乳酸菌悬液与海藻酸钠的溶液混合，然后将该混合物滴入含二价阳离子的溶液中，液滴立即形成凝胶球。海藻酸钠作为微胶囊材料的优点是制备条件温和、价格低廉和生物相容性较高。但是，由于菌体分散于凝胶中打断了凝胶网络的均匀结构，使小分子物质容易通过，因此不能很好地阻隔胃液，产品不具有耐胃酸性。后来对该法进行了改进，将乳酸菌菌液与海藻酸钠在固化液中固化制得的胶粒，干燥后用熔点高于体温的油脂喷涂于颗粒表面，制得的产品耐酸性有很大提高，但由于油脂温度过高，导致菌体加工过程中大量死亡。有人将乳酸菌菌液与海藻酸钠在固化液中固化制得的胶粒加入聚赖氨酸或壳聚糖中络合成膜，采用该方法制得的海藻酸钠-聚赖氨酸或壳聚糖复合膜结构微胶囊耐酸性较好，并且在模拟肠液中有较好的溶解性。

(2) 乳化法　乳化法原理是利用乳化作用分散细胞与载体的混合液，从而制备固定化细胞和微胶囊。其过程大致为：将细胞悬液添加到油相中，经过均质形成水油乳液，水溶性的多聚物分散到油相中，加入凝胶剂后，在油中形成不溶性的微小胶粒。胶粒的尺寸一般控制在 $25\mu m \sim 2mm$ 之间。用于乳酸菌包埋的壁材有很多种，包括卡拉胶和刺槐豆胶的混合物、海藻酸钠、壳聚糖和明胶等。卡拉胶是从红藻中提取的天然多糖，通常作为食品添加剂使用。一般是在 $60 \sim 80℃$ 下制备浓度为 $2\% \sim 5\%$ 的卡拉胶溶液。灭菌后的卡拉胶溶液降温至 $40 \sim 45℃$ 后，加入细胞悬液，降至室温后就会形成凝胶。当凝胶粒形成后，$K^+$（KCl）常用来稳定凝胶，防止膨胀。但 KCl 对某些乳酸菌有一定的抑制作用，其他一些单价离子如 $Rb^+$、$Cs^+$、$NH_4^+$，同 $K^+$ 相比能够形成强度更高的凝胶。在卡拉胶中添加 50％的刺槐豆胶可显著提高凝胶的强度。壳聚糖是带正电的线性多糖，以几丁质为原料经过脱乙酰化后制得，在 pH 值 6.0 以下可溶于水。壳聚糖可以与阴离子或多聚阴离子交联，如多聚磷酸盐、$[Fe(CN)_6]^{4-}$、$[Fe(CN)_6]^{3-}$。但壳聚糖对乳酸菌有不同程度的抑制作用。为克服这一缺点，可以将用海藻酸钠包埋的凝胶粒浸泡在 0.4％的壳聚糖溶液中轻摇 40min，最终凝胶粒中的菌数可达到 $10^8 \sim 10^{10}$ cfu/g。明胶是一种两性蛋白质，可以与阴离子多糖起协调作用。当溶液 pH 值在明胶等电点以上时，明胶带负电荷，与阴离子多糖相互排斥；当 pH 值调到明胶的等电点以下时，明胶带正电荷，与阴离子多糖的负电荷产生相互作用。Hyndman 等人用高浓度的明胶（24％）和 2,4-二异氰酸甲苯交联，包埋乳酸乳球菌乳脂亚种，进行菌种的生产。

### 4. 冷冻和干燥条件的优化

冷冻用于制造冷冻菌粉作为最终产品或是制造用于后续冷冻干燥过程的中间产品。冷冻速率对于使微生物在冷冻过程中保持高存活率非常重要，但是冷冻速率对不同的微生物作用差别很大。据推测，冷冻速率主要影响冰晶的大小和晶核形成晶体生长的位点，这些最终决定了冷冻细胞损伤的类型及玻璃化是否发生。据报道，快速冷冻（$-196℃$冷冻）对于微生物的存活率及储存稳定性有益。Mazur 等提出了冷冻速率对细胞的作用的一般性解释，即冷冻损伤的两因素假说：冷冻过程中有两种独立机制，一种是低冷冻速率下，另一种是高冷冻速率下。在这两种情况下，细胞和冰晶间相互作用的机械性损伤，极大地影响了细胞结构的完整性。在低冷冻速率下，细胞损伤与高浓度的细胞内外溶液有关。周围介质中水分（以冰晶的形式）的去除导致了细胞外溶液浓度的增大。另一方面，水从细胞中渗透性迁移，增大了细胞内溶液浓度。尽管这个脱水的过程能够减少细胞内冰晶的形成，但是溶液浓度可能达到一个有害的水平。在高冷冻速率下，细胞损伤主要归因于细胞内晶体形成所产生的机械力。渗透流动造成的细胞膜破裂也是细胞损伤的一个原因。通过采用低温和高冷冻速率，分子运动在冰晶形成前就被抑制了。特别是溶液黏度的增加降低了分子扩散和晶核形成及生长的速度，因此，冰晶减少，所有的相的改变被抑制。未冷冻的溶液保持于一种亚稳定状态，呈现无定形、非晶体结构。

综合上述关于冷冻速率对细胞的影响的研究，同时考虑到缩短冷冻时间的经济价值，显然高冷冻速率对于工业生产更为有利。而且，只有通过快速冷冻才能达到玻璃态。玻璃态的形成可避免溶液浓缩造成的损害和细胞内冰晶造成的损伤。提高冷冻速率也可采用增大单位表面积进而加快结晶时散热的方法。这个过程可以通过用保护性液体制成菌悬液液滴，然后立即浸入$-196℃$的液氮中实现。干燥也是被广泛应用的一种保护细菌细胞的方法，尽管这个过程本身以及随后的储存会造成菌体大量死亡。与冷冻细菌相比，干燥细菌不需要低温保存。此外，脱水可以显著降低产品的质量。但是，据报道，干燥细胞酸化开始前的时间延迟比冷冻细胞长。干燥过程中活性的损失跟细胞壁和细胞膜的损伤有关，因此，干燥的细胞对 NaCl 更敏感。细胞膜的损伤可以通过 $\beta$-半乳糖苷酶底物的渗透、细胞中 DNA 酶扩散率的提高以及紫外吸收物质从细胞中的渗漏检测到。膜结合 $H^+$-ATP 酶通过从细胞中释放 $H^+$，使酸性环境下 pH 值达到动态平衡，因此，它的损伤降低了菌体抗酸性的能力。干燥过程中使用的保护性化合物主要是糖类。糖类的保护作用跟脱水过程中糖形成高黏性的玻璃状结构有关。细菌的干燥方法包括冷冻干燥、真空干燥、喷雾干燥和流化床干燥。目前大部分干燥细菌的制备是通过冷冻干燥完成的。冷冻干燥的操作条件温和，损伤程度小。但是，冷冻干燥过程存在一些缺点，比如加工时间长、能源消耗大。许多研究者致力于寻找替换的干燥方法。喷雾干燥是其中比较有前景的一种生产干燥益生菌制品的方法，它可以提高加工速度，降低操作成本，并保持较高的存活性。

## 四、储存条件

储存条件（储存温度、湿度、包装材料等）能够极大地影响益生菌制品的稳定性。一般冷冻和干燥的制品更适于低温下储存以保持菌体活性。储存温度降低时，益生菌制品的货架期能够显著延长。低于 $-80℃$ 的低温能有效保持益生菌的高活性。据报道，在 $-196℃$ 时，因没有所需的足够热能，变质化学反应不会发生。当干燥益生菌制品长时间储存时，相对低的湿度（$11\%\sim22\%$）能够增强益生菌的稳定性。当细菌暴露于氧气中时，细胞膜上的不饱和脂肪酸会发生氧化导致膜变质。据报道，氧化过程是由残留湿度增大激活的，可以通过将干燥益生菌储存在缺氧条件下有效地抑制氧化过程。包装材料也是影响储存过程中益生菌活性的重要因素。与玻璃瓶相比，PET 瓶的透氧性相对较高，故储存在玻璃瓶中的脱脂奶包埋双歧杆菌活性下降得比储存在 PET 瓶中的慢（4℃下储存 42 天）

## 五、微生态制剂耐受性检测

机体食用微生态制剂后，微生态制剂能否发挥免疫调节的作用取决于微生态制剂通过胃肠道环境后剩余活菌数的多少。微生态制剂被摄入后要先通过胃液的酸性环境，同时也要通过胰腺分泌的高胆盐环境。机体的消化道中存在胃酸，微生态制剂能否在肠道中发挥作用关键是要先能耐受胃液的酸性环境，机体的肠道内存在胰腺分泌的胆盐，微生态制剂只有能够耐受胆盐的不良环境才能顺利到达大肠发挥作用。所以说微生态制剂要能够耐受机体的胃酸环境及高胆盐环境，这样才能到达后消化道，并长时间使微生物定植在肠道内对机体发挥作用，发挥调节机体胃肠道平衡等功效。大量实验研究表明，乳酸菌、酵母菌都有很好的耐酸及耐胆盐的能力，且酵母菌的耐受能力要好于乳酸菌，枯草芽孢杆菌对酸及胆盐环境耐受性较好。评价一种微生态制剂的好坏关键是微生态制剂在储藏期内所含的活菌总数，只有在储藏期内微生态制剂达到一定的活菌数才能发挥免疫调节等作用。

**1. 微生态制剂对胃酸消化耐受检测**

（1）微生态制剂对低 pH 值环境检测　采用人工模拟胃酸性环境检测微生物对低 pH 值的耐受性。配 5% 氯化钠溶液 1000mL，加 3g 胃蛋白酶，用盐酸调节溶液的 pH 值为 2.0。将实验室采用喷雾干燥技术制备的微生态制剂加到人工模拟的胃液中，在 32℃ 培养箱中振荡培养，在 0h、1h、2h、3h、4h 分别取样，采用平板计数法计算活菌数，做平行实验 3 次，以存活率为测量指标，检测益生菌复合微生态制剂对胃液低酸性环境的耐受性。

（2）微生态制剂菌对胃酸耐受评价　益生菌复合微生态制剂活菌在人工模拟胃液的环境下，随着时间延长，存活率呈降低的趋势，但 2h 后下降幅度较为缓慢。机体胃液的 pH 值因饮食不同而发生变化，通常情况下机体胃液的 pH 值保持在 3 左右，而食物在机体内停留的时间约为 2h。通过模拟机体胃液 pH 值为 2 时的活菌存活率，耐受性高的益生菌在胃液停留 4h 后存活率仍达到 80% 以上，且一般情况下乳酸菌的耐受能力要优于酵母菌和枯草芽孢杆菌。因此可以证明选取的菌株在酸及胆盐的环境中生存能力比较强，通过这些菌株制备的复合微生态制剂可以耐受胃液低酸性环境从而进入小肠发挥其益生作用。

**2. 微生态制剂对胆盐消化耐受检测**

（1）微生态制剂对高浓度胆盐耐受性检测　采用人工模拟肠道环境检测微生物对胆盐的耐受性。配 5% 氯化钠溶液 1000mL，加 1g 胰蛋白酶和 3g 牛胆盐，用氢氧化钠调节溶液的 pH 值为 8.0。将实验室采用喷雾干燥技术制备的微生态制剂加到人工模拟的肠液中，在 32℃ 培养箱中振荡培养，在 0h、1h、2h、3h、4h 分别取样，采用平板计数法计算活菌数，做平行实验 3 次。以存活率为测量指标，检测益生菌复合微生态制剂对肠液胆盐环境的耐受性。

（2）微生态制剂菌对肠液消化耐受评价　益生菌复合微生态制剂活菌在人工模拟小肠液的环境下，随着时间延长，存活率呈降低的趋势，但 2h 后下降幅度较为缓慢。由于机体胆盐浓度在 0.03%～0.3% 之间变化，一般实验模拟机体肠液胆盐为 0.3% 时的活菌存活率。如果在胆盐浓度为 0.3% 时，益生菌在小肠中停留 4h 后存活率仍达到 70% 以上，说明该益生菌具有良好的胆盐耐受性，且一般酵母菌对胆盐的耐受能力要优于乳酸菌和枯草芽孢杆菌。因此，在小肠中胆盐浓度在 0.03%～0.3% 范围内变化，益生菌复合微生态制剂的活菌存活率仍达到 70% 以上，则可以达到起免疫调节作用的活菌总数。有文献显示，活菌发挥功能作用的临界活菌数为 $1×10^6$ cfu/g。所以制备的复合益生菌制剂能够耐受高胆盐环境，并可通过小肠到达大肠。

**3. 微生态制剂存储环境耐受检测**

（1）微生态制剂储存期试验　每隔一个月按照乳酸菌国标计数方法对乳酸菌

进行平板计数，做平行实验 3 次；按照酵母菌国标计数方法对酵母菌进行平板计数，做平行实验 3 次；按照枯草芽孢杆菌国标计数方法对枯草芽孢杆菌进行平板计数，做平行实验 3 次。计算益生菌复合微生态制剂所含乳酸菌、酵母菌及枯草芽孢杆菌的活菌总数，并算出在储存期内的活菌存活率。

（2）微生态制剂储存期评价　一般情况下，微生态制剂中活菌的存活率在储藏期间呈下降趋势，但如果干燥之后的微生态制剂在存储 6 个月后仍有较高的活菌数，且菌数可达 $1 \times 10^9 \, cfu/g$，则说明制备的微生态制剂耐储存，制备的复合微生态制剂在储藏期内活菌含量可以达到微生态制剂产品的标准，在储存期内可以发挥免疫的功效，具有商业价值。

## 六、微生态制剂对制粒工艺耐受性评价

### 1. 材料准备

（1）制粒工艺中所用饲料的组成　根据饲喂动物需要准备饲料原料，例如 22％豆粕、54％玉米、4％预混料、20％油糠等。

（2）微生态制剂的制备　将乳酸菌、芽孢杆菌和酵母菌等分别接种于特异性培养基中，如 MRS 液体培养基、肉汤液体培养基和马铃薯葡萄糖液体培养基中等，置于 37℃培养箱中培养 24h 后取出，按比例与灭菌的酒糟、鼓皮等物质混合均匀，置于 31.8℃培养箱内培养 24h，取出后置于 4℃冰箱内保存。

### 2. 微生态制剂中活菌数量的测定

用微量取液器吸取 $10^{-8} \sim 10^{-6}$ 倍稀释的益生菌培养液各 0.1mL，涂布接种于特异性培养基平板（各稀释度设两个重复），置于 37℃培养箱中培养 24h 后取出，进行益生菌菌落计数。

### 3. 微生态制剂的干燥

先通过预备试验测得微生态制剂在冷冻干燥、阴凉处风干、25℃烘箱烘干、45℃烘箱烘干、65℃烘箱烘干干燥后水分含量在 12％～13％之间所用的时间分别为 8h、12h、10h、8h 和 6h。

将微生态制剂分为 5 个处理组，每组 3 个重复，每个重复 500g，分别采用冷冻干燥、阴凉处风干、25℃烘干、45℃烘干和 65℃烘干 5 种不同的干燥方式，对 5 个组的微生态制剂进行干燥，检测干燥后各组中益生菌的含量。

### 4. 饲料制粒及活菌含量的测定

按照 1000mg/kg 的添加量，将微生态制剂添加到动物粉状饲料中，于混合机内混合 10min，将这些与微生态制剂混合均匀的粉状饲料分为 5 个组，每组 3 个重复，每个重复 5kg。对其中的 4 个组进行制粒，在制粒工艺过程中，分别选择 15s、30s、45s、60s 调质时间进行调质处理，制作出 4 组不同调质时间的颗粒料。取样后，采用与检测微生态制剂中菌群含量相同的方法对粉状饲料和 4 组颗粒料中的活菌进行计数。

5. 工艺对微生态制剂影响的评价

（1）干燥技术对微生态制剂菌数的影响　微生态制剂在干燥过程中，干燥最高温度为 65℃，此温度在芽孢杆菌的耐受温度范围之内，芽孢杆菌可以形成芽孢，进入休眠状态，表现出芽孢杆菌数量受温度影响较小，各试验组中芽孢杆菌数量差异不显著。这与周东明、杨铿等报道芽孢杆菌能耐受 80℃ 温度的结果一致。一般情况下，烘干干燥与冷冻干燥两种方法相比，温度对乳酸菌和酵母菌的影响很大，且随着烘干温度的升高，活菌含量下降，表现出抗逆性差。

阳光中的紫外线具有杀菌作用，所以要在阴凉处对微生态制剂进行风干干燥。风干干燥与冷冻干燥方法相比较，冷冻干燥不仅需要较为复杂和贵重的设备，而且需要较为完善的工艺条件，要保持菌体在冷冻干燥过程中具有较高存活率，需要多方面的优化条件协调起来才能达到，风干干燥方法简便可行，并且降低了微生态制剂的生产成本。但风干干燥方法受天气的影响较大，尤其在南方的多雨季节和夏季多病菌环境下，风干干燥方法不适用。选在空气干燥的秋天并且通风较好的地方进行，则空气中水分含量低，有利于微生态制剂中水分的散发。风干干燥活菌数量有显著降低，但仍在同一个数量级上。但在干燥过程中与空气的接触面积增大，容易引入杂菌、有害菌，这点不利于微生态制剂产品的储存和质量要求。

（2）制粒技术对微生态制剂菌数的影响　微生态制剂按 0.1% 的添加量配制的粉状饲料在不同的调质时间下用蒸汽进行调质，调质时蒸汽的温度为 100～120℃，然后立即转移到制粒机中进行制粒，在制粒机中饲料整体温度为 600～700℃，直到制粒结束，整个过程为 4～5min，因此制粒过程会对菌群产生一定的影响。从调质时间上看，调质时间越短，即饲料与蒸汽接触时间越短的组中含活菌的数量越多。在实际制粒生产过程中要求的调质时间为 60s，如果采用较短或较长的调质时间，则会影响制出饲料的颗粒率、颗粒的硬度、湿度等。在未采取任何保护措施的条件下，微生态制剂按 0.1% 的添加量配制的粉状饲料在 60s 调质时间下制粒后，所含乳酸菌、酵母菌、芽孢杆菌数量与未进行制粒的粉状饲料相比，三种菌数量均极显著地降低。从数量级上看，乳酸菌和酵母菌与粉状饲料中这两种菌的菌数相差了三个数量级，其存活率只有 1‰ 左右，芽孢杆菌相差了两个数量级，其存活率有 1% 左右，微生态制剂不适合在这种条件下制粒。郝生宏研究报道，地衣芽孢杆菌 TS-O1、枯草芽孢杆菌 TS-02 和啤酒酵母活菌在制粒中体现出比较好的稳定性，活菌损失比较少，可以耐受制粒条件。这与郝生宏的研究结果有些差异，主要是因为试验制粒的条件不一致，所用菌株也有所差异。

针对有些益生菌不适合制粒这一问题，现在许多学者开始研究益生菌包被技术和微胶囊技术，通过使用一些包埋剂将活菌保护起来，与外界环境进行隔离，可以延长活菌的保藏期，同时也可以解决益生菌在制粒过程中有效活菌数减少的问题。

## 参 考 文 献

［1］ Adhikari K，Mustapha A，Grün I U. Survival and metabolic activity of microencapsulated Bifidobacterium longum in stirred yogurt ［J］. Journal of Food Science，2003，68：275-280.

［2］ Ananta E，Volkert M，D Knorr. Cellular injuries and storage stability of spray dried Lactobacillus rhamnosus GG ［J］. International Dairy Journal，2005，15：399-409.

［3］ Audet P，Paquin C，Lacroix C. Immobilized growing lactic acid bacteria with k-carrageenan-locust bean gum gel ［J］. Applied Microbiology and Biotechnology，1998，29（1）：11-18.

［4］ Barach J T. What's new in genetic engineering of dairy starter cultures and dairy enzymes ［J］. Food Technology，1985，39：73-84.

［5］ Barrington S，KIM J W. Response surface optimization of medium components for citric acid production by Aspergillus niger NRRL567 grown in peat moss ［J］. Bioresour Technol，2008，99（2）：368-377.

［6］ Bayrock D，Ingledew W M. Fluidized bed drying of baker's yeast：moisture level，drying rates，and viability changes during drying ［J］. Food Research International，1997，30：407-415.

［7］ Bayrock D，Ingledew W M. Mechanism of viability loss during fluidized bed drying of baker's yeast ［J］. Food Research International，1997，30：417-425.

［8］ Beal C，Fonseca F，Corrieu G. Resistance to freezing and storage of Streptococcus thermophilus is related to membrane fatty acid composition ［J］. Journal of Dairy Science，2001，84：2347-2356.

［9］ Beal C，Louvet P，Corrieu G. Influence of controlled pH and temperature on the growth and acidification of pure cultures of Streptococcus thermophilus 404 and Lactobacillus bulgaricus 398 ［J］. Applied Microbiology and Biotechnology，1989，32：148-154.

［10］ Border P M，Kierstan M J，Plastow G S. Production of Propio nic Acid by Mixed Bacterial Fermentation ［J］. Biotechnology Letters，2005，9（12）：843-848.

［11］ Boylston T D，Vinderola C G，Ghoddusi H B，et al. Incorporation of bifidobacteria into cheeses：challenges and rewards ［J］. International Dairy Journal，2004，14：375-387.

［12］ Bozoglu T F，Özilgen M，Bakir U. Survival kinetics of lactic acid starter cultures during and after freeze drying ［J］. Enzyme and Microbial Technology，1987，9：531-537.

［13］ Brashears M M，Gilliland S E. Survival during frozen and subsequent refrigerated storage of Lactobacillus acidophilus cells as influenced by the growth phase ［J］. Journal of Dairy Science，1995，78：2326-2335.

［14］ Brennan M，Wanismail B，Johnson M C，Ray B. Cellular damage in dried Lactobacillus acidophilus. Journal of Food Protection，1986，49：47-53.

［15］ Castro H P，Teixeira P M，Kirby R. Storage of lyophilized cultures of Lactobacillus bulgaricus under different relative humidities and atmospheres ［J］. Applied Microbiology and Biotechnology，1995，44：172-176.

［16］ Champagne C P，Gardner N，Brochu E，et al. The freeze drying of lactic acid bacteria ［J］. Canadian Institute for Science and Technology Journal，1991，24：118-125.

［17］ Champagne C P，Mondou F，Raymond Y，et al. Effect of polymers and storage temperature on the stability of freeze-dried lactic acid bacteria ［J］. Food Research International，1996，29：555-562.

［18］ Champagne C P，Morin N，Couture R，et al. The potential of immobilized cell technology to produce freeze-dried, phage-protected cultures of Lactococcus lactis [J]. Food Research International, 1992, 25: 419-427.

[19] Chandramouli V, Kailasapathy K, Peiris P, et al. An improved method of microencapsulation and its evaluation to protect Lactobacillus spp in simulated gastric condition [J]. Journal of Microbiological Methods, 2004, 56: 27-35.

[20] Chinachoti P. Interaction of Sucrose with Starch Dehydration as Shown by Water Sorption [J]. Journal of Food Science, 1984, 49: 1604-1608.

[21] Crittenden R, Laitila A, Forssell P, et al. Adhesion of bifidobacteria to granular starch and its implications in probiotic technologies [J]. Applied and Environmental Microbiology, 2001, 67: 3469-3475.

[22] Crowe J H, Hoekstra F A, Nguyen K H N, et al. Is vitrification involved in depression ofthe phase transition temperature in dry phospholipids [J]. Biochimica et Biophysica Acta, 1996, 1280: 187-196.

[23] Crowe J H. Preservation of membranes in anhydrobiotic organisms: The role of trehalose [J]. Science, 1984, 223: 701-703.

[24] Darvall J G L. Preservation of microorganisms [J]. Culture, 2000, 21: 1-5.

[25] De Angelis M, Di Cagno R, Huet C, et al. Heat shock response in7168 Lactobacillus plantarum [J]. Applied and Environmental Microbiology, 2004, 70: 1336-1346.

[26] De Valdez G F, De Giori G S, De Ruiz Holgado A P, et al. Comparative study of the efficiency of some additives in protecting lactic acid bacteria against freeze-drying [J]. Cryobiology, 1983, 20: 560-566.

[27] De Valdez G F, De Giori G S, De Ruiz Holgado A P, et al. Effect of drying medium on residual moisture content and viability of freeze-dried lactic acid bacteria [J]. Applied and Environmental Microbiology, 1985, 49: 413-415.

[28] Desmond C, Ross R P, O'Callaghan E, et al. Improved survival of Lactobacillus paracasei NFCB 338 in spray-dried powders containing gum acacia [J]. Journal of Applied Microbiology, 2002, 93: 1003-1011.

[29] Desmond C, Stanton C, Fitzgerald G F, et al. Environmental adaptation of probiotic lactobacilli towards improvement of performance during spray drying [J]. International Dairy Journal, 2001, 11: 801-808.

[30] Etzel B C. Survial of Brevibacterium linens ATCC 9174 after spray drying, freeze drying, or freezing [J]. Journal of Food Science, 1997, 62: 167-170.

[31] Fonseca F, Beal C, Corrieu G. Operating conditions that affect the resistance of lactic acid bacteria to freezing and frozen storage [J]. Cryobiology, 2001, 43: 189-198.

[32] Foschino R, Fiori E, Galli A. Survival and residual activity of Lactobacillus acidophilus frozen cultures under different conditions [J]. Journal of Dairy Research, 1996, 63: 295-303.

[33] Gilliland S E, Rich C N. Stability during frozen and subsequent refrigerated storage of Lactobacillus acidophilus grown at different pH [J]. Journal of Dairy Science, 1989, 73: 1187-1192.

[34] Hansen L T, Allan-Wojtas P M, Jin Y L, et al. Survival of Ca-alginate microencapsulated Bifidobacterium spp in milk and simulated gastrointestinal conditions [J]. Food Microbiology, 2002, 19: 35-45.

[35] Hsiao H C, Lian W C, Chou C C. Effect of packaging condition and temperature on viability of microencapsulated bifidobacteria during storage [J]. Journal of the Science of Food and Agriculture,

2004，84：134-139.

[36] Hubalek Z. Protectants used in the cryopreservation of microorganisms [J]. Cryobiology, 2003, 46: 205-229.

[37] IDF. General standard of identity for fermented milks [J]. International Dairy Federation, 1992: 163.

[38] Ishibashi N, Shimamura S. Bifidobacteria: research and development in Japan [J]. Food Technology, 1993, 46: 126-135.

[39] Jinapong N, Suphantharika M, Jamnong P. Production of instant soymilk powdersby ultraflitration, spray drying and fluidized bed agglomeration [J]. Journal of Food Engineering, 2008, 84: 194-205.

[40] Karlsson J O M, Toner M. Long-term storage of tissues by cryopreservation: critical issues [J]. Biomaterials, 1996, 17: 243-256.

[41] Kim W S, Dunn N W. Identification of a cold shock gene in lactic acid bacteria and the effect of cold shock on cryotolerance [J]. Current Microbiology, 1997, 35: 59-63.

[42] King V A E, Lin H J. Studies on the effect of protectants on Lactobacillus acidophilus strain dehydrated under controlled low-temperature vacuum dehydration and freeze-drying by using response surface methodology [J]. Journal of the Science of Food and Agriculture, 1995, 68: 191-196.

[43] Krasaekoopt W, Bhandari B, Deeth H. Evaluation of encapsulation techniques of probiotics for yoghurt [J]. International Dairy Journal, 2003, 13: 3-13.

[44] Krasaekoopt W, Bhandari B, Deeth H. The influence of coating materials on some properties of alginate beads and survivability of microencapsulated probiotic bacteria [J]. International Dairy Journal, 2004, 14: 737-743.

[45] Lee K Y, Heo T R. Survival of Bifidobacterium longum immobilized in calcium alginate beads in simulated gastric juices and bile salt solution [J]. Applied and Environmental Microbiology, 2000, 66: 869-873.

[46] Leung H K. Binding of food constituents as determined by nmr, freezing, sorption and dehydration [J]. Journal of Food Science, 1979, 44: 1212-1216.

[47] Lian W C, Hsiao H C, Chou C C. Survival of bifidobacteria after spray-drying [J]. International Journal of Food Microbiology, 2002, 74: 79-86.

[48] Lian W C, Hsiao H C, Chou C C. Viability of microencapsulated bacteria in simulated gastric juice and bile solution [J]. International Journal of Food Microbiology, 2003, 86: 293-301.

[49] Lorca G L. A low-pH-inducible, stationary-phase acid tolerance response in Lactobacillus acidophilus CRL 639 [J]. Current Microbiology, 2001, 42: 21-25.

[50] Lourens-Hattingh A, Viljoen B C. Yogurt as probiotic carrier food [J]. International Dairy Journal, 2001, 11: 1-17.

[51] Matsumoto M, Ohishi H, Benno Y. $H^+$-ATPase activity in Bifidobacterium with special reference to acid tolerance [J]. International Journal of Food Microbiology, 2004, 93: 109-113.

[52] Mazur P, Leibo S, Chu E H Y. A two factor hypothesis of freezing injury [J]. Experimental Cell Research, 1972, 71: 345-355.

[53] McGann L E. Differing actions of penetrating and non-penetrating cryoprotective agents [J]. Cryobiology, 1978, 15: 290-382.

[54] Monteiro J P. Monitoring freeze-drying by low resolution pulse nmr: determination of sublimation endpoint [J]. Journal of Food Science, 1991, 56: 1707-1711.

[55] Muldrew K, McGann L E. Mechanism of intracellular ice formation [J]. Biophysical Journal, 1990, 57: 525-532.

[56] Murga M L F, Bernik D, De Valdez G F, et al. Permeability and stability properties of membranes formed by lipids extracted from Lactobacillus acidophilus grown at different temperatures [J]. Archives of Biochemistry and Biophysics, 1999, 364: 115-121.

[57] O'Riordan K, Andrews D, Buckle K, et al. Evaluation of microencapsulation of a Bifidobacterium strain with starch as anapproach to prolonging viability during storage [J]. Journal of Applied Microbiology, 2001, 91: 1059-1066.

[58] Palmfeldt J, Hahn-Hägerdal B. Influence of culture pH on survival of Lactobacillus reuteri subjected to freeze-drying [J]. International Journal of Food Microbiology, 2000, 55: 235-238.

[59] Peter G, Reichart O. The effect of growth phase, cryoprotectants, and freezing rates on the survival of selected micro-organisms during freezing and thawing [J]. Acta Alimentaria, 2001, 30: 89-97.

[60] Rao A V, Shiwnarain N, Maharaj I. Survival of microencapsulated Bifidobacterium pseudolongumin simulated gastric and intestinal juices [J]. Canadian Institute for Science and Technology Journal, 1989, 22: 345-349.

[61] Rastall R A, Maitin V. Genetic engineering: threat or opportunity for the dairy industry [J]. International Journal of Dairy Technology, 2002, 55: 161-165.

[62] Reilly S S, Gilliland S E. Bifidobacterium longum survival during frozen and refrigerated storage as related to pH during growth [J]. Journal of Food Science, 1999, 64: 714-718.

[63] Roy D. Media for the isolation and enumeration of bifidobacteria in dairy products [J]. International Journal of Food Microbiology, 2001, 69: 167-182.

[64] Saarela M, Mogensen G, Fondén R, et al. Probiotic bacteria: safety, functional and technological properties [J]. Journal of Biotechnology, 2000, 84: 197-215.

[65] Schillinger U. Isolation and identification of lactobacilli from novel-type probiotic and mild yoghurts and their stability during refrigerated storage [J]. International Journal of Food Microbiology, 1999, 47: 79-87.

[66] Schillinger U. Isolation and identification of lactobacilli from novel2type probiotic and mild yoghurts and their stability during refrigerated storage [J]. International Journal of Food Microbiology, 1999, 47 (1/2): 79-87.

[67] Schmidt G, Zink R. Basic features of stress response in three species of bifidobacteria: B longum, B adolescentis, and B breve [J]. International Journal of Food Microbiology, 2000, 55: 41-45.

[68] Shah N P, Lankaputhra W E V. Improving viability of Lactobacillus acidophilus and Bifidobacterium spp in yogurt [J]. International Dairy Journal, 1997, 7: 349-356.

[69] Shah N P, Ravula R R. Microencapsulation of probiotic bacteria and their survival in frozen fermented dairy desserts [J]. Australian Journal of Dairy Technology, 2000, 55: 139-144.

[70] Sheu T Y, Marshall R T, Heymann H. Improving survival of culture bacteria in frozen desserts by microentrapment [J]. Journal of Dairy Science, 1993, 76: 1902-1907.

[71] Souichiro K, Shin H, Yasuo L, et al. Effective cellulose degradation by a mixed-culture composed of a cellulolytic Clostridium and aerobic non-cellulolytic bacteria [J]. FEMS Microbiol Eool, 2004, 49 (1): 133-142.

[72] Sultana K, Godward G, Reynolds N, et al. Encapsulation of probiotic bacteria with alginate-starch and evaluation of survival in simulated gastrointestinal conditions and in yoghurt [J]. International Journal of Food Microbiology, 2000, 62: 47-55.

[73] Sun W, Griffiths M W. Survival of bifidobacteria in yogurt and simulated gastric juice following immobilization in gellan-xanthan beads [J]. International Journal of Food Microbiology, 2000, 61:

17-25.

［74］ Talwalkar A，Kailasapathy K. A review of oxygen toxicity in probiotic yogurts：Influence on the sur-
vival of probiotic bacteria and protective techniques ［J］. Comprehensive Reviews in Food Science and
Food Safety，2004，3：117-124.

［75］ Tanaka H，Masatose M，Veleky I A. Diffusion characteristics of substances in Ca-alginate beads ［J］.
Biotechnology and bioengineering，1984，26（1）：53-58.

［76］ Tanghe A，Teunissen A，Van Dijck P，et al. Identification of genes responsible for improved cryore-
sistance in fermenting yeast cells ［J］. International Journal of Food Microbiology，2000，55：
259-262.

［77］ Teixeira P M，Castro H P，Kirby R. Spray drying as a method for preparing concentrated cultures of
Lactobacillus bulgaricus ［J］. Journal of Applied Bacteriology，1995，78：456-462.

［78］ Truelstrup Hansen L，Allan-Wojtas P M，Jin Y L，et al. Survival of Ca-alginate microencapsulated
Bifidobacterium spp. in milk and simulated gastrointestinal conditions ［J］. Food microbiology，2002，
19：35-45.

［79］ Tsvetkov T，Shishkova I. Studies on the effects of low temperatures on lactic acid bacteria ［J］. Cryobiology，
1982，19：211-214.

［80］ Van de Guchte M，Serror P，Chervaux C，et al. Stress responses in lactic acid bacteria ［J］. Antonie
van Leeuwenhoek，2002，82：187-216.

［81］ Walker D C，Girgis H S，Klaenhammer T R. The groESL chaperone operon of Lactobacillus johnsonii ［J］.
Applied and Environmental Microbiology，1999：3033-3041.

［82］ Wang Y C，Yu R C，Chou C C. Viability of lactic acid bacteria and bifidobacteria in fermented
soymilk after drying，subsequent rehydration and storage ［J］. International Journal of Food Microbi-
ology，2004，93：209-217.

［83］ Wright C T，Klaenhammer T R. Survival of Lactobacillus bulgaricus during freezing and freeze-drying
after growth in the presence of calcium ［J］. Journal of Food Science，1983，48：773-777.

［84］ Zhou Y，Martins E，Groboillot A. Spectrophotometric quantification of lactic bacteria in alginate and
control of cell release with chitosan coating ［J］. Journal Applied Microbiology，1998，84（3）：
342-348.

［85］ 蔡薇，韩静，李智. 喷雾干燥技术在中药领域中的应用及进展 ［J］. 沈阳药科大学学报，2006，23
（9）：613-616.

［86］ 蔡业彬，曾亚森，胡智华，等. 喷雾干燥技术研究现状及其在中药制药中的应用 ［J］. 化工装备技
术，2006，27（2）：5-11.

［87］ 陈红梅. 乳酸菌类微生物制剂的研究 ［J］. 饲料研究，2008，8：9-12.

［88］ 陈坚，堵国成，张东旭. 发酵工程实验技术 ［M］. 北京：化学工业出版社，2009.

［89］ 陈魁. 试验设计与分析 ［M］. 北京：清华大学出版社，1996：94-180.

［90］ 陈历水，罗红霞，任发政，等. 喷雾干燥条件对干酪粉出品率的影响 ［J］. 中国乳品工业，2007
（3）：17-19.

［91］ 陈宜芳，何瑞国，任泽林. 喷雾干燥鱼浆蛋白粉营养成分分析 ［J］. 中国饲料，2007（6）：32-33.

［92］ 崔东良. 凝结芽孢杆菌和费氏丙酸杆菌发酵及制剂工艺研究 ［D］. 保定：河北大学，2008.

［93］ 杜磊，乔发东. 乳酸菌冷冻保护剂的选择 ［J］. 乳与乳品，2010，1：16-18.

［94］ 范娜，陈雪峰. 益生菌抗热保护剂的研究 ［J］. 食品研究与开发，2011，4（32）：94-98.

［95］ 韩德权，杨丽娟，孙庆申，等. 响应面法优化植物乳杆菌冻干保护剂 ［J］. 食品科学，2010，5
（31）：219-224.

[96] 黄卉，刘欣，赵力超，等．喷雾干燥荔枝固体饮料制备工艺及配方研究 [J]．食品与发酵工业，2006，32 (10)：160-164.

[97] 黄立新，韩磊，王宗濂．喷雾干燥法制备改性食用微晶纤维素粉末 [J]．林产化学与工业，2001，21 (3)：1-5.

[98] 姜秀菊．肠道菌群及微生态调节剂在儿科临床中的应用 [J]．中国临床医生，2005，35 (3)：79-82.

[99] 李保国，周伟伟．生物药品冷冻干燥研究 [J]．干燥技术与设备，2005，3 (4)：179-183.

[100] 李春笋，郭顺星．微生物混合发酵的研究及应用 [J]．微生物学通报，2004，31 (3)：156-161.

[101] 李家鹏，张学刚，乔晓玲，等．响应面法优化植物乳杆菌冷冻干燥保护剂配方的研究 [J]．食品科学，2008，6 (29)：146-150.

[102] 梁治齐．微胶囊技术及其应用 [M]．北京：中国轻工业出版社，1999：2-3.

[103] 林云．双歧杆菌冻干保护剂条件的研究 [J]．科学试验与研究，2002 (6)：3-6.

[104] 林云．双歧杆菌冻干保护剂条件的研究 [J]．科学试验与研究，2002，6：3-6.

[105] 刘军，徐成海，窦新生．冷冻干燥法制备氢氧化铜纳米粉 [J]．材料与冶金学报，2006，5 (1)：50-52.

[106] 罗珍兰，谢继志．双歧杆菌和乳酸菌在不同基质中混合发酵的情况比较 [J]．食品工业科技，1997，4：50-53.

[107] 曲景奎，隋智慧．固-液分离技术的新进展及发展动向 [J]．过滤与分离，2001，11 (4)：4-9.

[108] 冉艳红，陈万群．纳滤膜浓缩中草药提取液研究 [J]．广州化工，2005，33 (3)：36-38.

[109] 宋健，陈磊，李效军．微胶囊化技术及应用 [M]．北京：化学工业出版社，2001：2-56.

[110] 王静，王颉，刘文慧，等．枣粉喷雾干燥工艺研究 [J]．加工技术，2007，4：29-31.

[111] 王松丽，凌华云．一种丁酸梭菌与鼠李糖乳杆菌的混合培养方法 [J]．武汉大学学报，2009，55 (5)：588-590.

[112] 王天云，陈振风，王福源．嗜酸乳杆菌在不同 pH 条件下生长和存活情况的研究 [J]．工业微生物，2000，30 (3)：12-15.

[113] 吴新颖，李钰金，郭玉华，等．真空冷冻干燥技术在食品工业中的应用 [J]．肉类研究，2010，1：75-78.

[114] 夏红，张宁，晋仲民，等．喷雾干燥法制备灯盏花素含药微球的工艺研究 [J]．中成药，2007，29 (5)：683-686.

[115] 熊海燕，王为国，王存文，等．混合菌培养及其在工业上的应用 [J]．贵州化工，2004，29 (3)：16-18.

[116] 徐丽萍．嗜酸乳杆菌冻干粉保护剂选择的研究 [J]．食品工业科技，2007，5 (28)：119-122.

[117] 许韩山，张懋，孙东风，等．真空冷冻干燥在食品中的应用 [J]．干燥技术与设备，2008，6 (2)：102-106.

[118] 杨铿，丁贤，陈永春，等．几株有益芽孢杆菌对温度、制粒工艺及 pH 值的耐受性 [J]．湛江海洋大学学报，2003，6：103-106.

[119] 要丽娟，吕静，杜雅萍，等．真空冷冻干燥技术 [J]．食品研究与开发，2004，25 (2)：79-81.

[120] 尤春玲．真空冷冻干燥技术在食品加工中的应用分析 [J]．中国新技术新产品，2010，18：16-17.

[121] 于炜婷，雄鹰，刘袖洞．海藻酸钠-壳聚糖微胶囊作为肠道内生化微反应器的研究 [J]．高等学校化学学报，2004，25 (7)：1381-1383.

[122] 余龙江．发酵工程原理与技术应用 [M]．北京：化学工业出版社，2006.

[123] 余淑娴，郝晓霞，罗明．真空冷冻干燥技术及其应用 [J]．食品科技，2007，10：22-25.

[124] 袁亚宏，岳田利，高振鹏，等．冻干高活力乳酸菌粉保护剂的研究 [J]．西北农林科技大学学报，

2003, 31：82-85.

[125] 张会坡. 板栗真空冷冻干燥工艺研究 [J]. 食品与机械, 2005, 21 (3)：27-31.

[126] 张英华, 霍贵成, 郭鸽. 乳酸菌冷冻干燥保护剂的筛选 [J]. 食品科技, 2006, 11：72-75.

[127] 赵瑞香, 孙俊良, 李元瑞, 等. 嗜酸乳杆菌抗酸抗胆汁盐能力的研究 [J]. 西北农林科技大学学报 (自然科学版), 2004, 32 (2)：58-60.

[128] GB/T 26428—2010 饲用微生物制剂中枯草芽孢杆菌的检测.

[129] GB/T 4789.15—2010 食品微生物学检验乳酸菌检验.

[130] GB/T 4789.35—2010 食品微生物学检验乳酸菌检验.

[131] GB/T 4789.38—2012 食品微生物学检验大肠杆菌检验.

[132] GB/T 5009.6—2010 食品中脂肪的测定.

[133] 钟芳, 王璋, 许时婴. 喷雾干燥条件对豆粉速溶性的影响 [J]. 食品工业技, 2003, 12：17-20.

[134] 周东明, 程春林. 益生素中菌株对温度、pH 值及抗生素的耐受性试验 [J]. 饲料工业, 1995：11.

[135] 周剑忠, 江汉湖, 董明盛. 发酵乳制品中益生菌的包囊技术 [J]. 食品工业科技, 2004, 4：140-141.